国家卫生健康委员会"十四五"规划教材
全国中等卫生职业教育"十四五"规划教材

供药剂、制药技术应用专业用

药物化学

第 2 版

主　编　林　洪

副主编　梁永坚　朱昭玲

编　者　（以姓氏笔画为序）

布正兴（云南省临沧卫生学校）

付立卓（内蒙古工人疗养院）

朱昭玲（广东省潮州卫生学校）

刘　艳（安徽省淮南卫生学校）

陈小兵（赣南卫生健康职业学院）

林　洪（山东省临沂卫生学校）

梁永坚（桂林市卫生学校）

蔡卓星（广东省新兴中药学校）

人民卫生出版社
·北京·

图书在版编目（CIP）数据

药物化学 / 林洪主编 . — 2 版 . —北京：人民卫生出版社，2022.6（2025.3重印）
ISBN 978–7–117–33197–5

Ⅰ. ①药… Ⅱ. ①林… Ⅲ. ①药物化学 – 医学院校 – 教材 Ⅳ.①R914

中国版本图书馆 CIP 数据核字（2022）第 102124 号

人卫智网	www.ipmph.com	医学教育、学术、考试、健康，购书智慧智能综合服务平台
人卫官网	www.pmph.com	人卫官方资讯发布平台

药物化学
Yaowu Huaxue
第 2 版

主　　编：林　洪
出版发行：人民卫生出版社（中继线 010-59780011）
地　　址：北京市朝阳区潘家园南里 19 号
邮　　编：100021
E - mail：pmph @ pmph.com
购书热线：010-59787592　010-59787584　010-65264830
印　　刷：北京顶佳世纪印刷有限公司
经　　销：新华书店
开　　本：850 × 1168　1/16　印张：20
字　　数：379 千字
版　　次：2015 年 6 月第 1 版　　2022 年 6 月第 2 版
印　　次：2025 年 3 月第 6 次印刷
标准书号：ISBN 978-7-117-33197-5
定　　价：56.00 元

打击盗版举报电话：010-59787491　E-mail: WQ @ pmph.com
质量问题联系电话：010-59787234　E-mail: zhiliang @ pmph.com
数字融合服务电话：4001118166　E-mail: zengzhi @ pmph.com

为全面贯彻党的十九大和全国职业教育大会会议精神，落实《国家职业教育改革实施方案》《国务院办公厅关于加快医学教育创新发展的指导意见》等文件精神，更好地服务于现代卫生职业教育快速发展，满足卫生事业改革发展对医药卫生职业人才的需求，人民卫生出版社在全国卫生职业教育教学指导委员会的指导下，经过广泛的调研论证，全面启动了全国中等卫生职业教育药剂、制药技术应用专业第二轮规划教材的修订工作。

本轮教材围绕人才培养目标，遵循卫生职业教育教学规律，符合中等职业学校学生的认知特点，实现知识、能力和正确价值观培养的有机结合，体现中等卫生职业教育教学改革的先进理念，适应专业建设、课程建设、教学模式与方法改革创新等方面的需要，激发学生的学习兴趣和创新潜能。

本轮教材具有以下特点：

1. **坚持传承与创新，强化教材先进性**　教材修订继续坚持"三基""五性""三特定"原则，基本知识与理论以"必需、够用"为度，强调基本技能的培养；同时适应中等卫生职业教育的需要，吸收行业发展的新知识、新技术、新方法，反映学科的新进展，对接职业标准和岗位要求，丰富实践教学内容，保证教材的先进性。

2. **坚持立德树人，突出课程思政**　本套教材按照《习近平新时代中国特色社会主义思想进课程教材指南》要求，坚持立德树人、德技并修、育训结合，坚持正确价值导向，突出体现卫生职业教育领域课程思政的实践成果，培养学生的劳模精神、劳动精神、工匠精神，将中华优秀传统文化、革命文化、社会主义先进文化有机融入教材，发挥教材启智增慧的作用，引导学生刻苦学习、全面发展。

3. **依据教学标准，强调教学实用性**　本套教材依据专业教学标准，以人才培养目标为导向，以职业技能培养为根本，设置了"学习目标""情境导入""知识链接""案例分析""思考题"等模块，更加符合中等职业学校学生的学习习惯，有利于学生建立对工作岗位的认识，体现中等卫生职业教育的特色，将专业精神、职业精神和工匠精神融入教材内容，充分体现教材的实用性。

4. 坚持理论与实践相结合，推进纸数融合建设　本套教材融传授知识、培养能力、提高素质为一体，重视培养学生的创新、获取信息及终身学习的能力，突出教材的实践性。在修订完善纸质教材内容的同时，同步建设了多样化的数字化教学资源，通过在纸质教材中添加二维码的方式，"无缝隙"地链接视频、微课、图片、PPT、自测题及文档等富媒体资源，激发学生的学习热情，满足学生自主性的学习要求。

众多教学经验丰富的专家教授以严谨负责的态度参与了本套教材的修订工作，各参编院校对编写工作的顺利开展给予了大力支持，在此对相关单位与各位编者表示诚挚的感谢！教材出版后，各位教师、学生在使用过程中，如发现问题请反馈给我们（renweiyaoxue@163.com），以便及时更正和修订完善。

人民卫生出版社

2022 年 4 月

前　言

本教材深入贯彻落实全国职业教育大会精神和《国家职业教育改革实施方案》《职业教育提质培优行动计划（2020—2023年）》等文件精神，坚持以习近平新时代中国特色社会主义思想为指导，全面贯彻党的教育方针和卫生健康工作方针，落实立德树人根本任务，紧扣中等职业教育药剂、制药技术应用专业人才培养目标，根据国家药剂和制药技术应用专业教学标准，依据药剂专业岗位职业能力和素养需求编写。

本教材是全国中等卫生职业教育"十四五"规划教材，主要供中等卫生职业学校药剂、制药技术应用专业使用。教材编写坚持"三基"（基本知识、基本理论、基本技能）、"五性"（思想性、科学性、启发性、先进性、使用性）和"三特定"（特定对象、特定目标和特定限制）基本原则，全面落实立德树人的根本任务，整体优化教材内容和结构，建设数字教学资源，创新教材呈现形式，实现纸质教材与数字资源的有机结合。

本教材为理论与实践一体化融合教材，注重课程思政教育，贴近岗位需求，注重学生职业素养、专业知识和专业技能的培养，选取与执业药师资格考试有效衔接的内容，实现课证融通。教材学习模块丰富，编排新颖，有利于教学需要。课前有"学习目标"模块，课中有"情境导入""课堂活动""课程思政""知识链接""案例分析"和"考点"等模块，课后有"章末小结""思考题"模块。教材中引入二维码标识的数字资源，有课件、文档、视频、图片、自测题等。

本教材分理论和实训两部分，其中理论部分十三章，实训十一个。典型药物对照《中华人民共和国药典》（2020年版）［简称《中国药典》（2020年版）］内容编写。第一章是绪论；第二章至第十二章为临床常用的化学药物，主要介绍药物的分类、名称、化学结构、性状、化学性质、用途和贮藏等内容；第十三章介绍了药物的稳定性和贮藏保管。

本教材的编写分工如下：林洪编写第一章、第五章，并负责全书统稿；刘艳编写第二章、第十三章；蔡卓星编写第三章；布正兴编写第四章、第八章、

第十一章；梁永坚编写第六章、第七章；付立卓编写第九章；朱昭玲编写第十章；陈小兵、布正兴编写第十二章。

本书在编写过程中得到各编者单位、医院和企业等许多专家的大力支持，在此表示衷心感谢！由于水平有限，难免有不妥之处，敬请各校师生和同行提出宝贵意见。

林　洪

2022 年 3 月

目 录

第一章
绪　论

学习目标

- 掌握　化学药物的名称、药品的质量标准与药物的纯度。
- 熟悉　药物化学的内容、任务和学习基本要求。
- 了解　化学药物的基本结构和药物化学的发展概况。

情境导入

情境描述：

小王今年9月就读某中职学校药剂专业一年级，12月的一天，隔壁李阿姨感冒发热，突然找到小王，请其帮忙到附近社会药房购买解热镇痛药"百服宁"。小王到社会药房后发现"百服宁"已经卖完了，药房只有"泰诺林"和"必理通"，小王该怎么办？

学前导语：

每个化学药物都有其特定的名称，通常包括通用名、化学名和商品名三种。商品名是指经国家药品监督管理部门批准的特定企业使用的该药品专用的商品名称，又称为专利名，不同厂家生产的同一个药物可有多个商品名。

第一节 药物化学的内容和任务

药物（drug）是指预防、诊断、治疗疾病，并能调节机体生理功能的物质。根据药物来源不同，可分为天然药物、化学药物和生物药物。从天然矿物、动植物中提取的有效成分以及经化学合成或生物合成制得的药物称为化学药物。化学药物是目前临床上使用的主要药物。

药物化学（medicinal chemistry）是研究化学药物的结构、理化性质、合成制备、构效关系、作用机制、体内代谢过程等内容的综合性应用学科。药物化学与有机化学、生物化学、药理学、药剂学、药物分析和计算机科学等课程密切相关，是药学专业的重要专业课程之一。

药物化学研究的任务主要包括以下三个方面。

1. 为有效利用现有化学药物提供理论基础 通过研究化学药物的结构与理化性质的关系、化学稳定性、体内代谢、药效之间的关系，为药物的贮藏和保管、分析检验方法的确定、剂型的选择与制备、临床合理用药及配伍、化学药物结构修饰等提供理论基础。

2. 为化学药物的生产提供科学合理的方法和工艺 通过研究化学药物的合成路线和工艺条件，选择和设计适合我国国情的生产工艺路线和条件，尽可能提高药品的产量，降低生产成本。

3. 开展新药开发研究 通过研究药物的构效关系、药物分子在生物体内的结合靶点及药物与靶点的结合方式，探索开展药物设计，拓展新药开发的途径和方法，为患者提供疗效确切、不良反应少、质量优良、价格便宜的药物，新药开发是近代药物化学学科的主要任务。

第二节 药物化学的发展概况

一、药物化学发展简史

早在数千年前，人类就已经开始应用矿物、植物和动物等天然物质治疗疾病。随着化学学科的逐步发展，19世纪初至中期，人们开始利用化学方法从天然药物中提取有效成分，如从野生植物古柯叶中分离出具有麻醉作用的可卡因，从罂粟果实中提取分离得到具有良好镇痛作用的吗啡，从金鸡纳树皮中分离出具有抗疟疾作用的奎宁，从莨菪中提取分离得到具有解痉作用的阿托品等。这些活性成分的确定证实了天然药物中含有有效的化学物质，为人们利用化学物质替代天然药物奠定了基础。19世纪中期以后，随着化学工业的发展，人们对煤焦油或燃料的中间体、副产物进行药理活性筛选，用简单的化工原料合成药物，如将三氯甲烷和乙醚作为全身麻醉药，苯酚作为消毒防腐药，以水杨酸为原料合成阿司匹林等，药物化学的研究开始由天然药物转向人工合成品。

20世纪30年代中期，人类发现和研究了百浪多息和磺胺，开创了现代化学治疗的新纪元，由此合成了一系列磺胺类药物。自1940年青霉素的疗效得到肯定，各种抗生素陆续被发现并可以化学合成，化学治疗的范围日益扩大。

20世纪50年代，随着生物和医学的发展，药物在机体内的作用机制和代谢变化逐步得到阐明，联系生理、生化效应和病因寻找新药研究方法开始形成，改变了单纯从药物的显效基团或基本结构开发新药的方法。20世纪60年代后，药物的构效关系研究迅速发展，由定性研究转向定量研究。在此期间，药物研发速度加快，合成的新化合物数量剧增。20世纪70年代以来，根据药物定量构效关系的研究成果，成功开发出一大批氟喹诺酮类药物。如20世纪80年代初，随着诺氟沙星在临床的应用，迅速掀起喹诺酮类抗感染药的研究热潮，相继合成了一系列抗感染药物。

🔗 知识链接

定量构效关系

定量构效关系（quantitative structure activity relationship，QSAR）是将化合物的结构信息、理化参数与生物活性进行分析计算，建立合理的数学模型，研究结构-效应之间的量变规律，为药物设计、指导先导化合物结构改造提供理论依据。

近年来，随着分子生物学研究在医学、药学、化学等领域日新月异的发展，人类对疾病的认识、预防、诊断和治疗发生了巨大变革，很多生物学科已从认识生物的整体、组织、细胞水平逐步深入到分子水平，特别是在抗肿瘤药物的研究方面取得了较大突破，如首个蛋白质酪氨酸激酶选择性抑制剂伊马替尼的上市，为慢性粒细胞白血病的治疗带来了革命性的突破，带动了一批激酶类抑制剂的靶向抗肿瘤药物的研制成功。

生命科学和计算机科学的发展为研究和开发新药提供了新的技术和手段，有效促进了药物化学事业的发展。手性药物研究和寻找内源性活性物质等成为新药研究与开发的新方向。药物设计由定性研究到定量研究，发展到合理药物设计，利用计算机辅助药物设计，使药物设计更加合理化。利用组合化学结合高通量筛选，加快了新药研发的速度。以基因工程、细胞工程等为主体的现代生物技术为新药研究提供了重要手段。生物学和医学的全面介入，开始了药物化学与生命过程逐步融合的发展历程。

二、我国药物化学发展概况

中华人民共和国成立以来，我国的医药工业和药物化学事业取得了长足的发展，特别是在改革开放后得到迅速发展，形成了药物研发与生产质量控制等比较全面的医药工业体系。

从1949年到1969年，我国完成了临床常用的12大类原料药物的生产；20世纪50年代主要发展了青霉素类、四环素类、氯霉素类、磺胺类、抗结核类等抗生素以及解热镇痛药和维生素类等药物；20世纪60年代主要发展了计划生育药、甾体激素药；20世纪70—80年代在半合成青霉素及头孢菌素类抗生素、抗肿瘤药、心血管药、消化系统药和喹诺酮类抗菌药方面有了长足的发展；20世纪80年代以后，我国制药工业开始从单纯原料药向原料药–制剂一体化生产发展，目前已成为我国国民经济的重要组成部分。自1993年开始，药品生产开始从仿制转向创新，新药研发工作取得了很大的成绩。我国创新药物的研究形成了以天然药物活性成分结构为基础的新药发现和新药设计的特色，如青蒿素、山莨菪碱和石杉碱甲等的发现。同时合成药物的研究也取得了可喜的成果，特别是近20年来计算机辅助药物设计、药物定量构效关系研究、组合化学以及高通量筛选技术在我国药物化学研究中也得到了广泛的应用。

近年来，我国创新研发，1类新药成绩斐然。2016年，国家药品监督管理局药品审评中心共受理化药创新药注册申请90个品种，2017年上升为149个，2018年受理1类创新药注册申请264个，2019年上升为319个，2020年为901个。2008—2018年，中国诞生了41个1类新药，仅2018年一年新增10个。2019年中国新增1类新药12个，2020年新增15个。2021年，国家药品监督管理局共批准76个新药（不包含新适应证、疫苗），这其中除37个进口新药、12个中药创新药外，国产创新药达27个，创近3年来新高。此外，还有7款国产创新疫苗产品获批上市，包括3款新冠疫苗。这些新药主要涉及肿瘤、自身免疫系统、病毒和感染等疾病用药，其中有不少"中国新"甚至"全球新"的创新产品，如国内首个CAR-T细胞疗法产品、国产首个抗体偶联药物（antibody-drug conjugates，ADC）新药等。

屠呦呦与青蒿素

我国药学家屠呦呦带领她的团队，创制新型抗疟药——青蒿素和双氢青蒿素，获得对疟原虫100%的抑制率，被誉为"拯救2亿人口"的发现。2015年10月8日，屠呦呦因此获得2015年诺贝尔生理学或医学奖，成为第一个获得诺贝尔自然科学奖的中国人。

随着改革开放和科学技术的发展，市场上也将出现更多的拥有我国自主知识产权的化学药物，我国药物化学事业必将会取得更加辉煌的成绩。

第三节 化学药物的基本结构和名称

一、化学药物的基本结构

化学药物以有机化合物为主，其化学结构由基本骨架（母核）和化学官能团（取代基）组成。化学药物的基本骨架主要包括2类：一类是只含有碳氢原子的脂肪烃环和芳香烃环；另一类是有氧、氮、硫等杂原子的杂环。化学药物结构中常见的基本骨架及名称见表1-1。

表1-1 化学药物结构中常见的基本骨架及名称

序号	名称	化学结构及编号	序号	名称	化学结构及编号
1	环戊烷	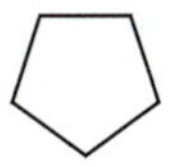	4	萘	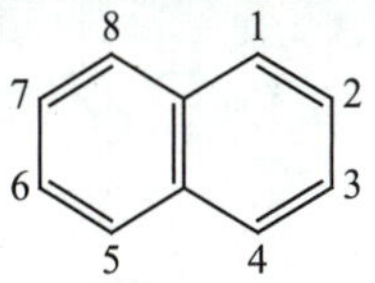
2	环己烷	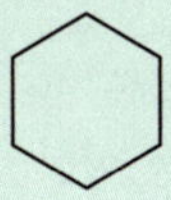	5	呋喃	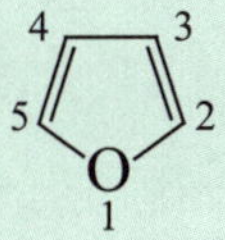
3	苯	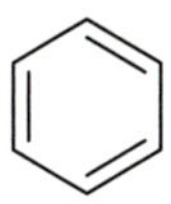	6	咪唑	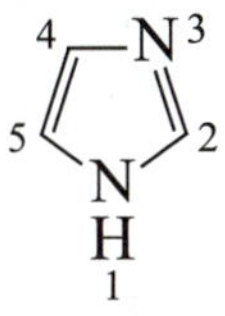

序号	名称	化学结构及编号	序号	名称	化学结构及编号
7	噻唑	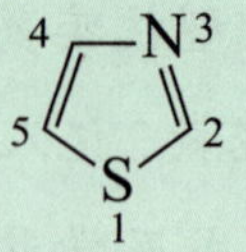	15	苯并咪唑	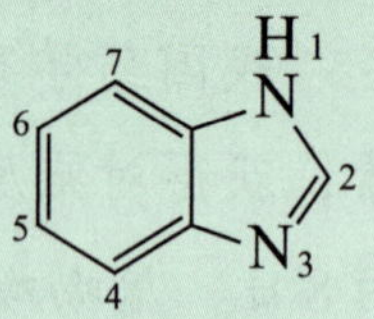
8	三氮唑（1,3,4-三氮唑）	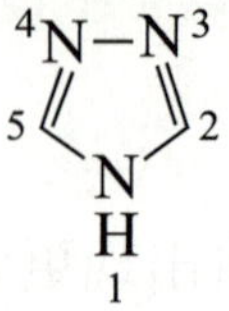	16	喹啉	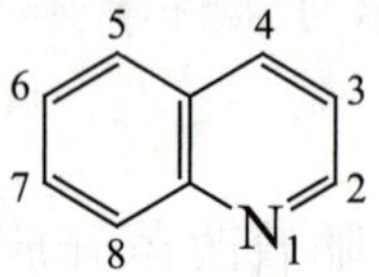
9	哌啶	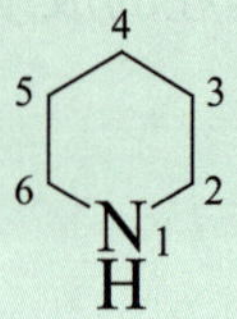	17	苯二氮䓬	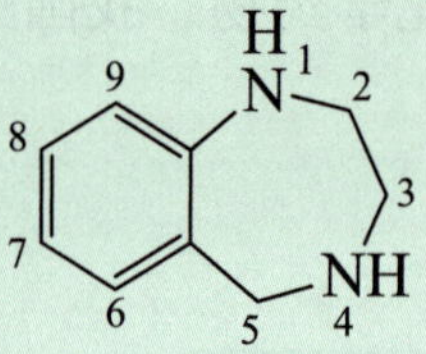
10	哌嗪	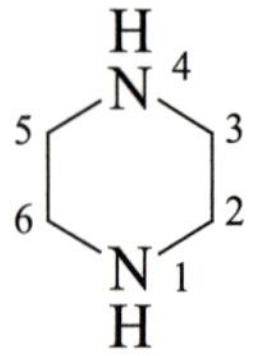	18	吩噻嗪	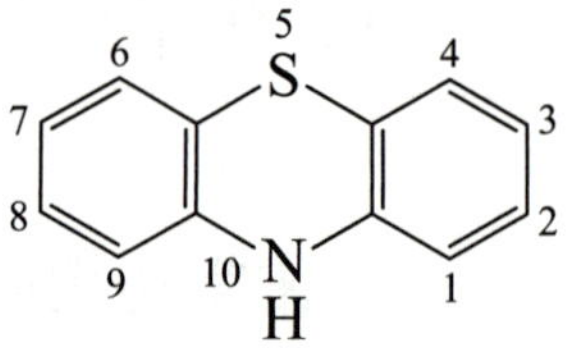
11	吡啶	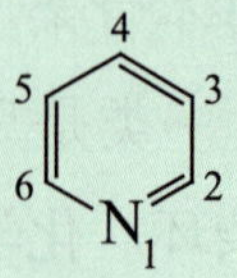	19	尿嘧啶	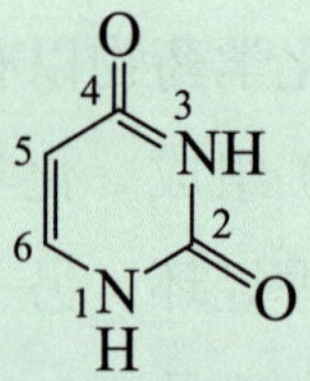
12	嘧啶	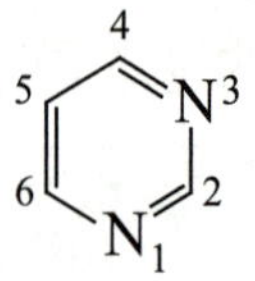	20	鸟嘌呤	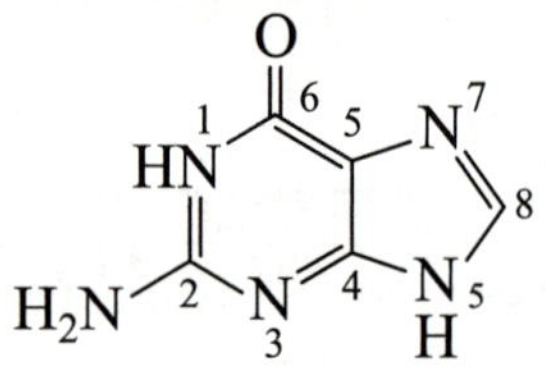
13	茚	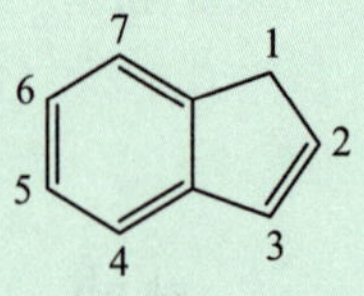	21	甾烷	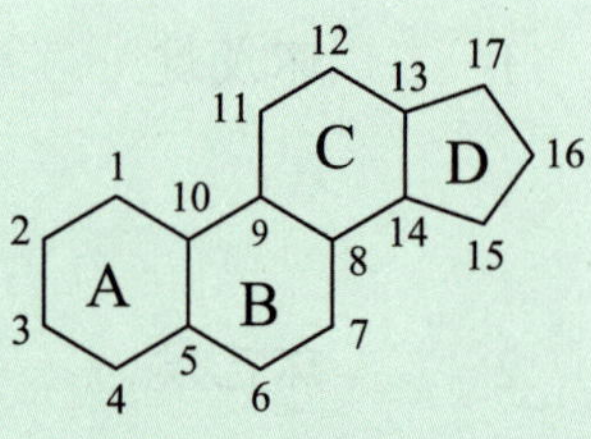
14	吲哚	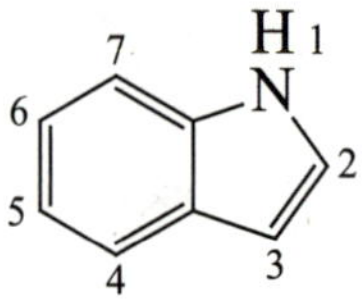			

二、化学药物的名称

每个化学药物都有其特定的名称，通常包括通用名、化学名和商品名三种。

通用名是指列入国家药品标准的名称，又称法定名称，《中华人民共和国药典》（以下简称《中国药典》）收载的中文药物名称均为法定名称。通用名是新药开发者在新药申请时向政府主管部门提出的正式名称，不受专利和行政保护，也是文献、资料、教材以及药品说明书中标明有效成分的名称。若该药物在世界范围内使用，则采用世界卫生组织（World Heath Organization，WHO）推荐使用的国际非专利药名（international nonproprietary names for pharmaceutical substances，INN）。在WHO的国际非专利药名的基础上，我国药典委员会根据INN，结合具体情况编写了中国药品通用名称（China approved drug names，CADN）。例如解热镇痛药阿司匹林、对乙酰氨基酚、贝诺酯等。

化学名是根据药物的化学结构式进行命名，中文化学名以《中国药典》（2020年版）收载的化学名为依据，英文化学名是国际的通用名称。命名方法：以药物母核名称为主体名，再加上取代基或官能团的名称，并按规定顺序注明取代基或官能团的序号，若有立体结构时需注明。例如：

阿司匹林 Aspirin

化学名为2-（乙酰氧基）苯甲酸。

化学名以药物的化学结构为基本，反映药物的本质，具有规律性、系统性和准确性，在新药报批和药品说明书中需要使用。

商品名是指经国家药品监督管理部门批准的特定企业使用的该药品专用的商品名称，又称专利名。不同厂家生产的同一个药物可有多个商品名。如对乙酰氨基酚是解热镇痛药，它的通用名是对乙酰氨基酚，不同药厂生产的含有对乙酰氨基酚的制剂，其商品名有"百服宁""泰诺林""必理通"等。

第四节　药品的质量标准与药物的纯度

药品作为一种特殊商品，其质量直接关系到人们的身体健康和生命安全，作为药学工作者，必须树立药品质量第一的观念，始终把药品质量放在第一位。

一、药品的质量标准

药品标准也称药品质量标准，是指对药品的质量指标、生产工艺和检验等所作的技术要求和规范。药品标准分为法定标准和非法定标准两种，法定标准是包括《中国药典》（2020年版）在内的国家标准；非法定标准有行业标准、企业标准等。法定标准属于强制性标准，是药品质量的最低标准。药品的质量标准是我国药品生产、检验、销售和使用等方面都必须遵循的法定强制性标准。药品质量不分等级，只有合格与不合格之分，只有符合国家药品标准的药品才能药用。

《中国药典》（2020年版）对药品的质量作了具体的规定，一般包括药品名称（通用名、汉语拼音名、英文名）、化学结构式、分子式、分子量、化学名、含量限度、性状、理化性质、鉴别、纯度检查、含量测定、作用类别、贮藏、制剂、有效期等项内容，保证药品使用的安全、合理、有效。

二、药物的纯度

药物的纯度是指药物的纯净程度，也称药用纯度或药用规格，可由药物的性状、物理常数、有效成分的含量、杂质限量等多方面体现。杂质是药物在生产和贮藏过程中可能引入的药物以外的其他化学物质。

药物的杂质是指无治疗作用，影响药物稳定性和疗效及对人体健康有害的物质。根据其来源不同分为一般性杂质和特殊性杂质两类。一般性杂质是指在自然界中分布广泛，大多数药物都存在的杂质，如酸、碱、水分、氯化物、硫酸盐、重金属、铁盐等；特殊性杂质是指由药物本身的性质和生产工艺引入的杂质，具有特殊性，只存在于个别药物之中，如阿司匹林在生产及贮藏过程中引入或分解产生的水杨酸，就是阿司匹林中的特殊性杂质。

药物中杂质的种类和含量越少越好，但除去杂质必然会增加生产成本、降低产量。因此，在保证患者用药安全有效的前提下，国家标准允许药物中存在一定限量的杂质。杂质限量是指药物中所含杂质的最大容许量，通常用百分之几或百万分之几来表示，《中国药典》（2020年版）中规定的杂质检查均为限量（或限度）检查。

药物的杂质主要来源于制备、贮藏和运输三方面。制备过程中，原料不纯、反应不完全的原料、反应中间体、副产物、试剂、溶剂、催化剂、同分异构及同质异晶现象、器皿、装置和管道等都可能引入杂质。贮藏过程和运输过程中受外界条件（温度、湿度、日光、空气、微生物等）的影响，或贮藏时间过长，可引起药物发生水解、氧化、分解、异构化、晶型转变、聚合、潮解和发霉等变化，使药物中产生有关的杂质。

第五节　学习药物化学的基本要求

本课程是药剂专业必修的一门专业基础课程。药剂专业和制药技术的药物化学课，主要介绍药物的名称、化学结构、理化性质、贮藏及构效关系等内容，是为后续技能方向课程打基础的课程。

 课堂活动

你准备怎样学习药物化学这门课程？

学习本课程应以常用典型药物的化学结构或结构特点为中心，分析、掌握药物的理化性质，以理化性质为重点分析掌握药物的稳定性、鉴别、贮藏及构效关系等内容，基本要求为：

1. 掌握常用典型药物的有关理化性质、性质实训及操作技能。

2. 熟悉常用典型药物的通用名、结构特点、主要用途和贮藏原则。

3. 了解典型药物的化学结构和药效的关系，影响药物变质的外界因素，能正确贮藏保管药物。

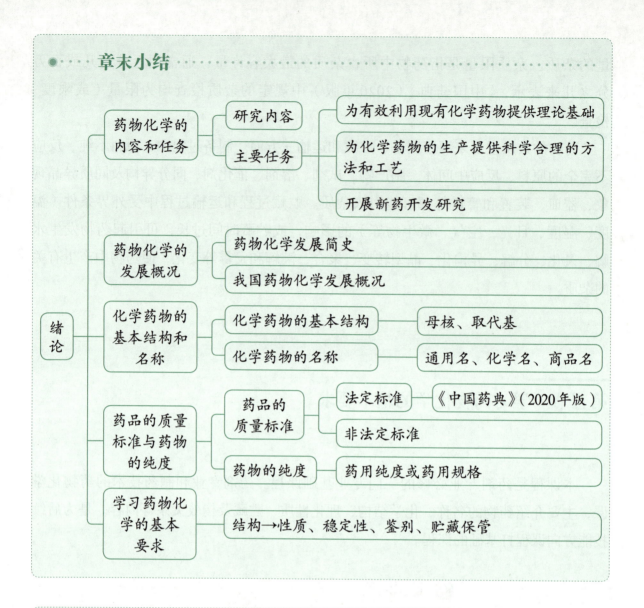

章末小结

绪论

- 药物化学的内容和任务
  - 研究内容
  - 主要任务
    - 为有效利用现有化学药物提供理论基础
    - 为化学药物的生产提供科学合理的方法和工艺
    - 开展新药开发研究
- 药物化学的发展概况
  - 药物化学发展简史
  - 我国药物化学发展概况
- 化学药物的基本结构和名称
  - 化学药物的基本结构 —— 母核、取代基
  - 化学药物的名称 —— 通用名、化学名、商品名
- 药品的质量标准与药物的纯度
  - 药品的质量标准
    - 法定标准 —— 《中国药典》(2020年版)
    - 非法定标准
  - 药物的纯度 —— 药用纯度或药用规格
- 学习药物化学的基本要求
  - 结构→性质、稳定性、鉴别、贮藏保管

思考题

一、名词解释

1. 药物化学
2. 通用名
3. 药品标准

二、简答题

1. 简述药物的定义和分类。
2. 药物化学的研究内容和主要任务是什么？
3. 如何学好药物化学这门课程？

（林　洪）

第二章
麻醉药

学习目标

- 掌握　盐酸普鲁卡因和盐酸利多卡因的结构特点、理化性质和贮藏。
- 熟悉　氟烷、甲氧氟烷、盐酸氯胺酮和盐酸达克罗宁的结构特点、理化性质和贮藏。
- 了解　局部麻醉药的发展历史和构效关系。

情境导入

情境描述：

　　某医院药房实习生小王在处方调剂时发现盐酸普鲁卡因注射液颜色变黄，但查看药品有效期发现其并未过期。小王能否将此盐酸普鲁卡因注射液发给患者使用？为什么？

学前导语：

　　盐酸普鲁卡因为普鲁卡因的盐酸盐，普鲁卡因结构中含有芳伯氨基，具有还原性，光照下易被氧化逐渐变为淡黄、红棕至深棕色。此盐酸普鲁卡因注射液虽然在有效期内，但已经发生氧化变质，不能再供患者使用。

麻醉药（anesthetic agent）是指能使整个机体或机体局部暂时、可逆性失去知觉及痛觉的药物，根据其作用范围不同可分为全身麻醉药（general anesthetic）和局部麻醉药（local anesthetic）。

第一节　全身麻醉药

全身麻醉药，简称全麻药，是一类作用于中枢神经系统，能可逆性地引起意识、感觉和反射消失，特别是痛觉消失的药物。临床用于外科手术前麻醉，以消除疼痛和松弛骨骼肌。根据给药方式的不同，全麻药分为吸入麻醉药（inhalation anesthetic）和静脉麻醉药（intravenous anesthetic）。

一、吸入麻醉药

吸入麻醉药是通过呼吸道吸入体内后发挥由浅入深的麻醉作用。该类药物通常为一些脂溶性较大、化学性质不活泼的气体或挥发性液体。其类别有烃类、卤烃类、醚类及无机化合物等，如麻醉乙醚、氟烷、异氟烷、恩氟烷、甲氧氟烷、氧化亚氮等。

知识链接

吸入麻醉药发展史

早期应用的吸入麻醉药是1842年发现的麻醉乙醚，其特点是麻醉作用优良，并能产生良好的镇痛及肌肉松弛作用，但由于其易燃易爆，且对呼吸道黏膜的刺激性较大、诱导期较长、苏醒缓慢等缺点，现已少用。1844年开始使用氧化亚氮（笑气），其化学性质稳定，不易燃不易爆，毒性较低，并具有良好镇痛作用，但是麻醉作用较弱，常与其他麻醉药配合使用。1847年氯仿用于外科手术麻醉，其具有较好的全身麻醉作用和肌肉松弛作用，但是对心、肝、肾的毒性较大，已被淘汰。

为了寻求更理想的新型麻醉药，研究者发现烃类及醚类分子中引入卤原子可降低易燃性，增强麻醉作用，但却使毒性增大。后来发现如果引入氟原子，毒性比引入其他卤原子小，从而开发出更有应用价值的氟烷类和氟代醚类等一系列优良的吸入麻醉药。

氟烷 Halothane

$$F\text{—}\underset{\underset{\displaystyle F}{|}}{\overset{\overset{\displaystyle F}{|}}{C}}\text{—}\underset{\underset{\displaystyle Br}{|}}{\overset{\overset{\displaystyle Cl}{|}}{C}}\text{—}H$$

化学名为 1, 1, 1-三氟-2-氯-2-溴乙烷。

【性状】本品为无色澄明、易流动的重质液体；挥发性强，有类似三氯甲烷的香气，味甜；微溶于水，可与乙醇、乙醚、三氯甲烷或非挥发性油类任意混溶；相对密度为 1.871~1.875；不易燃。

【化学性质】本品性质稳定，但遇光、热、湿空气可缓慢分解，生成氢卤酸（氢氟酸、盐酸、氢溴酸），因此常加入 0.01%（g/g）麝香草酚作为稳定剂。

本品不溶于浓硫酸，相对密度大于浓硫酸，加入等体积浓硫酸混合后，本品沉于底部分层，可与甲氧氟烷区别。

本品显有机氟化物的鉴别反应。经氧瓶燃烧法进行有机破坏，用氢氧化钠溶液吸收，吸收液加茜素氟蓝试液和醋酸-醋酸钠缓冲液，再加硝酸亚铈试液即显蓝紫色。

【用途】本品的麻醉作用为麻醉乙醚的 2~4 倍，对黏膜无刺激性，麻醉诱导期短，可用于全身麻醉及诱导麻醉，但可暂时性引起肝肾损害及心律失常。本品可透过胎盘，孕妇慎用。

【贮藏】遮光、密封，阴凉处保存。

📔 **考点**

有机氟化物的鉴别反应。

甲氧氟烷 Methoxyflurane

$$H\text{—}\underset{\underset{\displaystyle Cl}{|}}{\overset{\overset{\displaystyle Cl}{|}}{C}}\text{—}\underset{\underset{\displaystyle F}{|}}{\overset{\overset{\displaystyle F}{|}}{C}}\text{—}O\text{—}CH_3$$

化学名为 1, 1-二氟-2, 2-二氯乙基甲醚。

【性状】本品为无色澄明液体；有芳香气味，挥发性较低，沸点 104.6℃；相对密度 1.426。

【化学性质】本品不易燃、不易爆，空气中较稳定。

【用途】本品肌松作用明显，全麻和镇痛效果较好，对呼吸道黏膜刺激性小，诱导期较长，苏醒较慢，毒性较大，肝肾功能不全者禁用。

【贮藏】避光、冷暗处保存。

二、静脉麻醉药

静脉麻醉药是直接由静脉注射进入血液，通过血液循环进入中枢神经系统而产生全身麻醉作用的药物。其优点为麻醉作用迅速，对呼吸道黏膜无刺激作用，不良反应少，目前是临床应用最多的全麻药。

根据化学结构不同，可将静脉麻醉药分为巴比妥类和非巴比妥类。巴比妥类如硫喷妥钠、海索比妥钠，具有较好的脂溶性，极易透过血脑屏障到达脑组织，因而起效迅速，但持续时间较短，仅能维持数分钟，常用于小手术和诱导麻醉。近年来，非巴比妥类静脉麻醉药发展较快，品种不断增多，已有多种药物用于临床，如氯胺酮、羟丁酸钠、丙泊酚、依托咪酯等。

盐酸氯胺酮 Ketamine Hydrochloride

化学名为2-（2-氯苯基）-（2-甲氨基）环己酮盐酸盐。

【性状】本品为白色结晶性粉末；无臭；易溶于水，可溶于热乙醇，难溶于乙醚和苯。熔点为259~263℃，熔融同时分解。

【化学性质】本品分子中含手性碳原子，具旋光性，其右旋体的止痛和安眠作用分别是左旋体的3倍和1.5倍，不良反应也比左旋体少。临床常用其外消旋体。

本品水溶液在低温时加入K_2CO_3溶液，可析出游离的氯胺酮。

本品水溶液显盐酸盐的鉴别反应，水溶液加硝酸成酸性后，加硝酸银试液，可生成白色沉淀。

【用途】静脉麻醉药，麻醉作用迅速并具有镇痛作用，但维持时间短，适用于短时间的小手术。

【贮藏】避光，密封保存。

K粉（氯胺酮）的危害

K粉是氯胺酮的俗称，服用后遇快节奏音乐会条件反射般强烈扭动，产生意识和感觉的分离状态，导致神经中毒反应和精神分裂症状，表现为幻觉、运动功能障碍，出现怪异和危险行为，同时对记忆和思维能力造成严重损害。因其具有精神依赖性，可对心、肺、神经造成致命损伤，从2001年5月开始，将其列入管制药品，2004年8月国家食品药品监督管理局将其列为一类精神药品实施管制。

第二节　局部麻醉药

局部麻醉药简称局麻药，是指局部应用时能够可逆性地阻断周围神经冲动的产生和传导，在意识清醒的状态下使局部感觉（主要是痛觉）暂时消失的药物。临床多用于口腔科、眼科、妇科和外科小手术中以暂时解除疼痛。

一、局部麻醉药的发展历史及构效关系

16世纪秘鲁人通过咀嚼南美洲古柯树叶来止痛。1860年Niemann从古柯树叶中提取得到可卡因（古柯碱）。1884年，Koller发现了可卡因的局部麻醉作用，并将其作为局部麻醉药正式应用于临床。但可卡因具有成瘾性、毒性较强、致变态反应、组织刺激性及水溶液不稳定等缺点，因此对其结构进行改造，以寻找更好的局麻药。

对可卡因的结构进行分析和简化，发现去除N-甲基、甲氧羰基以及打开四氢吡咯环后，仍可保留局部麻醉作用。由此发现苯甲酸酯是可卡因产生局部麻醉作用的必要结构。1890年证实了对氨基苯甲酸乙酯（即苯佐卡因）具有局部麻醉作用，但其溶解度较小，不宜制成注射剂。故又在其结构中引入二乙氨基，1904年人工合成了盐酸普鲁卡因。至此，局部麻醉药的基本结构得以确认。

普鲁卡因的发现，使人们认识到苯甲酸酯结构的重要性，也认识到简化天然产物的结构是寻找新药的一条重要途径。

局部麻醉药基本结构均由亲脂部分、中间连接部分、亲水部分三部分组成。

$$\text{Ar}{-}\!\!\overset{\displaystyle\overset{O}{\|}}{C}{-}X{-}(CH_2)_n{-}N{<}$$

1. 亲脂部分 Ar是局部麻醉药的必需结构，可为芳环或芳杂环，以苯环最为常见，作用较强。在苯环的对位引入氨基或丁氨基，麻醉作用增强。

2. 中间连接部分 决定局部麻醉药的作用持续时间和作用强度。当—X—分别为—O—、—S—、—NH—和—CH₂—取代时，其麻醉作用持续时间为—CH₂—>—NH—>—S—>—O—，麻醉作用强度为—S—>—O—>—CH₂—>—NH—；中间链部分的 n 以2~3个碳原子最好，碳链增长，作用时间延长，但毒性增大。

3. 亲水部分 通常为仲胺或叔胺，以叔胺为好，仲胺次之。当为叔胺时，以两个相同烷基最常见。烷基以3~4个碳原子时作用最强。也可为脂环胺，以哌啶的作用最强。

根据化学结构的不同，局部麻醉药可分为对氨基苯甲酸酯类、酰胺类、氨基酮类及其他类局部麻醉药，其中对氨基苯甲酸酯类和酰胺类最为常见。

二、对氨基苯甲酸酯类

该类局麻药结构上具有对氨基苯甲酸酯基本结构，代表药物有盐酸普鲁卡因、盐酸丁卡因。

盐酸普鲁卡因 Procaine Hydrochloride

化学名为4-氨基苯甲酸-2-（二乙氨基）乙酯盐酸盐。

【性状】本品为白色结晶性粉末；无臭，味微苦，随后有麻痹感；易溶于水，略溶于乙醇，微溶于三氯甲烷，几乎不溶于乙醚；熔点为154~157℃。

【化学性质】本品结构中有酯键，可水解生成对氨基苯甲酸和二乙氨基乙醇而失效。其水解速率受pH和温度影响较大，在pH为3~3.5时最稳定，在pH<2.5或pH>4时水解速度加快。pH相同时，温度升高，水解速度加快。

盐酸普鲁卡因水解产生的对氨苯甲酸对人体有刺激性，并可进一步脱羧生成有毒的苯胺,苯胺易氧化成有色物质而使注射液变黄。故《中国药典》(2020年版)规定对其注射液需检查特殊杂质对氨基苯甲酸。

盐酸普鲁卡因溶液加氢氧化钠溶液,析出普鲁卡因白色沉淀,加热,酯键水解生成碱性的二乙氨基乙醇(蒸气使红色石蕊试纸变蓝)和对氨基苯甲酸钠,放冷,加盐酸酸化,对氨基苯甲酸钠与盐酸反应生成对氨基苯甲酸难溶于水而出现白色沉淀,此沉淀与适量的盐酸成盐而溶于水。

$$H_2N-\langle\ \rangle-COOCH_2CH_2N(C_2H_5)_2 \cdot HCl \xrightarrow{NaOH} H_2N-\langle\ \rangle-COOCH_2CH_2N(C_2H_5)_2$$

$$H_2N-\langle\ \rangle-COOCH_2CH_2N(C_2H_5)_2 \xrightarrow[\triangle]{NaOH} H_2N-\langle\ \rangle-COONa + HOCH_2CH_2N(C_2H_5)_2\uparrow$$

$$H_2N-\langle\ \rangle-COONa \xrightarrow{HCl} H_2N-\langle\ \rangle-COOH\downarrow \xrightarrow{HCl} H_2N-\langle\ \rangle-COOH \cdot HCl$$

本品结构中的芳伯氨基易被氧化变色。pH增大、温度升高、紫外线、重金属离子或空气等均可加速其氧化变色,故本品及其制剂应避光保存。配制其注射液时,调节溶液pH 3.5~5.5,通入惰性气体,加入抗氧剂及金属离子络合剂,以100℃流通蒸汽加热灭菌30分钟为宜。

⚲ **课堂活动**

盐酸普鲁卡因的稳定性好吗?为什么?配制其注射液时可采取哪些措施以提高其稳定性?

本品结构中含芳伯氨基,可发生重氮化-偶合反应。在稀盐酸中与亚硝酸钠反应生成重氮盐,加碱性β-萘酚试液发生偶合反应,生成猩红色的偶氮化合物沉淀,可用于鉴别。

$$(C_2H_5)_2NH_2CH_2COOC-\langle\ \rangle-NH_2 \xrightarrow[HCl]{NaNO_2} (C_2H_5)_2NH_2CH_2COOC-\langle\ \rangle-\overset{+}{N}\equiv N Cl^-$$

$$\xrightarrow[NaOH]{} (C_2H_5)_2NH_2CH_2COOC-\langle\ \rangle-N=N-$$

本品具有叔胺的结构，能产生生物碱的性质反应，其水溶液能与一些生物碱沉淀试剂如碘化铋钾、碘化汞钾及三硝基苯酚（苦味酸）等生成沉淀。

本品的水溶液显氯化物的鉴别反应。

【用途】本品为局麻药，作用较强，毒性较低，时效较短。临床主要用于局部浸润麻醉、传导麻醉及封闭疗法，对皮肤黏膜穿透力弱，不适用于表面麻醉。

【贮藏】避光、密封保存。

📖 **考点**

盐酸普鲁卡因的结构特点和理化性质。

三、酰胺类

利多卡因是第一个酰胺类局部麻醉药。用酰胺键来代替酯键，并将氨基与羰基的位置互换，使氮原子连接在芳环上，羰基为侧链的一部分，就构成了酰胺类局麻药的基本结构。

盐酸利多卡因 Lidocaine Hydrochloride

化学名为 N-（2,6-二甲苯基）-2-（二乙氨基）乙酰胺盐酸盐一水合物。

【性状】本品为白色结晶性粉末；无臭，味苦，继有麻木感；易溶于水和乙醇，可溶于三氯甲烷，不溶于乙醚；熔点为75～79℃。

【化学性质】本品含有酰胺结构，但由于酰胺键的邻位有两个甲基，具有空间位阻作用，故本品化学性质比较稳定，在酸性或碱性溶液中均不易水解。

本品水溶液加氢氧化钠试液和硫酸铜试液，形成蓝紫色螯合物，再加三氯甲烷振摇后放置，三氯甲烷层显黄色。本品乙醇溶液与氯化亚钴试液反应显绿色，放置后生成蓝绿色沉淀。

【用途】本品为局部麻醉药。与普鲁卡因相比，利多卡因起效快、作用时间持久、穿透力强、安全范围较大，对组织几乎无刺激。临床主要用于多种局部麻醉，也可作为抗心律失常药使用。

【贮藏】密封保存。

❓ 课堂活动 ──────────────────────────

从化学结构角度出发，试分析利多卡因作用比普鲁卡因强且
持久的原因。

📖 考点 ──────────────────────────

盐酸利多卡因的结构特点和理化性质。

四、氨基酮类

氨基酮类是用电子等排体—CH_2—代替酯基中的—O—形成的酮类化合物，结构
中的羰基比普鲁卡因的酯基和利多卡因的酰氨基都稳定，所以麻醉作用更持久。

盐酸达克罗宁 Dyclonine Hydrochloride

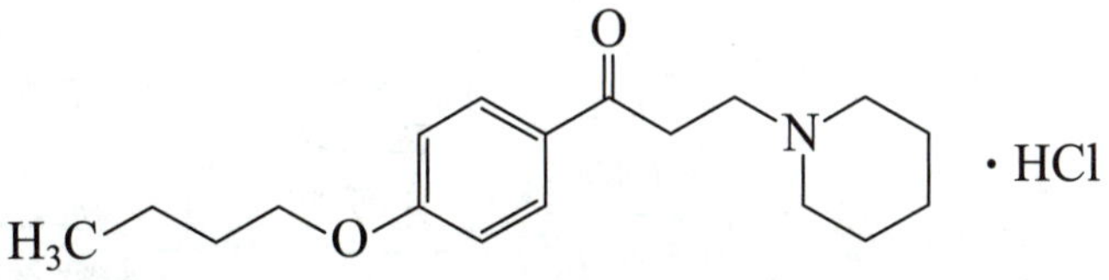

化学名为1-（4-丁氧基苯）-3-（1-哌啶基）-1-丙酮盐酸盐

【性状】本品为白色结晶或白色结晶性粉末；略有气味，味微苦，继有麻痹感。
易溶于三氯甲烷，可溶于乙醇，略溶于水，微溶于丙酮，几乎不溶于乙醚。熔点为
172～176℃。

【化学性质】本品结构中的羰基比普鲁卡因的酯基和利多卡因的酰胺基都稳定。

本品具有叔胺的结构，其水溶液能与生物碱沉淀试剂生成沉淀。

本品结构中含有酮基，加二硝基苯肼试液振摇溶解后，溶液显橙色。

【用途】本品穿透力和麻醉作用强，起效快，作用较持久。临床主要用于表面麻
醉及烧伤、擦伤、虫咬伤等镇痛止痒。

【贮藏】避光、密封保存。

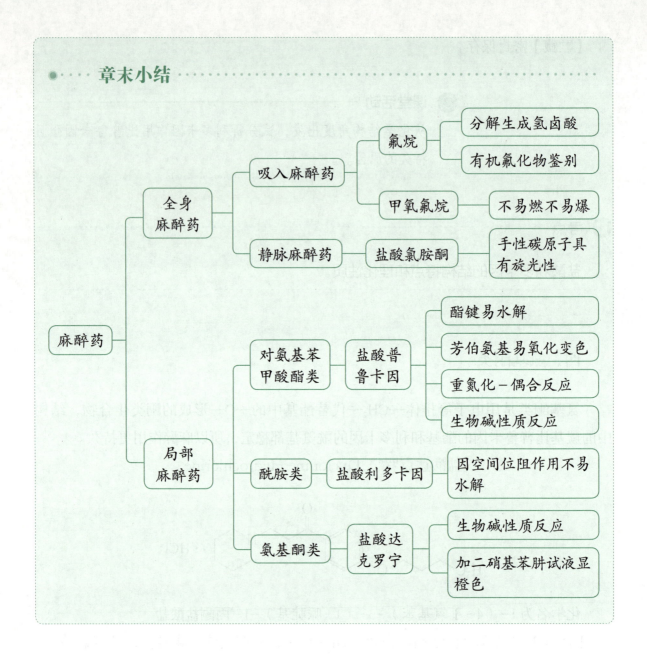

简答题

1. 简述局部麻醉药的构效关系。
2. 如何用化学方法区别盐酸普鲁卡因与盐酸利多卡因？
3. 从结构分析盐酸普鲁卡因不稳定的原因，可采取哪些措施提高其稳定性？

（刘　艳）

第三章
中枢神经系统疾病用药

学习目标

- 掌握 苯巴比妥、苯妥英钠、卡马西平、丙戊酸钠、盐酸氯丙嗪、氟哌啶醇、咖啡因、吗啡、盐酸阿扑吗啡的理化性质和贮藏。
- 熟悉 地西泮、奥沙西泮、艾司唑仑、尼可刹米、盐酸哌替啶、盐酸美沙酮、盐酸多奈哌齐的理化性质和贮藏。
- 了解 酒石酸唑吡坦、盐酸丙米嗪、盐酸氟西汀、盐酸甲氯芬酯、左旋多巴的理化性质和贮藏。
- 增强合理用药、安全用药、依法用药意识。

情境导入

情境描述：

去年，某白领小张换工作，由于不太适应新环境及快速的工作节奏，感觉压力大。每天精神状态萎靡，晚上在床上翻来覆去睡不着。小张该用什么药呢？

学前导语：

小张可以选择催眠药，但大多数催眠药是属于第二类精神药品，必须凭医师处方购买和使用。

中枢神经系统药物的靶点或作用部位集中在中枢神经系统。主要有镇静催眠药、抗癫痫药、抗精神失常药、中枢兴奋药、镇痛药、神经退行性疾病治疗药。这些药物通过控制中枢神经活动而发挥作用，用于治疗相关的疾病。

第一节　镇静催眠药

镇静催眠药（sedative hypnotic）是一类对中枢神经系统产生抑制作用的药物。这些药物在小剂量时可产生镇静作用，能使兴奋不安、焦虑、紧张状态的患者安静下来；中等剂量时可产生催眠作用，能促使机体发生近似生理睡眠状态；大剂量时可引起呼吸、循环等功能衰竭，严重者可导致死亡。

🔗 知识链接

镇静催眠药的研究进展

失眠是临床上最常见的症状之一，它严重影响了人们生活、工作及身心健康。随着社会的发展，各种因素造成的失眠患者将会越来越多，世界各地对于治疗失眠的药物需求量将逐年增加。为了人类的健康，医药工作者正努力研究镇静催眠药的研发。人们对镇静催眠药的研究正由苯二氮䓬类向非苯二氮䓬类发展，以期获得半衰期更短、疗效更好、不良反应更小的药物。

启示

延续前人智慧，追求更安全、更有效、更经济、更合理的药物，为人类的健康事业作出贡献。

一、巴比妥类

（一）基本结构及衍生物

巴比妥类药物为巴比妥酸（丙二酰脲）的衍生物。巴比妥酸本身无镇静催眠作用。巴比妥酸的5位碳原子上的两个氢由烃基（R_1，R_2）取代后，才具有镇静催眠作用。由于长期使用该类药物，易产生依赖性、耐受性，不良反应较多，因此本类药物在镇静催眠方面已很少应用，目前主要用作抗癫痫药物。

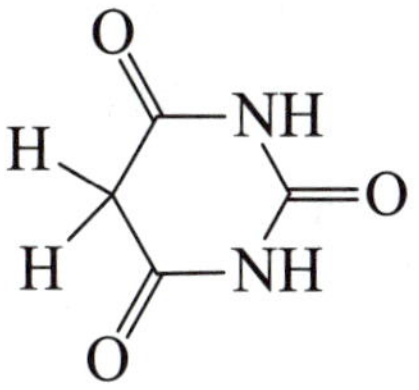

巴比妥酸 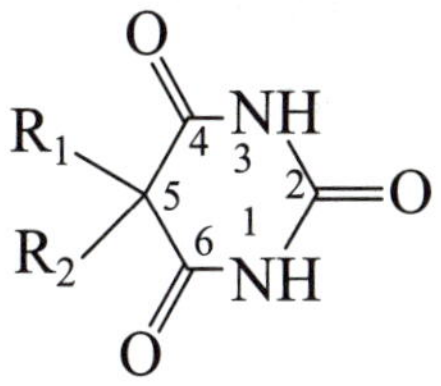　　　　巴比妥类药物的结构通式

巴比妥类药物不同的取代基，作用有强弱、快慢、长短之分。通常按作用时间长短将它们分为长时间、中时间、短时间、超短时间四种类型。常用的巴比妥类药物见表3-1。

表3-1　临床常用的巴比妥类药物

类别	名称	化学结构	主要用途
长时间	苯巴比妥	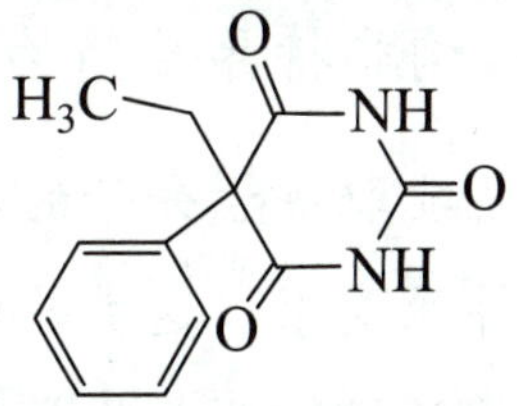	镇静、催眠、抗惊厥、抗癫痫
中时间	异戊巴比妥	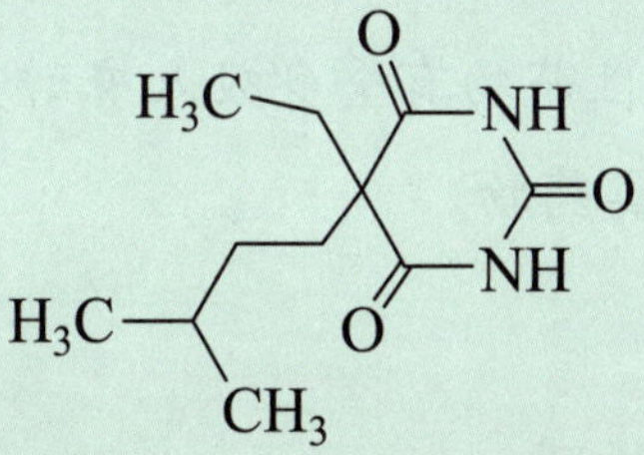	镇静、催眠、抗惊厥
短时间	戊巴比妥	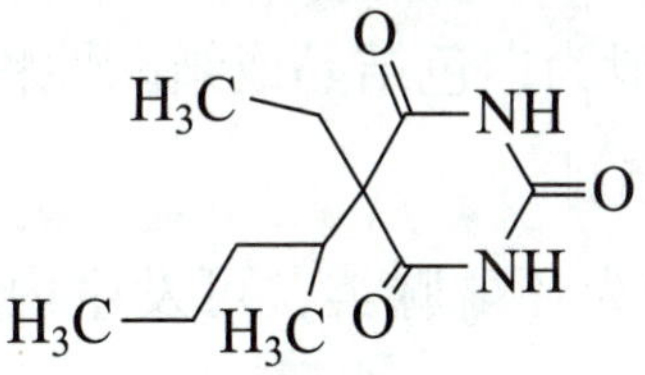	镇静、催眠、抗惊厥
超短时间	硫喷妥钠	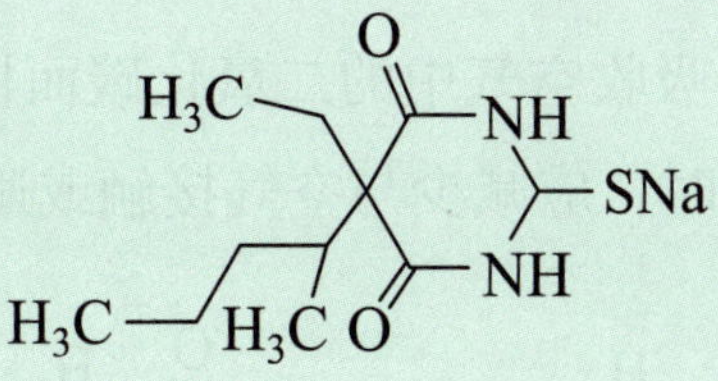	静脉麻醉

（二）巴比妥类药物的构效关系

巴比妥类药物属于结构非特异性药物，其作用强弱、起效时间快慢、作用时间长短与它的酸性、解离常数、脂水分配系数、代谢失活过程有关。

1. 5位碳上两个活泼氢均被取代时，才具有镇静催眠作用。

2. 5位碳上两个取代基可以是烷烃、不饱和烃、卤代烃、芳烃等，但两个取代基碳原子数须在4~8之间。超过8时，作用下降甚至可导致惊厥。

3. 取代基为烯烃、环烯烃时，在体内易被氧化破坏，多为短效催眠药；取代基为烷烃、芳烃时，为长效催眠药。

4. 两个氮原子上的氢都被取代时，无催眠作用；仅一个氢被甲基取代时，可增加脂溶性，降低酸性，起效快，作用时间短；无取代时亦有生物活性。

5. 用硫原子去代替2位碳的氧原子，脂溶性增加，起效快，作用时间短。如硫喷妥钠，脂溶性大，易透过血脑屏障，进入中枢发挥作用，故起效很快。但由于脂溶性大，它可以再分配到其他脂肪和组织中，使脑中药物浓度下降，所以持续时间很短。

🔗 知识链接

结构非特异性药物

结构非特异性药物的作用主要取决于分子的物理性质或物理化学性质，而对化学结构或化学性质并无特异性要求。这类药物只要在体内具备某种相同的物理性质，就可产生相似的生物活性，而与化学结构类型差别或细微变化的关系较小。临床应用的非特异性药物有全身吸入麻醉药、酚类和长链季铵型杀菌药，以及催眠作用的巴比妥类药物。

（三）巴比妥类药物的理化性质

1. **性状** 巴比妥类药物一般为白色结晶或结晶性粉末；加热多能升华；微溶或极微溶于水，易溶于乙醚等有机溶剂。

2. **弱酸性** 巴比妥类药物为环酰脲类，可发生内酰胺（酮式）和内酰亚胺（烯醇式）互变异构，形成的烯醇式结构显弱酸性。能溶解于氢氧化钠和碳酸钠溶液中生成钠盐。此类钠盐不稳定，易吸收空气中的二氧化碳而析出巴比妥类药物的沉淀。因此其钠盐水溶液在配制或贮藏时，应减少与空气接触或避免与酸性药物配伍使用。

内酰胺和内酰亚胺互变

$$R_1 \begin{matrix} \\ R_2 \end{matrix} \underset{N}{\overset{H}{\bigcirc}} ONa + CO_2 + H_2O \longrightarrow R_1 \begin{matrix} \\ R_2 \end{matrix} \underset{N}{\overset{H}{\bigcirc}} OH \downarrow$$

钠盐遇二氧化碳析出沉淀

3. 水解性 巴比妥类药物中含有酰脲结构，易发生水解开环反应，水解程度及产物与水解条件有关。随着温度和pH的升高，水解速度加快。为避免药物水解失效，巴比妥类钠盐注射剂通常制成粉针剂供药用，临用前配制。

$$R_1 \begin{matrix} \\ R_2 \end{matrix} \underset{N}{\overset{H}{\bigcirc}} ONa \xrightarrow[\text{室温}]{H_2O} \begin{matrix} R_1 & COONa \\ R_2 & NH \quad NH_2 \\ & O \quad O \end{matrix} \xrightarrow{\triangle} \begin{matrix} R_1 \\ R_2 & NH \quad NH_2 \\ & O \quad O \end{matrix}$$

$$\begin{matrix} R_1 \\ R_2 & NH \quad NH_2 \\ & O \quad O \end{matrix} \xrightarrow[\triangle]{NaOH} \begin{matrix} R_1 \\ R_2 & ONa \end{matrix} + Na_2CO_3 + NH_3 \uparrow$$

4. 与银盐反应 巴比妥类药物溶于碳酸钠溶液，与硝酸银试液作用，首先生成可溶解的一银盐，继续加入过量的硝酸银试液，生成不溶于水的白色二银盐沉淀，该沉淀可溶于氨试液。

5. 与吡啶－硫酸铜试液反应 巴比妥类药物含有酰脲结构，能与吡啶－硫酸铜试液反应，显紫色或生成紫色沉淀。含硫巴比妥药物则显绿色。

（四）典型药物

苯巴比妥 Phenobarbital

化学名为5-乙基-5-苯基-2,4,6（1H,3H,5H）-嘧啶三酮。

【性状】本品为白色有光泽的结晶性粉末；无臭，味微苦；可在乙醇或乙醚中溶解，在三氯甲烷中略溶，在水中极微溶解，在氢氧化钠或碳酸钠溶液中溶解；饱和水溶液显酸性；熔点为174.5~178℃。

【化学性质】本品可溶于碳酸钠或氢氧化钠溶液中得到苯巴比妥钠，其钠盐水溶液与酸性药物接触或吸收空气中的二氧化碳，可析出苯巴比妥沉淀。

本品固体在干燥空气中稳定，其钠盐水溶液放置易水解，生成2-苯基酰脲沉淀而失活。为避免水解失效，宜制成粉针剂，临用前配制。

本品分子中有苯环，与甲醛-硫酸试液作用，两液层接界面显玫瑰红色。可与不含苯环的巴比妥类药物区别。

【用途】①镇静、催眠，如焦虑不安、烦躁、顽固性失眠症，现已少用；②抗惊厥，用于中枢兴奋药中毒或高热、破伤风、脑炎、脑出血等病引起的惊厥；③抗癫痫，用于癫痫大发作和部分性发作的治疗，也可用于癫痫持续状态；④麻醉前给药。

【贮藏】密封保存。

📋 **考点**

苯巴比妥的结构特点、主要性质及用途。

二、苯二氮䓬类

苯二氮䓬类是20世纪50年代后期发展起来的一类镇静催眠药。本类药物由于毒性小、临床用途多，已逐渐替代巴比妥类药，成为当前临床应用最广的镇静催眠药。

首先用于临床的是氯氮䓬（利眠宁）。在对氯氮䓬结构改造中发现，氯氮䓬分子中的脒结构及氮上的氧，并不是产生生理活性所必需的部分，于是研究制得了同类型的、活性更强、毒性更低、合成方法更简单的地西泮（diazepam），对其构效关系研究，合成了许多好的同类型药物（表3-2）。

氯氮䓬

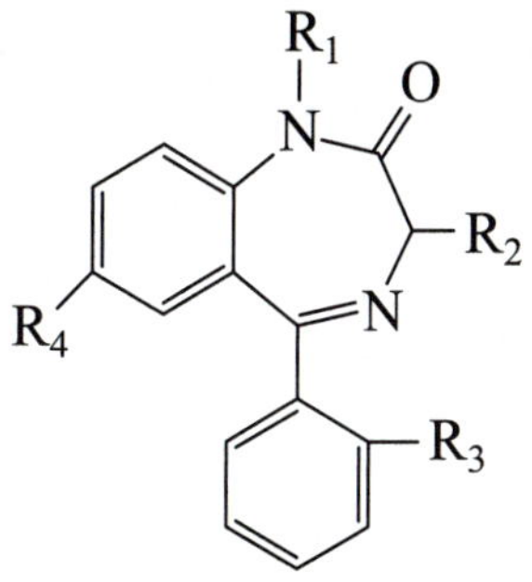

苯二氮䓬类药物结构通式

表 3-2 常见的苯二氮䓬类药物

名称	R₁	R₂	R₃	R₄
地西泮	CH_3	H	H	Cl
奥沙西泮	H	OH	H	Cl
硝西泮	H	H	H	NO_2
氯硝西泮	H	H	Cl	NO_2
氟西泮	$(CH_2)_2N(C_2H_5)_2$	H	F	Cl
氟地西泮	CH_3	H	F	Cl

地西泮 Diazepam

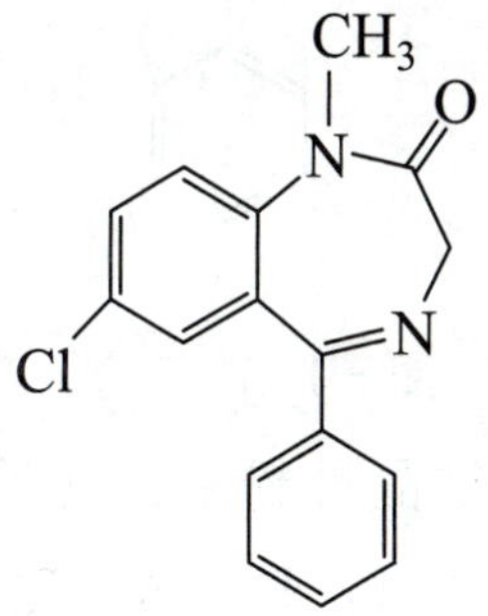

化学名为 1-甲基-5-苯基-7-氯-1,3-二氢-2H-1,4-苯并二氮杂䓬-2-酮。

【性状】本品为白色或类白色结晶性粉末；无臭，味微苦；在三氯甲烷或丙酮中易溶，在乙醇中溶解，在水中几乎不溶；熔点为 130~134℃；本品加硫酸溶解后，在紫外光灯（365nm）下检视，显黄绿色荧光。

【化学性质】本品具有内酰胺及亚胺结构，遇酸或碱及加热的条件下易发生水解开环，生成 2-甲氨基-5-氯-二苯甲酮和甘氨酸。

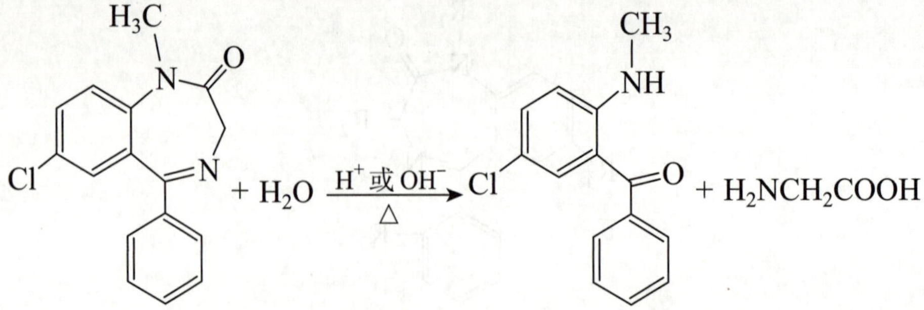

本品溶于稀盐酸，加碘化铋钾试液，即产生橙红色复盐沉淀，放置颜色加深。

本品用氧瓶燃烧法破坏后，以氢氧化钠溶液为吸收液，燃烧完全后，用稀硝酸酸化，并缓缓煮沸，溶液显氯化物鉴别反应。

【用途】本品主要用于失眠、焦虑、癫痫及其他神经症。

【贮藏】密封保存。

📖 考点

地西泮的结构特点、主要性质及用途。

奥沙西泮 Oxazepam

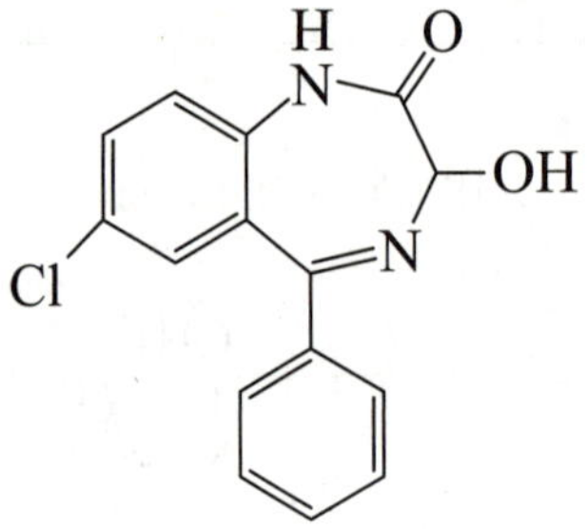

化学名为5-苯基-3-羟基-7-氯-1,3-二氢-2H-1,4-苯并二氮杂䓬-2-酮。

【性状】本品为白色或类白色结晶性粉末，几乎无臭；几乎不溶于水，微溶于乙醇、三氯甲烷或丙酮，极微溶于乙醚；熔点为198～202℃，熔融时同时分解；本品3位碳为手性碳原子，具有旋光性，右旋体活性强于左旋体，临床应用为消旋体。

【化学性质】本品在酸性或碱性中加热可水解，生成2-苯甲酰基-4氯苯胺、乙醛酸和氨气。前者含有芳伯胺基，先在酸性条件下与亚硝酸钠重氮化，再与碱性β-萘酚偶合，生成橙红色沉淀。

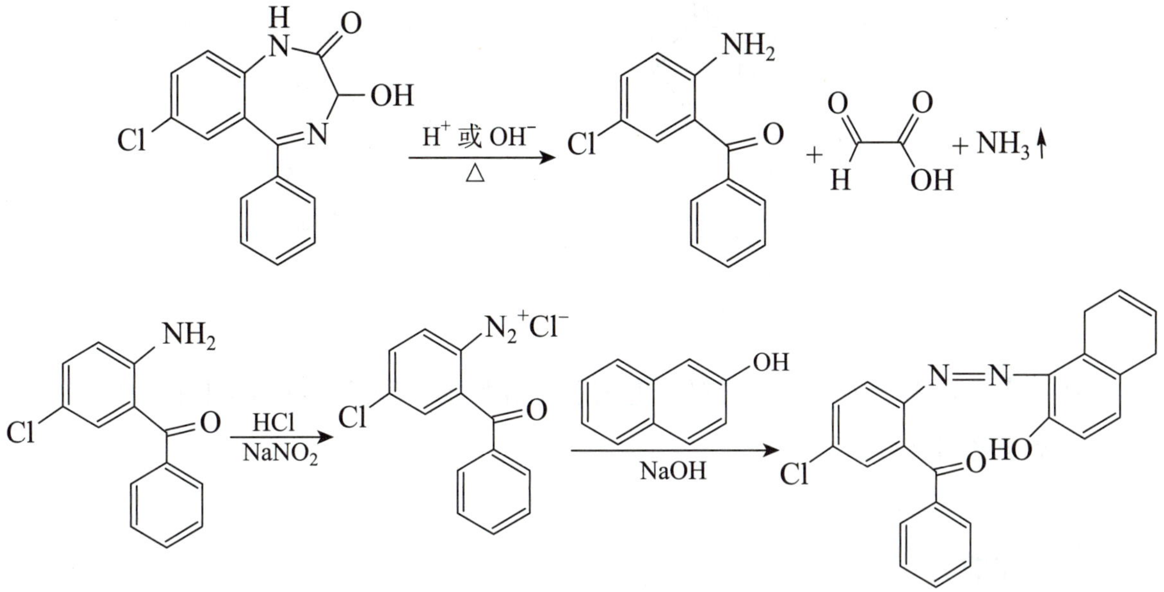

【用途】本品为地西泮的主要活性代谢产物。药理作用与地西泮相似，对紧张、焦虑、失眠均有疗效。

【贮藏】密封保存。

❓ **课堂活动** ────────────────

如何区分地西泮与奥沙西泮？

···

艾司唑仑 Estazolam

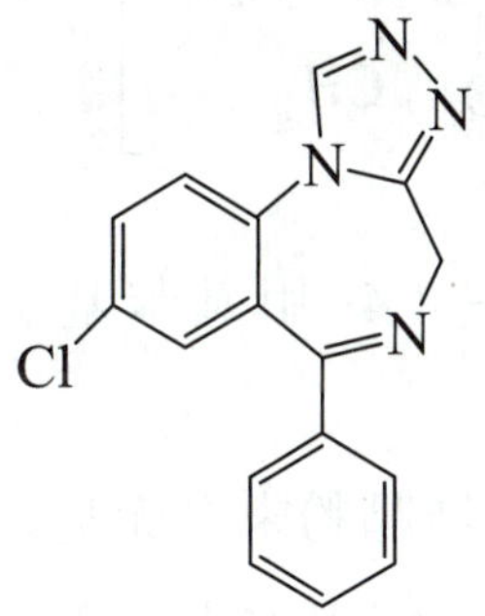

化学名为6-苯基-8-氯-4H-［1,2,4］-三氮唑［4,3-α］［1,4］苯并二氮杂䓬。

【性状】本品为白色或类白色的结晶性粉末，无臭，味微苦；易溶于醋酐或三氯甲烷，溶于甲醇，略溶于乙酸乙酯或乙醇，几乎不溶于水；熔点为229~232℃；本品滴加稀硫酸后，置紫外光灯（365nm）下检视，显天蓝色荧光。

【化学性质】本品在稀盐酸溶液中加热煮沸，产物含芳伯胺结构，放冷后能发生重氮化-偶合反应。

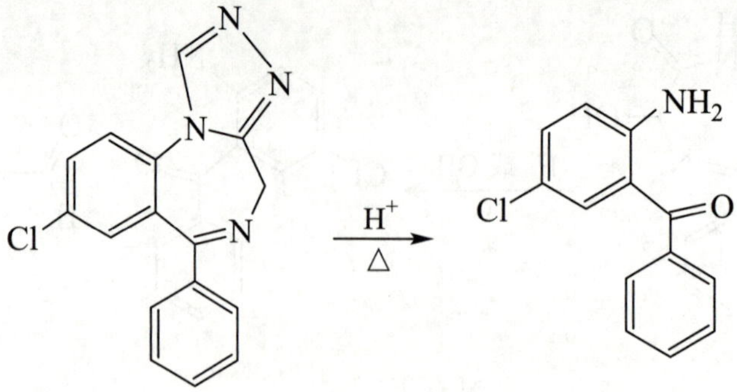

【用途】 主要用于抗焦虑、失眠。也用于缓解紧张、恐惧，抗癫痫和抗惊厥。

【贮藏】 密封保存。

三、其他类

20世纪90年代，人们找到新一代的镇静催眠药，该类药物可选择性地与苯二氮䓬ω_1受体亚型结合，其镇静催眠作用很强，但较少抗焦虑、肌肉松弛和抗惊厥作用。治疗剂量小，作用时间短，在正常治疗周期内，极少产生耐受性和成瘾性。代表药有酒石酸唑吡坦。

酒石酸唑吡坦 Zolpidem Tartrate

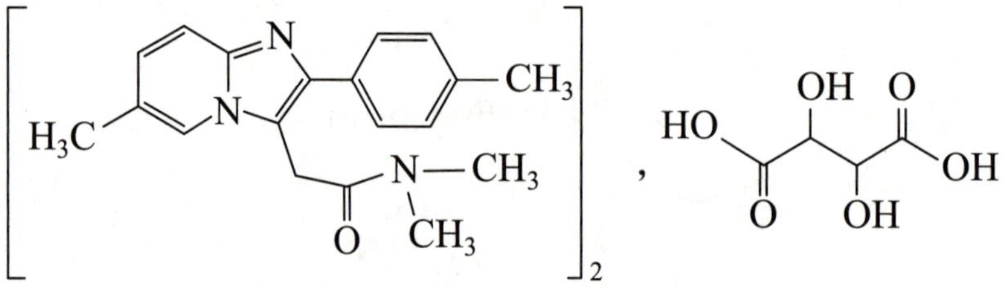

化学名为$N, N, 6$-三甲基-2-（4-甲基苯基）咪唑并［1, 2-α］吡啶-3-乙酰胺-L-（＋）-酒石酸盐。

【性状】 本品为白色或类白色结晶粉末；无臭，略有引湿性；在甲醇中略溶，在水或乙醇中微溶，在三氯甲烷或二氯甲烷中几乎不溶，在0.1mol/L盐酸溶液中可溶解；酸性，饱和水溶液的pH为4.2；熔点为193~197℃。

【化学性质】 本品的固体对光和热均稳定，水溶液在pH 1.5~7.4稳定。

分子中的酰胺键在酸、碱催化下发生水解，药效会降低。

本品加丙二酸与醋酐，水浴加热，溶液显红棕色。

本品加溴化钾试液、间苯二酚试液与硫酸，水浴加热，显深蓝色；冷却后倾入水中，即变为红色。

【用途】本品临床主要用于各种类型失眠症的治疗。

【贮藏】室温密封保存。

第二节　抗癫痫药

一、概述

癫痫是由多种原因引起的大脑神经元异常放电并向周围脑组织扩散，以引起的短暂中枢神经系统功能失常为特征的慢性脑部疾病。表现为慢性、突发性、反复性的运动、感觉、意识、自主神经障碍等症状。

癫痫发作的类型可分为部分性发作、全身性发作，每一类又有不同类型。即通常称作大发作、小发作、精神运动性发作、局限性发作和癫痫持续状态。

抗癫痫药物可抑制大脑神经的兴奋性，用于防止和控制癫痫的发作。临床常用的抗癫痫药物有巴比妥类，如苯巴比妥可治疗癫痫持续状态；五元环的乙酰脲类，如苯妥英钠可治疗癫痫大发作；苯二氮䓬类，如地西泮用于癫痫持续状态的治疗；二苯并氮杂䓬类，如卡马西平治疗癫痫精神运动性发作；脂肪羧酸类，如丙戊酸钠治疗癫痫失神性发作；丁二酰亚胺类，如乙琥胺可治疗癫痫小发作。

二、典型药物

苯妥英钠 Phenytoin Sodium

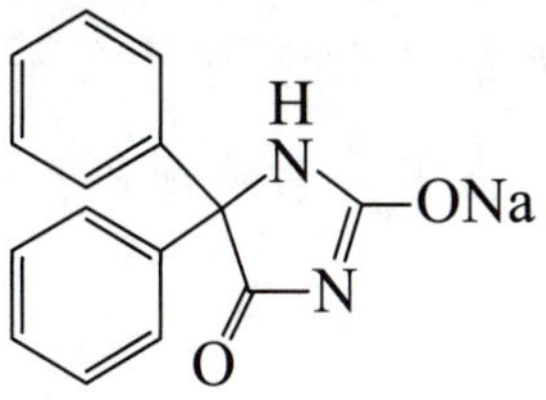

化学名为5,5-二苯基乙内酰脲钠盐。

【性状】本品为白色粉末，无臭，味苦；微有引湿性；在水中易溶，在乙醇中可溶解，在三氯甲烷或乙醚中几乎不溶；水溶液呈碱性。

【化学性质】本品为钠盐，水溶液加酸酸化或置空气中渐渐吸收二氧化碳，可析出苯妥英，使溶液变浑浊。

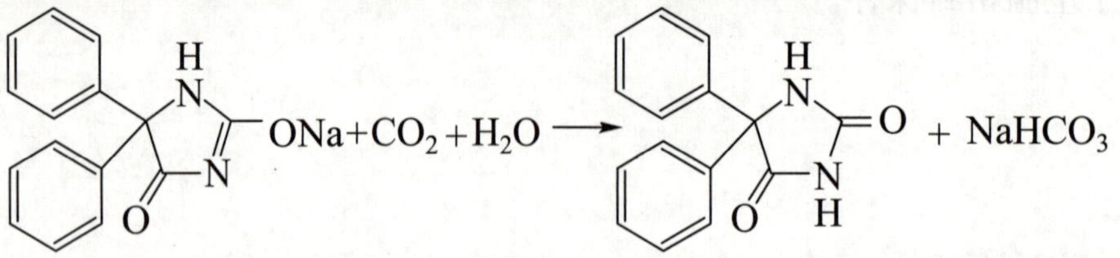

本品分子中具有内酰胺结构，在碱性溶液中受热易水解，生成二苯基脲基乙酸，最后生成二苯基氨基乙酸和氨气。

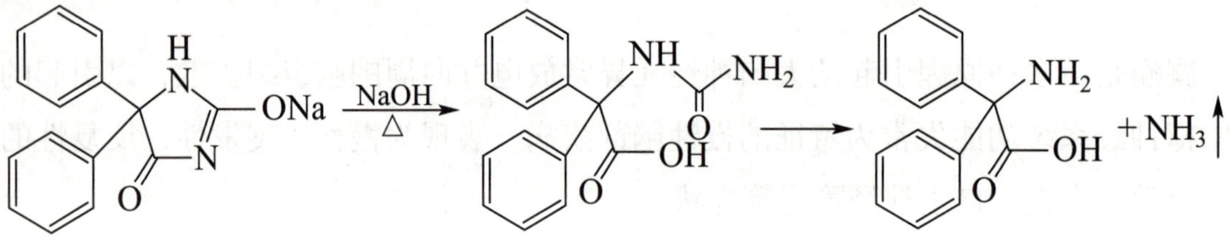

本品与吡啶-硫酸铜试液作用显蓝色。巴比妥类药物显紫色，可以区别。

本品水溶液加酸酸化后，析出的苯妥英在氨水中转变成铵盐溶解，遇硝酸银试液反应生成白色沉淀。

本品水溶液，加氯化汞试液，可生成白色沉淀，此沉淀不溶于氨试液。巴比妥类药物也有汞盐反应，但所得沉淀溶于氨试液，可以区别。

本品显钠盐的火焰反应。

【用途】本品临床上作为治疗癫痫大发作的首选药物；对精神运动性发作疗效次之；对小发作无效。也可用于治疗三叉神经痛、坐骨神经痛及某些心律失常。

【贮藏】密封（供口服用）或严封（供注射用），遮光保存。

⊘ 课堂活动

苯妥英钠注射液为什么不能与酸性药物配伍，且需制成粉针剂，临用前新鲜配制？

卡马西平 Carbamazepine

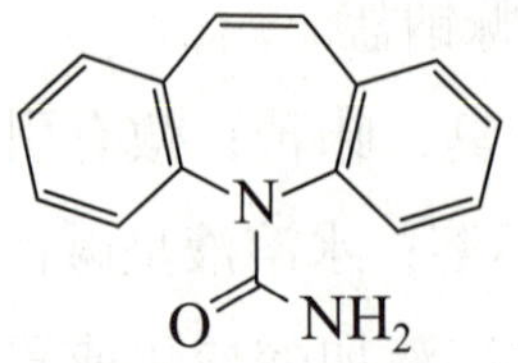

化学名为5H-二苯并［b, f］氮杂䓬-5-甲酰胺。

【性状】本品为白色或几乎白色的结晶性粉末，几乎无臭；易溶于三氯甲烷，略溶于乙醇，几乎不溶于水或乙醚；熔点为189~193℃。

【化学性质】本品在干燥和室温时较稳定。片剂在潮湿环境中保存时，药效降至原来的1/3。本品长时间光照后固体表面由白色变橙色，部分发生聚合反应成二聚体，部分氧化成环氧化物，故本品需要遮光保存。

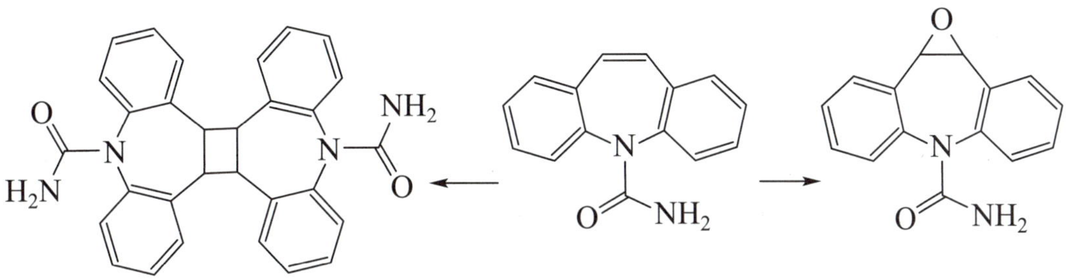

二聚体　　　　　　　卡马西平　　　　　　　环氧化物

本品用硝酸处理加热数分钟后，变成橙色。

【用途】本品是癫痫病精神运动性发作的首选药。对大发作、局限性发作和混合型癫痫也有疗效，还可用于治疗三叉神经痛和咽喉神经痛。

【贮藏】遮光，密封保存。

📋 考点

卡马西平的结构特点、主要性质及用途。

丙戊酸钠 Sodium Valproate

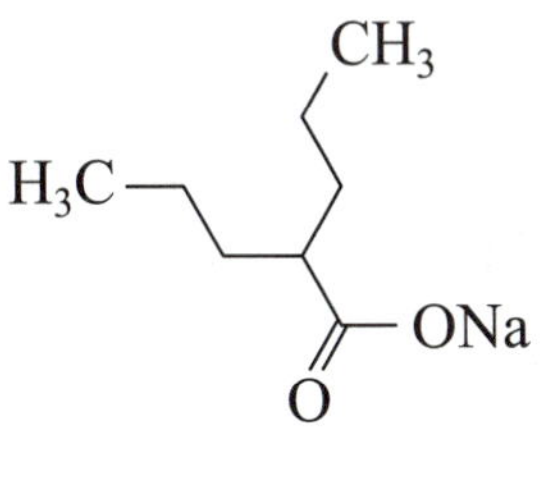

化学名为2-丙基戊酸钠。

【性状】本品为白色结晶性粉末或颗粒；有强吸湿性；本品在水中极易溶解，在甲醇或乙醇中易溶，在丙酮中几乎不溶；水溶液呈碱性。

【化学性质】本品加入醋酸氧铀试液与罗丹明的饱和苯溶液，苯液层显粉红色，在紫外灯下，显橙色荧光。

【用途】本品对于多种类型的癫痫均有较好的疗效。可用于癫痫单纯或复杂失神发作、大发作，对复杂部分性发作也有一定疗效。

【贮藏】密封，在干燥处保存。

第三节　抗精神失常药

精神失常是由多种原因引起的精神活动障碍性疾病。抗精神失常药物是治疗精神疾病的一类药物，根据药物的主要适应证，可分为抗精神病药、抗抑郁药和抗焦虑药等。

一、抗精神病药

抗精神病药是用于治疗精神分裂症及有精神病性症状的精神障碍的一类药物。此类药在使用通常的治疗剂量下，不影响人的意识清醒，但能够控制患者兴奋、躁动、幻觉及妄想等症状。抗精神病药物分为典型抗精神病药物和非典型抗精神病药两种。典型抗精神病药物是多巴胺受体拮抗剂，以氯丙嗪为代表，主要用于治疗精神分裂症、躁狂症；非典型抗精神病药多为单纯的多巴胺D_2受体拮抗剂。目前抗精神病药物研发的焦点集中在非典型抗精神病药物上。

在研究抗组胺药异丙嗪时发现氯丙嗪具有很强的治疗精神病作用，由此发现了一系列吩噻嗪类抗精神病药。

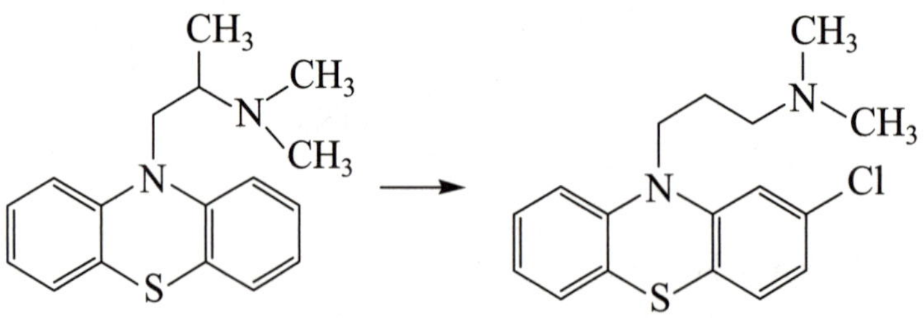

异丙嗪　　　　　　　　　　氯丙嗪

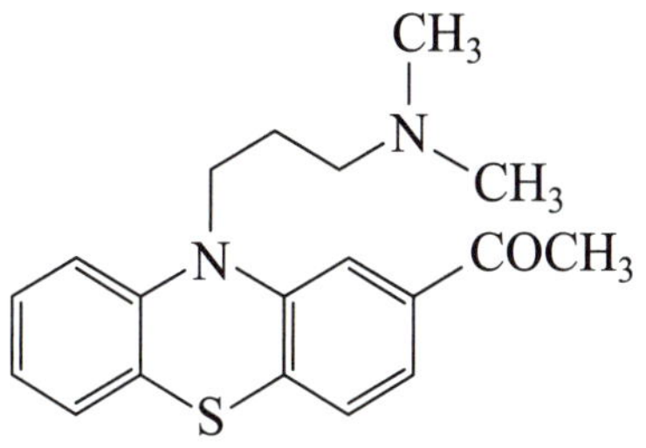

乙酰丙嗪

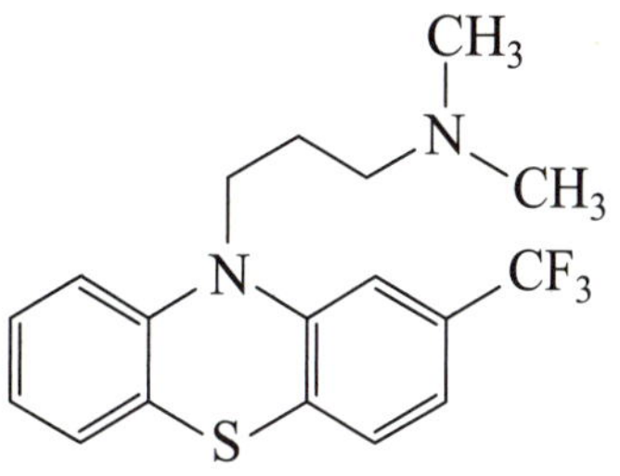

三氟丙嗪

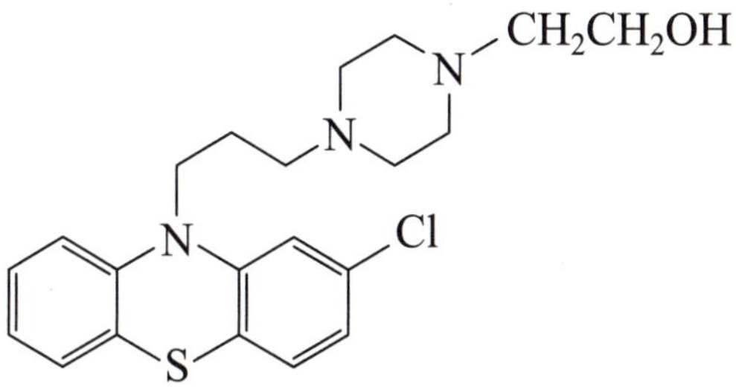

奋乃静

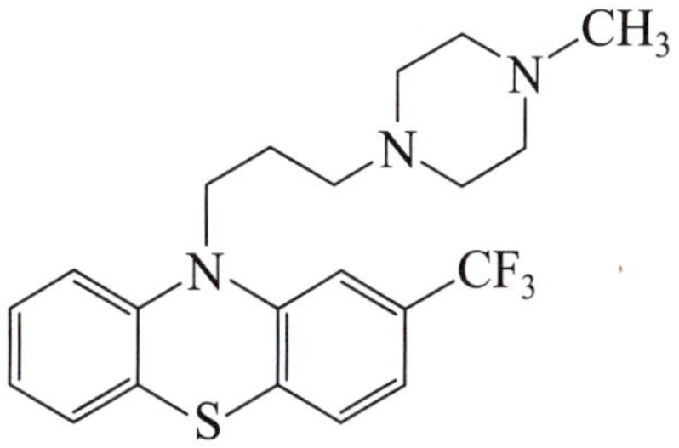

三氟拉嗪

盐酸氯丙嗪 Chlorpromazine Hydrochloride

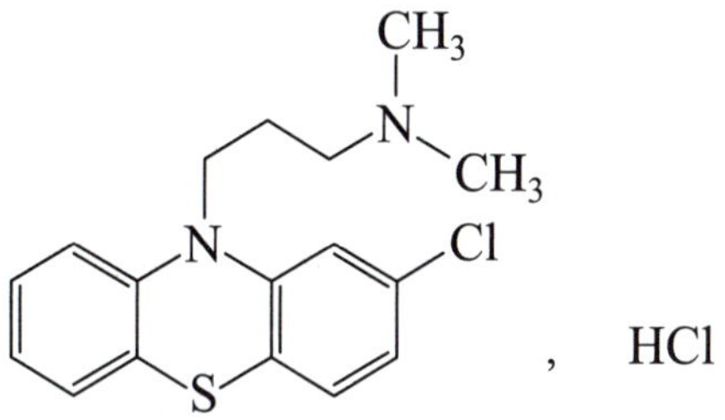

, HCl

化学名为 N,N-二甲基-2-氯-10H-吩噻嗪-10-丙胺盐酸盐。

【性状】本品为白色或乳白色结晶性粉末，有微臭，味极苦；有引湿性；水溶液显酸性；在水、乙醇或三氯甲烷中易溶，在乙醚或苯中不溶；熔点为194~198℃。

【化学性质】本品分子结构中的吩噻嗪环，易被氧化。在空气或日光中放置，渐变为红色。为防止其氧化，在生产注射液时，应充入氮气等惰性气体，调节pH为3.0~5.0，加入对苯二酚、连二亚硫酸钠、亚硫酸氢钠或维生素C等抗氧剂。

本品遇氧化剂会变色。如遇硝酸显红色，渐变为淡黄色；与三氯化铁试液作用，显稳定的红色。

【用途】本品主要用于治疗精神分裂症和躁狂症，大剂量时可用于止吐、低温麻醉及人工冬眠等。

【贮藏】遮光、密封保存。

🔖 考点

盐酸氯丙嗪的结构特点、主要性质及用途。

氟哌啶醇 Haloperidol

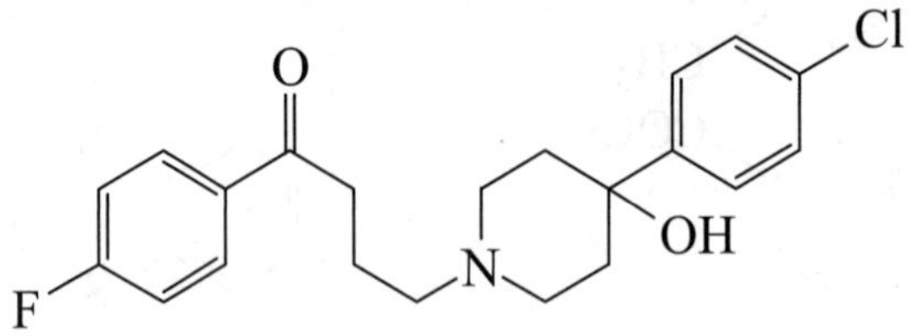

化学名为1-（4-氟苯基）-4-［4-（4-氯苯基）-4-羟基-1-哌啶基］-1-丁酮。

【性状】本品为白色或类白色的结晶性粉末；无臭；在三氯甲烷中溶解，在乙醇中略溶，在乙醚中微溶，在水中几乎不溶；熔点为149~153℃。

【化学性质】本品在室温，避光条件下稳定，可贮藏五年。受光照射后，颜色变深。

在105℃干燥时，发生部分降解，降解产物是哌啶环上的脱水产物。

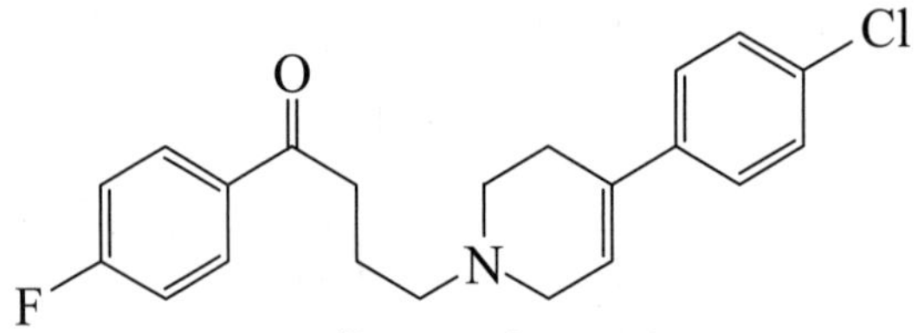

氟哌啶醇脱水物

本品制成片剂时，如辅料中有乳糖，则乳糖不能含有杂质5-羟甲基-2-糠醛。否则，氟哌啶醇可与此杂质加成而变质。

【用途】本品临床用于治疗精神分裂症、躁狂症。

【贮藏】遮光，密封保存。

二、抗抑郁药及抗焦虑药

抑郁症是一种精神性疾病，表现为情绪低落、焦躁，睡眠障碍，有负罪感等，严重者常有自杀倾向。抑郁症的出现可能与脑内去甲肾上腺素（NE）和5-羟色胺（5-HT）浓度的降低有关。

抗抑郁药是指一类主要用来治疗以情绪抑郁为突出症状的精神疾病的精神药物。抗抑郁药按作用机制可分为去甲肾上腺素重摄取抑制剂（如三环类抗抑郁药盐酸丙米嗪、盐酸阿米替林）、单胺氧化酶抑制剂（因毒副作用较大，现已很少使用）、5-羟色胺再摄取抑制剂（如盐酸氟西汀、马来酸氟伏沙明）。

焦虑症，又称为焦虑性神经症，是神经症这一大类疾病中最常见的一种，以焦虑情绪体验为主要特征。可分为慢性焦虑（即广泛性焦虑）和急性焦虑（即惊恐发作）两种形式。主要表现为无明确客观对象的紧张担心、坐立不安，还有自主神经功能失调症状，如心悸、手抖、出汗、尿频等及运动性不安。注意区分正常的焦虑情绪，如焦虑严重程度与客观事实或处境明显不符，或持续时间过长，则可能为病理性的焦虑。

抗焦虑药是一种主要用于缓解焦虑和紧张的药物。以苯二氮䓬类为主，这类药物治疗效果好、安全性大、副作用小、临床应用最为广泛。

盐酸丙米嗪 Imipramine Hydrochloride

化学名为 N, N-二甲基10, 11-二氢 -5H-二苯并［b, f］氮杂䓬 -5-丙胺盐酸盐。

【性状】本品为白色或类白色结晶性粉末，无臭或几乎无臭；易溶于水、乙醇或三氯甲烷，在乙醚中几乎不溶；熔点为170~175℃。

【化学性质】本品遇光渐变色；与硝酸作用显深蓝色。

本品遇碱可析出游离丙米嗪沉淀。

本品与生物碱沉淀试剂反应生成沉淀。

【用途】用于治疗内源性抑郁症、反应性抑郁症及更年期抑郁症。还可用于儿童遗尿症。

【贮藏】遮光，密封保存。

盐酸氟西汀 Fluoxetine Hydrochloride

化学名为 N-甲基 -3-苯基 -3-（4-三氟甲基苯氧基）丙胺盐酸盐。

【性状】本品为白色或类白色结晶性粉末；无臭；在甲醇或乙醇中易溶，在水或三氯甲烷中微溶，在乙醚中不溶；熔点为158~159℃；有一个手性碳原子，具有两个光学异构体，其中 S 异构体的活性比 R 异构体强，临床使用外消旋体。

【化学性质】本品乙醇溶液遇碱可析出游离氟西汀沉淀。

本品的水溶液显氯化物的鉴别反应。

【用途】本品临床用于各型抑郁症，尤适用于器质性疾病伴有的抑郁症状及老年期抑郁症。也用于治疗精神分裂症后抑郁。还用于强迫症、恐惧症、抑郁症的焦虑症状、神经性贪食、减肥及作为戒烟的辅助治疗。

【贮藏】室温、密闭保存。

第四节　中枢兴奋药

中枢兴奋药是提高中枢神经功能的药物，主要用于因药物中毒或严重感染等各种危重疾病所致的呼吸衰竭患者的抢救。随着医疗水平的提高，中枢兴奋药对呼吸衰竭、循环衰竭患者进行救治非首选，该类药的临床应用逐渐减少。但在治疗阿尔茨海默病、大脑康复方面却方兴未艾。

根据药物作用的选择性和用途，中枢兴奋药可分为：①大脑皮层兴奋药，又称精神兴奋药，如咖啡因；②脊髓兴奋药，可对呼吸中枢起兴奋作用，常用于救治呼吸衰竭的患者，如尼可刹米；③促进大脑功能恢复的药物，又称为促智药和老年痴呆治疗药物，用于老年痴呆等疾病的治疗，如吡拉西坦。也可按药物的化学结构类型进行分类：①黄嘌呤类，如咖啡因；②酰胺类，如尼可刹米、吡拉西坦；③其他类，如盐酸甲氯芬酯。

大脑皮层兴奋药和脊髓兴奋药的安全范围大都较窄。随着剂量的增加，作用强度增大，可引起中枢神经系统广泛和强烈的兴奋，导致惊厥，甚至可危及生命。因而在使用本类药物时，要十分注意剂量和观察患者的反应。

一、黄嘌呤类

黄嘌呤类药物结构是由咪唑和嘧啶相骈合的二环化合物，分子结构中含有四个氮原子，典型药物有咖啡因、茶碱和可可碱。它们可以从植物中提取，如茶叶中含有1%～5%的咖啡因和少量的茶碱及可可碱；咖啡豆中主要含有咖啡因；可可豆中含有较多的可可碱及少量的茶碱。但目前主要通过化学合成制得。

咖啡因、茶碱、可可碱的药理作用相似，即兴奋中枢神经系统、兴奋心脏、松弛平滑肌和利尿，但作用强度随结构的差异而有所不同。如中枢兴奋作用的强弱为咖啡因＞茶碱＞可可碱；兴奋心脏、松弛平滑肌及利尿作用的强弱为茶碱＞可可碱＞咖啡因。因此，临床上咖啡因主要用作中枢兴奋药，茶碱主要用作平滑肌松弛药、利尿药及强心药，可可碱现已少用。

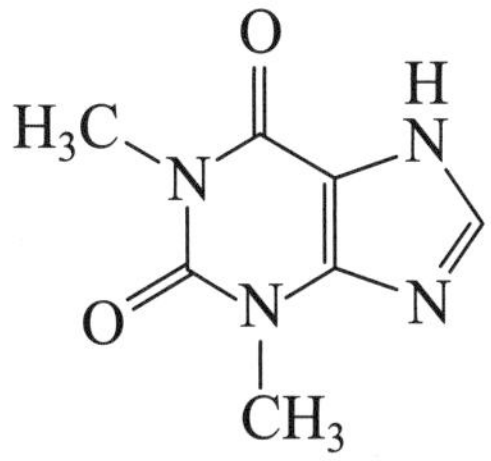

茶碱 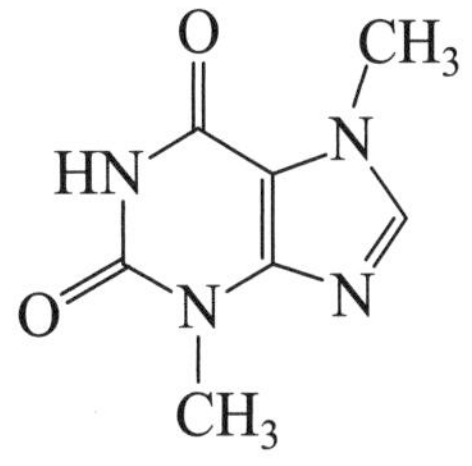　　　　　　　可可碱

黄嘌呤类药物口服吸收好，其结构与体内核酸的成分及代谢产物相似，故毒性较低。

茶碱不溶于水，为了增加其水溶性，可与乙二胺形成碱性盐氨茶碱。氨茶碱水溶液遇到酸或吸收空气中的二氧化碳会析出沉淀，因此使用其注射液时要注意。

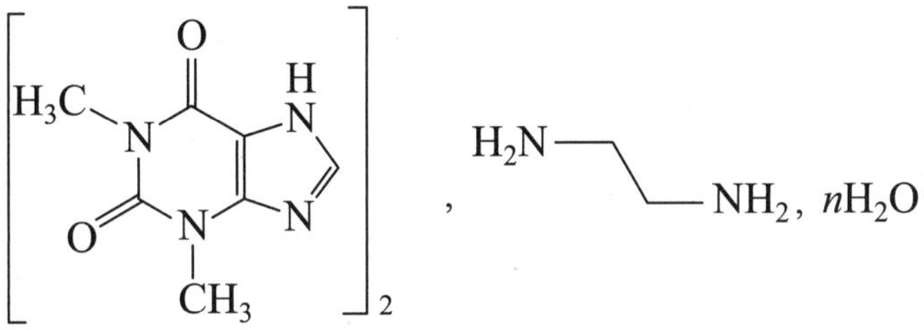

氨茶碱（n=0或n=2）

该药对呼吸道平滑肌有直接松弛作用，作用强且较为持久，临床可用于治疗支气管哮喘和哮喘样支气管炎，急性心功能不全和心力衰竭的哮喘（心源性哮喘）等。

咖啡因 Caffeine

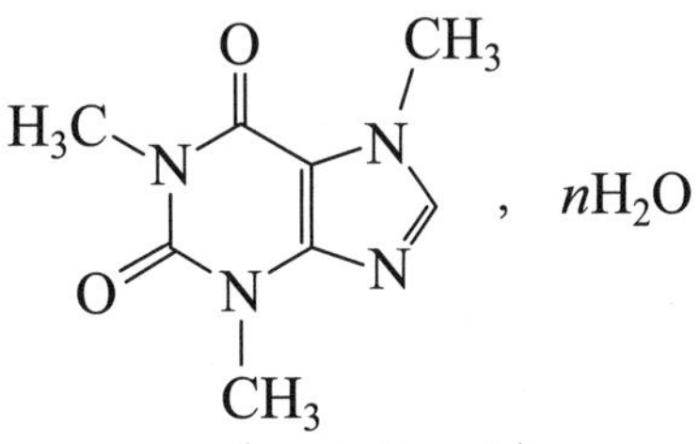

（n=1或n=0）

化学名为1,3,7-三甲基-3,7-二氢-1H-嘌呤-2,6-二酮一水合物或其无水合物。

【性状】本品为白色或带极微黄绿色、有丝光的针状结晶或结晶性粉末；无臭；有风化性；受热时易升华；在热水或三氯甲烷中易溶，在水、乙醇或丙酮中略溶，在乙醚中极微溶解；无水化合物的熔点为235~238℃。

【化学性质】本品可与有机酸或它们的碱金属盐如苯甲酸、苯甲酸钠、枸橼酸钠等形成复盐，增加本品在水中的溶解度。如安钠咖为咖啡因与苯甲酸钠形成的复盐，由于分子间形成氢键及电荷转移复合物，使水溶性增大，常制成注射剂供临床使用。

本品分子中有酰脲结构，对碱不稳定，与碱共热水解生成咖啡啶。

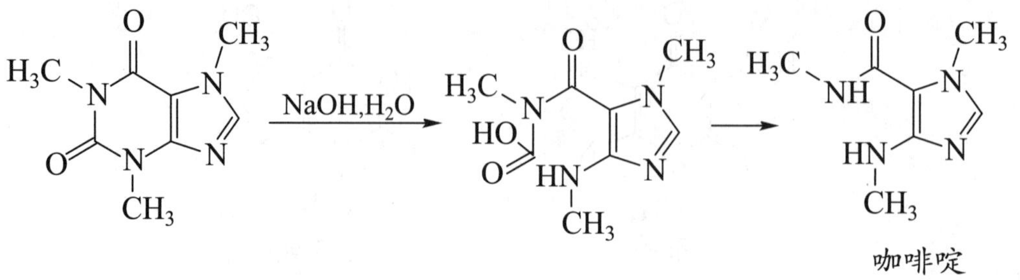

咖啡啶

本品与盐酸、氯酸钾在水浴上加热蒸干，所得残渣遇氨气生成紫色的四甲基紫脲酸铵，再加氢氧化钠试液数滴，紫色消失。此反应称紫脲酸铵反应，是黄嘌呤类生物碱共有的特征鉴别反应。

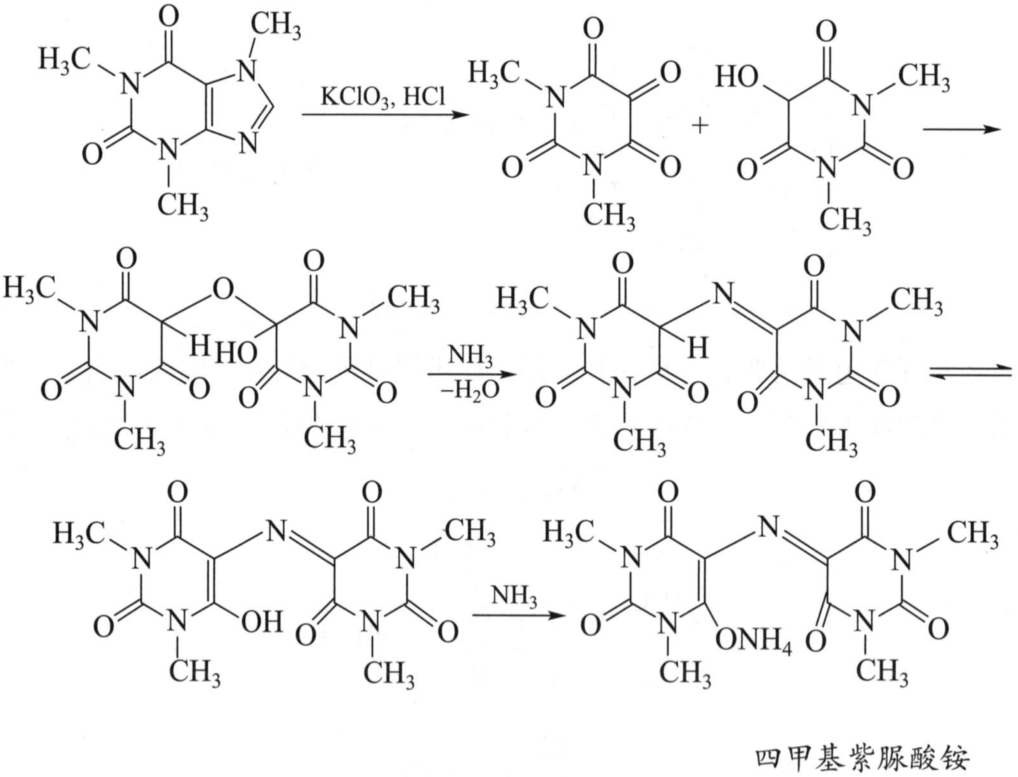

四甲基紫脲酸铵

本品与一般的生物碱沉淀试剂不反应，如与碘化汞钾试液不产生沉淀。但遇鞣酸试液可生成白色沉淀，此沉淀能溶于过量鞣酸试液中。

本品的饱和水溶液加碘试液不产生沉淀，再加稀盐酸，立即生成红棕色沉淀，加入过量的氢氧化钠试液，沉淀又复溶解。

【用途】本品主要用于：①中枢性呼吸及循环功能不全，可使患者保持清醒；②作为小儿多动症注意力不集中时的综合治疗药物；③防治初生儿呼吸暂停或阵发性呼吸困难。

【贮藏】遮光、密封保存。

📋 **考点**

咖啡因的结构特点、主要性质及鉴别方法。

二、酰胺类

香草二乙胺有刺激呼吸中枢的作用，用于中枢性呼吸及循环衰竭、麻醉药、其他中枢抑制药的中毒急救。

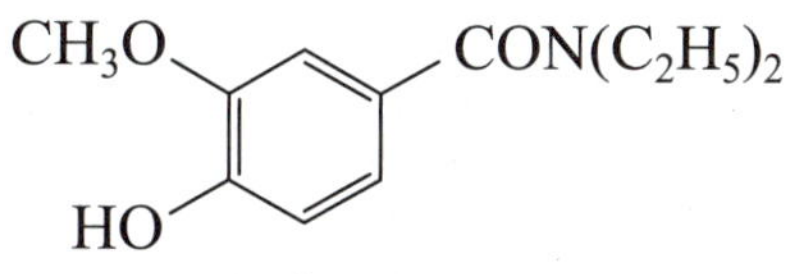

香草二乙胺

吡啶酰胺的呼吸兴奋作用更为突出，其中以尼可刹米的作用最强。

尼可刹米 Nikethamide

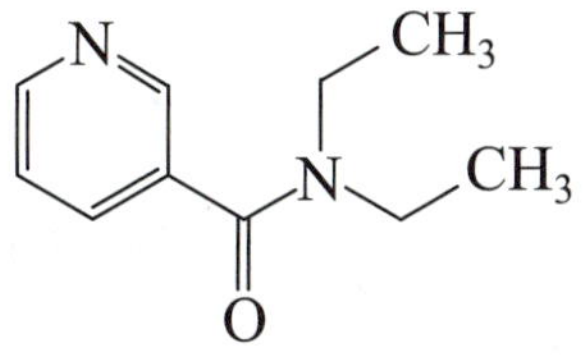

化学名为 *N, N*-二乙基-3-吡啶甲酰胺。

【性状】本品为无色或淡黄色的澄明油状液体，放置冷处，即成结晶；有轻微的特臭，味苦；有引湿性；能与水、乙醇、三氯甲烷或乙醚任意混合；在25℃时，相对密度为1.058~1.066，折光率为1.522~1.524；凝点为22~24℃。

【化学性质】本品比较稳定，如在pH 3~7.5时，25%尼可刹米水溶液经高压灭菌或存放一年，水解甚少。若与氢氧化钠试液共热，即可水解，产生二乙胺的臭气，能使湿润的红色石蕊试纸变蓝。

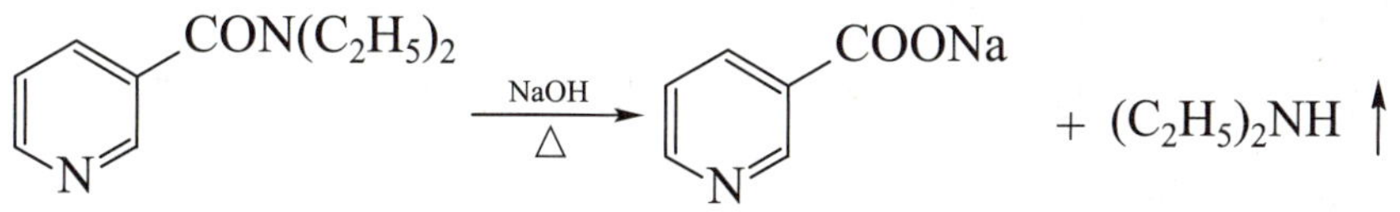

本品水溶液加溴化氰试液与苯胺试液，摇匀，溶液渐显黄色。

本品水溶液加硫酸铜试液与硫氰酸铵试液，即生成草绿色沉淀。

本品水溶液加硫酸铜试液生成深蓝色沉淀。

本品与碱性碘化汞钾试液产生沉淀。

【用途】本品临床主要用于疾病或中枢抑制药中毒引起的呼吸及循环衰竭。

【贮藏】遮光，密封保存。

三、其他类

哌啶类的洛贝林是从山梗菜中提取的生物碱，现已人工合成。临床用于新生儿窒息、一氧化碳引起的窒息、吸入麻醉剂及其他中枢抑制药（如阿片类、巴比妥类）的中毒及肺炎、白喉等传染病引起的呼吸衰竭。

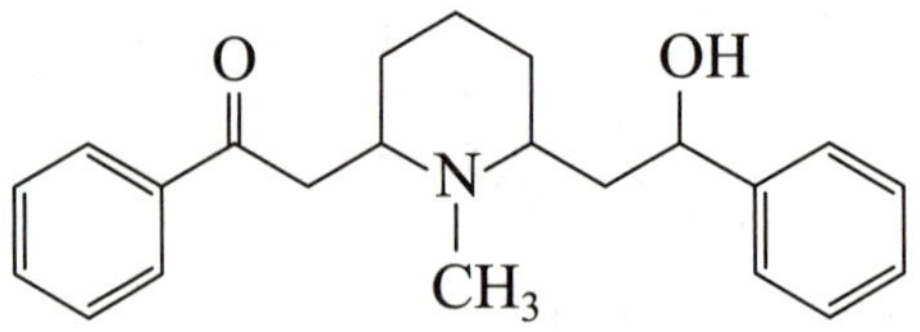

洛贝林

苯氧乙酸酯类的甲氯芬酯由对氯苯氧乙酸与二甲氨基乙醇进行酯化反应制得，临床上用其盐酸盐。

盐酸甲氯芬酯 Meclofenoxate Hydrochloride

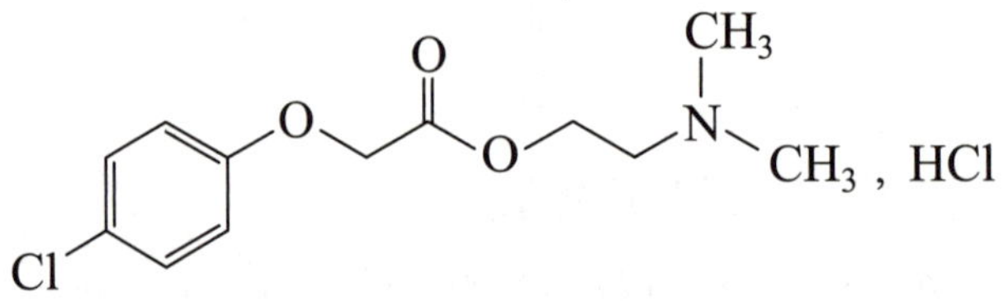

化学名为2-（二甲基氨基）乙基对氯苯氧基乙酸酯盐酸盐。

【性状】本品为白色结晶性粉末；略有特异臭；在水中极易溶解，在三氯甲烷中溶解，在乙醚中几乎不溶；熔点为137~142℃。

【化学性质】本品分子中有酯键，易水解。

本品加枸橼酸醋酐试液，加热，渐显深紫红色。

本品滴加碱性试液会析出白色沉淀。

【用途】本品临床主要用于外伤性昏迷、儿童遗尿症、意识障碍、老年性精神症、各种痴呆、酒精中毒等。

【贮藏】遮光，密封保存。

第五节　镇痛药

疼痛是许多疾病的一种常见症状，它跟实质的和潜在的组织损伤有关，兼有生理和心理的因素。在很多情况下都需要对患者进行镇痛的治疗。现常用于镇痛的药物有两大类：一类是抑制前列腺素生物合成的解热镇痛药，通常用于外周的钝痛；另一类是本节介绍的与阿片受体作用的镇痛药，简称镇痛药。

镇痛药是作用于中枢神经系统，选择性地消除或减轻疼痛的药物。该类药可导致呼吸抑制，有成瘾性，易滥用，因而应用受到限制。我国对镇痛药进行了严格的监管。

镇痛药按结构和来源可分为吗啡生物碱、吗啡的半合成衍生物和吗啡的全合成代用品三类。

一、吗啡生物碱

鸦片（opium），又叫阿片，俗称大烟，源于罂粟植物蒴果，含有20多种生物碱。其中吗啡含量最高，大概10%左右。1806年首次将吗啡从鸦片中分离出来，1847年推导出其分子式为$C_{17}H_{19}NO_3$，1925年正式确定其结构式，1952年人工全合成，1955年确定了吗啡的绝对构型。20世纪70年代后，逐渐揭示出其作用机制。

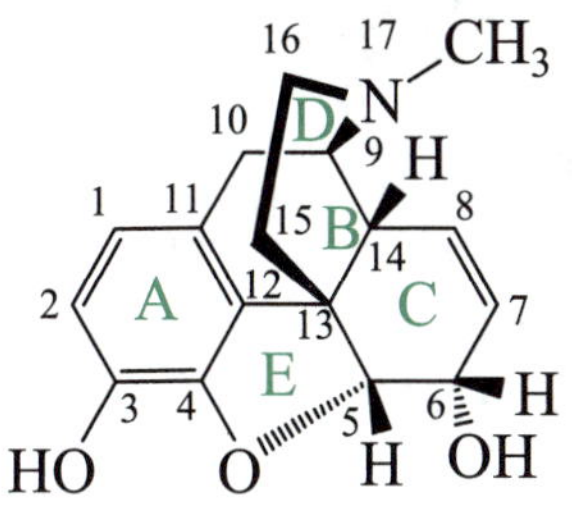

吗啡

吗啡的结构是由五个环稠合而成，含有部分氢化菲环（A、B、C）、哌啶环（D）。环上有五个手性碳原子，构型分别为5R、6S、9R、13S和14R，天然存在的吗啡为左旋体。B/C环呈顺式，C/D环呈反式，C/E环呈顺式。C-5、C-6、C-14上的氢均与乙胺链呈顺式,C-4、C-5的氧桥与C-9、C-13的乙胺链为反式。整个分子呈三维的"T"形,环A、B和E构成"T"形的垂直部分,环C、D为其水平部分。吗啡的镇痛作用与分子的构型有密切关系,化学合成的吗啡右旋体,无镇痛及其他生理活性。

盐酸吗啡 Morphine Hydrochloride

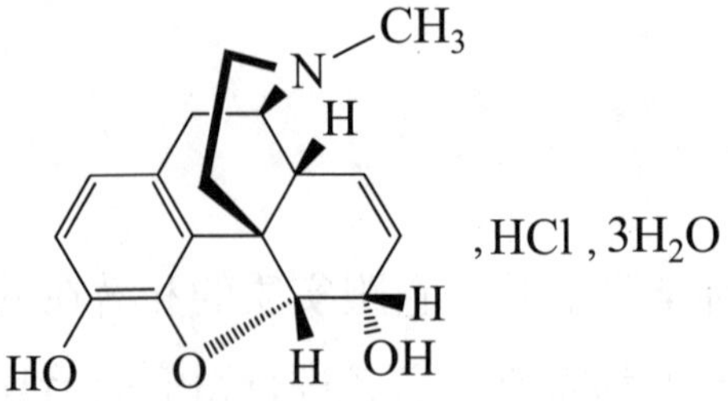

，HCl，$3H_2O$

化学名为17-甲基-4,5α-环氧-7,8-二脱氢吗啡喃-3,6α-二醇盐酸盐三水合物。

【性状】本品为白色、有丝光的针状结晶或结晶性粉末;无臭;在水中溶解,在乙醇中略溶,在三氯甲烷中几乎不溶;有五个手性碳,药用为左旋体,比旋度为-110.0°~-115.0°(2%水溶液)。

【化学性质】本品有酚羟基,在光照下能被空气氧化变色,生成伪吗啡(又称双吗啡)和N-氧化吗啡。其中伪吗啡的毒性较大,故本品应遮光,密闭保存。

本品水溶液在酸性条件下稳定,pH为4时最稳定,在中性或碱性溶液中易被氧化。故配制吗啡注射液时,应调整pH为3~5,充入氮气来排走注射瓶里的空气,使其保持稳定。

本品的游离体吗啡分子结构中既有酸性的酚羟基,又有碱性的叔胺,为酸碱两性药物。

本品在酸性溶液中加热,可脱水并进行分子重排,生成阿扑吗啡。

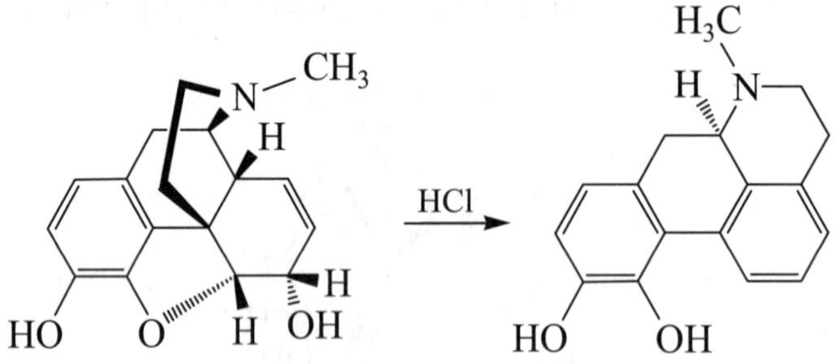

吗啡　　　　　　　　　阿扑吗啡

本品有多种颜色反应可作鉴别,如本品水溶液与甲醛硫酸试液,即显紫堇色;与三氯化铁试液,即显蓝色;与钼硫酸试液即显紫色,继变为蓝色,最后变为棕绿色;与稀铁氰化钾试液,即显蓝绿色。

本品的水溶液显氯化物鉴别反应。

【用途】本品为强效镇痛药，适用于其他镇痛药无效的急性锐痛，如严重创伤、烧伤、晚期癌症等疼痛。

【贮藏】遮光，密闭保存。

● 考点 ··

盐酸吗啡的结构特点、主要性质及鉴别方法。

二、吗啡的半合成衍生物

吗啡的镇痛作用强，但会产生镇静、欣快、呼吸抑制、恶心、呕吐等不良反应，连续使用易产生耐受性和成瘾性。所以有人对吗啡进行化学结构改造，希望得到无成瘾性、无呼吸抑制等副作用，而且比吗啡更好的药物。

吗啡在酸性溶液中，可脱水并进行分子重排反应，生成阿扑吗啡。阿扑吗啡可兴奋中枢的呕吐中心，临床上用作催吐剂。

盐酸阿扑吗啡 Apomorphine Hydrochloride

化学名为（R）-6-甲基-5, 6, 6α, 7-四氢-4H-二苯并［de, g］喹啉-10, 11-二酚盐酸盐半水合物。

【性状】本品为白色或灰白色有闪光的结晶或结晶性粉末；无臭；在热水中溶解，在水或乙醇中略溶，在三氯甲烷或乙醚中极微溶解。

【化学性质】本品具有邻二酚羟基结构，极易被氧化，在空气或日光中渐变绿色。

本品加稀硝酸试液，被氧化生成暗紫红色。

本品水溶液加碳酸氢钠试液，即生成白色或绿白色沉淀；再加碘试液，渐变为翠绿色；加乙醚，静置分层后，乙醚层显深宝石红色，水层显绿色。

本品的水溶液显氯化物的鉴别反应。

【用途】本品为中枢性催吐药。临床上主要用于抢救意外中毒及不能洗胃的患者。

【贮藏】遮光，密封保存。

三、吗啡的全合成代用品

由于吗啡及其半合成衍生物的天然来源有限，而人工合成工艺相对复杂，成本高。所以研究人员对吗啡分子进行结构改造，简化了结构，得到了可以工业生产的合成镇痛药。

盐酸哌替啶 Pethidine Hydrochloride

化学名为1-甲基-4-苯基-4-哌啶甲酸乙酯盐酸盐。

【性状】本品为白色结晶性粉末；无臭或几乎无臭；在水或乙醇中易溶，在三氯甲烷中可溶解，在乙醚中几乎不溶；熔点为186~190℃；水溶液显酸性。

【化学性质】本品水溶液加碳酸钠试液，会析出游离的哌替啶，为油状物。

本品结构中虽含有酯键，但由于苯环的空间位阻影响，比一般酯稳定。水溶液在pH为4时最稳定，短时间煮沸也不水解。但在酸催化下易水解。

本品含有叔胺结构，加乙醇溶解后，加三硝基苯酚试液，生成黄色结晶性沉淀。

本品与甲醛硫酸试液反应，显橙红色（盐酸吗啡显紫堇色）。

本品显氯化物的鉴别反应。

【用途】本品为强效镇痛药，适用于各种剧痛，如创伤性疼痛、手术后疼痛等。

【贮藏】密封保存。

🔗 **知识链接**

空间位阻

空间位阻主要指分子中某些原子或基团彼此接近而引起的空间阻碍作用。哌替啶的酯键比一般酯键稳定，这是由于酯键邻位上的苯环占据了较大的空间位置，阻碍了试剂水对羧基碳原子的进攻，减慢水解速度。

盐酸美沙酮 Methadone Hydrochloride

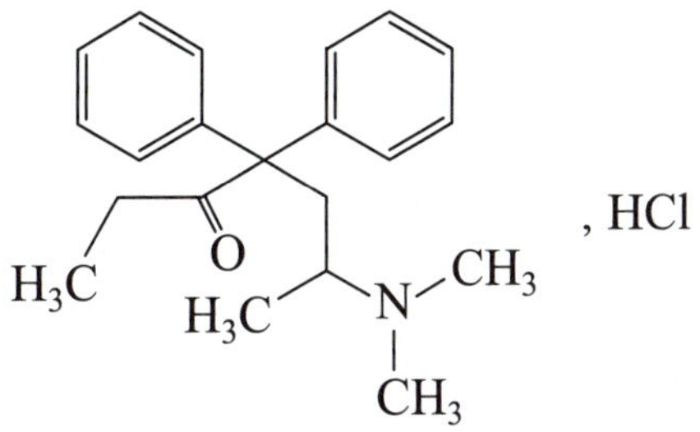

化学名为4,4-二苯基-6-（二甲氨基）-3-庚酮盐酸盐。

【性状】本品为无色结晶或白色结晶性粉末；无臭；在乙醇或三氯甲烷中易溶，在水中溶解，在乙醚中几乎不溶；熔点为230~234℃；水溶液显酸性；本品分子中有一个手性碳原子，具有旋光性，其左旋体镇痛活性大于右旋体，临床常用其外消旋体。

【化学性质】本品水溶液加入过量氢氧化钠试液，会析出游离美沙酮沉淀。

本品水溶液可与生物碱沉淀试剂反应，如与苦味酸产生沉淀。与具有磺酸基的甲基橙试液作用，生成黄色复盐沉淀。

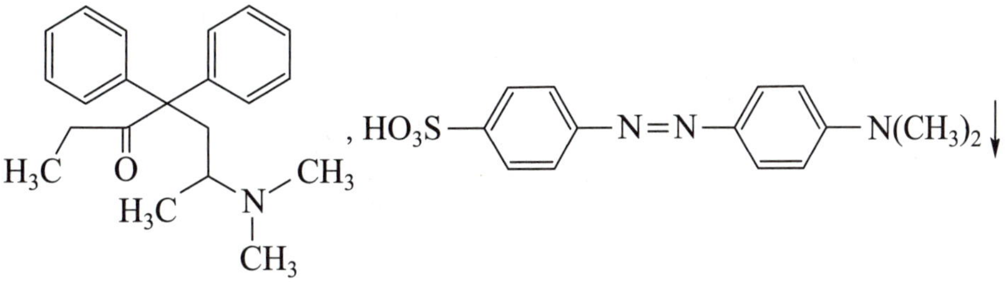

本品显氯化物的鉴别反应。

【用途】本品临床主要用于治疗海洛因依赖脱毒和替代维持治疗。

【贮藏】密封保存。

▶ 课程思政

镇静催眠药、镇痛药相关的法律法规

大多数镇静催眠药都属于精神药品，大多数镇痛药都属于麻醉药品。其种植、实验研究、生产、经营、使用、储存、运输等环节均须遵守《中华人民共和国药品管理法》《麻醉药品和精神药品管理条例》《麻醉药品和精神药品生产管理办法（试行）》《麻醉药品和精神药品经营管理办法（试行）》《麻醉药品和精神药品运输管理办法》《医疗机构麻醉药品、第一类精神药品管理规定》《处方管理办法》等一系列法律法规。

启示

每一个药学工作者必须熟悉并遵守药学相关的法律法规。

第六节　神经退行性疾病治疗药

神经退行性疾病是由神经元和/或其髓鞘的丧失所致，随着时间的推移而恶化，出现功能障碍。主要疾病包括帕金森病、阿尔茨海默病、亨廷顿病、肌萎缩侧索硬化症等。本节仅讨论与阿尔茨海默病和帕金森病有关的药物。

一、抗阿尔茨海默病药

阿尔茨海默病（Alzheimer's disease，AD）又称原性痴呆，是一种与年龄高度相关、以进行性认知功能减退和记忆损害为主的中枢神经系统退行性疾病。表现为记忆力、判断力、抽象思维等一般智力的丧失，但视力、运动能力等不受影响。本病最早由德国精神神经病学家阿尔茨海默于1906年首次报告，1910年以他的名字命名。本病发病人群以65岁以上的老年人为主，病因尚不完全明确。目前主要采用作用于神经递质的药物进行治疗，只能改善症状，尚不能治愈。

盐酸多奈哌齐 Donepezil Hydrochloride

化学名为（±）-2-[（1-苄基-4-哌啶基）甲基]-5,6-二甲氧基-1-茚酮盐酸盐。

【性状】本品为白色或类白色结晶性粉末；在三氯甲烷中易溶，在水中溶解，在乙醇中略溶，在盐酸溶液中略溶；熔点为211～212℃，熔融时同时分解；水溶液显酸性；有一个手性碳，故有两个光学异构体。

【化学性质】本品水溶液加碳酸氢钠试液，即生成白色沉淀。

本品显氯化物的鉴别反应。

【用途】本品临床用于轻度或中度阿尔茨海默型痴呆症状的治疗。

【贮藏】遮光，密封，阴凉处保存。

二、抗帕金森病药

帕金森病（Parkinson disease，PD）又称震颤麻痹，常见于中老年人。临床主要症状为静止性震颤、肌肉强直、运动迟缓和共济失调。目前认为该病与患者黑质-纹状体通路多巴胺神经元变性受损，纹状体内多巴胺含量降低，导致胆碱能神经功能相对占优势有关。因此可以通过补充脑内多巴胺和阻断胆碱受体来进行治疗。抗帕金森病药主要包括拟多巴胺类药和抗胆碱药。

左旋多巴 Levodopa

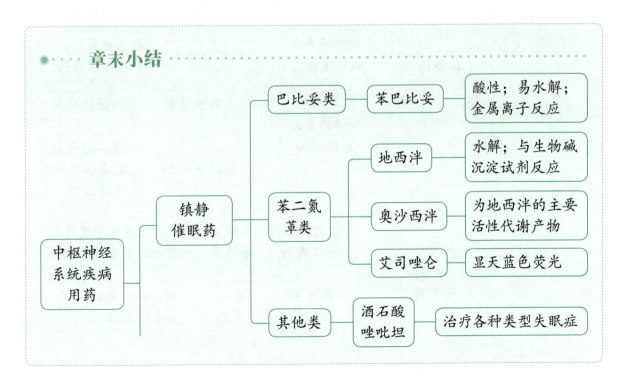

化学名为（−）−3−（3,4−二羟基苯基）−L−丙氨酸。

【性状】本品为白色或类白色的结晶性粉末；无臭；在水中微溶，在乙醇、三氯甲烷或乙醚中不溶，在稀酸中易溶；熔点为276~278℃；本品分子中有一个手性碳原子，具有旋光性，其左旋体活性大于右旋体，临床用其左旋体，比旋度为−159°~−168°。

【化学性质】本品分子中含有邻二酚羟基，遇空气中的氧或其他氧化剂、日光、热、微量金属离子均能使其氧化变色。

本品的盐酸溶液加三氯化铁试液，显绿色。此溶液分两半，一半加过量的稀氨试液，即显紫色；另一半加过量的氢氧化钠试液，即显红色。

本品水溶液加茚三酮试液，水浴中加热，溶液渐显紫色。

【用途】本品临床用于帕金森病及帕金森综合征。

【贮藏】遮光，密封保存。

●···· 章末小结

```
                                                              ┌ 酸性；易水解；
                                    ┌ 巴比妥类 ─── 苯巴比妥 ─── 金属离子反应
                                    │
                                    │                          ┌ 水解；与生物碱
                                    │              ┌ 地西泮 ─── 沉淀试剂反应
                                    │              │
                    ┌ 镇静    ───── 苯二氮     ┌ 奥沙西泮 ─── 为地西泮的主要
         中枢神经    │  催眠药        䓬类    ─┤              活性代谢产物
         系统疾病  ─┤                           │
         用药       │                           └ 艾司唑仑 ─── 显天蓝色荧光
                    │
                    └ 其他类 ─── 酒石酸 ─── 治疗各种类型失眠症
                                  唑吡坦
```

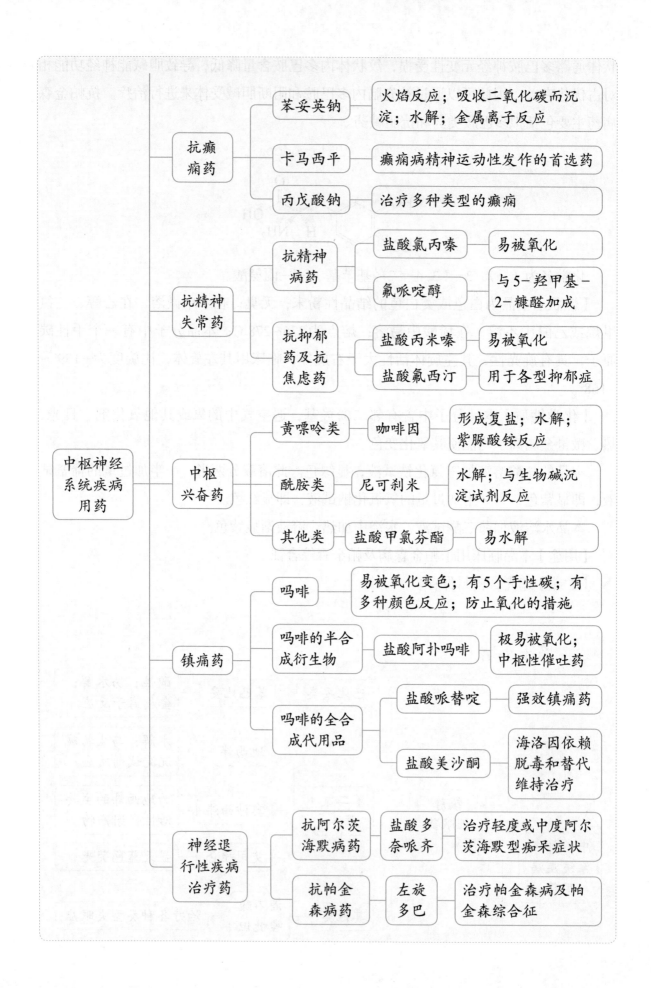

抗癫痫药 ─┬─ 苯妥英钠 ── 火焰反应；吸收二氧化碳而沉淀；水解；金属离子反应
　　　　　├─ 卡马西平 ── 癫痫病精神运动性发作的首选药
　　　　　└─ 丙戊酸钠 ── 治疗多种类型的癫痫

抗精神失常药 ─┬─ 抗精神病药 ─┬─ 盐酸氯丙嗪 ── 易被氧化
　　　　　　　　　　　　　　　└─ 氟哌啶醇 ── 与5-羟甲基-2-糠醛加成
　　　　　　　└─ 抗抑郁药及抗焦虑药 ─┬─ 盐酸丙米嗪 ── 易被氧化
　　　　　　　　　　　　　　　　　　　└─ 盐酸氟西汀 ── 用于各型抑郁症

中枢兴奋药 ─┬─ 黄嘌呤类 ── 咖啡因 ── 形成复盐；水解；紫脲酸铵反应
　　　　　　├─ 酰胺类 ── 尼可刹米 ── 水解；与生物碱沉淀试剂反应
　　　　　　└─ 其他类 ── 盐酸甲氯芬酯 ── 易水解

镇痛药 ─┬─ 吗啡 ── 易被氧化变色；有5个手性碳；有多种颜色反应；防止氧化的措施
　　　　├─ 吗啡的半合成衍生物 ── 盐酸阿扑吗啡 ── 极易被氧化；中枢性催吐药
　　　　└─ 吗啡的全合成代用品 ─┬─ 盐酸哌替啶 ── 强效镇痛药
　　　　　　　　　　　　　　　　└─ 盐酸美沙酮 ── 海洛因依赖脱毒和替代维持治疗

神经退行性疾病治疗药 ─┬─ 抗阿尔茨海默病药 ── 盐酸多奈哌齐 ── 治疗轻度或中度阿尔茨海默型痴呆症状
　　　　　　　　　　　　└─ 抗帕金森病药 ── 左旋多巴 ── 治疗帕金森病及帕金森综合征

中枢神经系统疾病用药

思考题

1. 苯巴比妥为什么显酸性？

2. 苯妥英钠水溶液置露空气中，为什么会析出沉淀？

3. 如何防止盐酸氯丙嗪注射液变质？

4. 如何鉴别咖啡因？

5. 盐酸吗啡稳定吗？为什么？

（蔡卓星）

第四章
外周神经系统疾病用药

学习目标

- **掌握** 硝酸毛果芸香碱、硫酸阿托品、溴新斯的明、肾上腺素、盐酸麻黄碱、盐酸异丙肾上腺素的化学性质和贮藏。
- **熟悉** 碘解磷定、氢溴酸山莨菪碱、重酒石酸去甲肾上腺素、盐酸多巴胺、盐酸普萘洛尔、盐酸哌唑嗪、甲磺酸酚妥拉明的化学性质和贮藏；熟悉肾上腺素受体激动剂和肾上腺素受体拮抗剂的分类及代表药物。
- **了解** 拟胆碱药和抗胆碱药的分类、结构类型。
- 树立安全用药的理念，培养学生指导患者合理用药的能力和爱岗敬业的精神，学会利用该类药物的理化性质解决药物的调剂、贮藏保管及临床使用等实际问题。

情境导入

情境描述：

　　张奶奶在整理自家常用药品时发现一瓶毛果芸香碱滴眼液，该药品的说明书和外包装均已丢失，张奶奶不知道该药品是否可以继续使用，于是向就读于某职业学校药剂专业的小李求助。小李根据在学校所学的知识，对毛果芸香碱滴眼液进行了观察，并给张奶奶进行了分析。

学前导语：

　　毛果芸香碱属于胆碱受体激动剂，其滴眼液对闭角型青光眼有显著的治疗效果。本品分子中的内酯环不稳定，易水解生成无活性的毛果芸香酸。通过对本章的学习，掌握作用于胆碱能神经和作用于肾上腺素能神经系统药物的化学结构和基本使用技能。

外周神经系统包括传入神经系统和传出神经系统。目前临床使用的外周神经系统药物大部分作用于传出神经系统，传出神经系统根据末梢释放的神经递质不同分为胆碱能神经和肾上腺素能神经。按照药理作用的不同，将影响传出神经系统的药物分为影响胆碱能神经系统药物和影响肾上腺素能神经系统药物。

第一节　作用于胆碱能神经的药物

机体中的胆碱能神经兴奋时，其末梢释放神经递质乙酰胆碱（acetylcholine，Ach）。神经冲动使乙酰胆碱释放并作用于突触后膜上的乙酰胆碱受体，产生一系列的生理反应。胆碱受体分为毒蕈碱型受体（简称M受体）和烟碱型受体（简称N受体）两类。M受体兴奋时，表现为M样作用：瞳孔缩小、腺体分泌增加（唾液腺、汗腺、泪腺）、心脏抑制（传导减慢、心率减慢、心肌收缩力减弱）、血管舒张、支气管及胃肠道平滑肌收缩等。N受体兴奋时，表现为N样作用：神经节兴奋、肾上腺髓质分泌增加、骨骼肌收缩等。

影响胆碱能神经系统的药物，包括拟胆碱药和抗胆碱药。

一、拟胆碱药

拟胆碱药（cholinomimetics）是一类作用与乙酰胆碱相似的药物。根据作用机制的不同，可分为直接作用于胆碱受体的胆碱受体激动剂和通过抑制内源性乙酰胆碱的水解反应而发挥间接作用的乙酰胆碱酯酶抑制剂两种类型。临床上拟胆碱药主要用于手术后腹气胀、尿潴留；降低眼压，治疗青光眼；缓解肌无力；治疗阿尔茨海默病及其他老年性痴呆；大部分胆碱受体激动剂还具有吗啡样镇痛作用，可用于镇吐；具有N样作用的拟胆碱药还可缓解帕金森病等。

（一）胆碱受体激动剂

胆碱受体激动剂分为M受体激动剂（毛果芸香碱）和N受体激动剂（烟碱）。临床使用的天然生物碱类M受体激动剂主要是从芸香科植物毛果芸香叶子中分离出的毛果芸香碱，虽然结构与乙酰胆碱有较大的差别，但具有M受体激动作用。

硝酸毛果芸香碱 Pilocarpine Nitrate

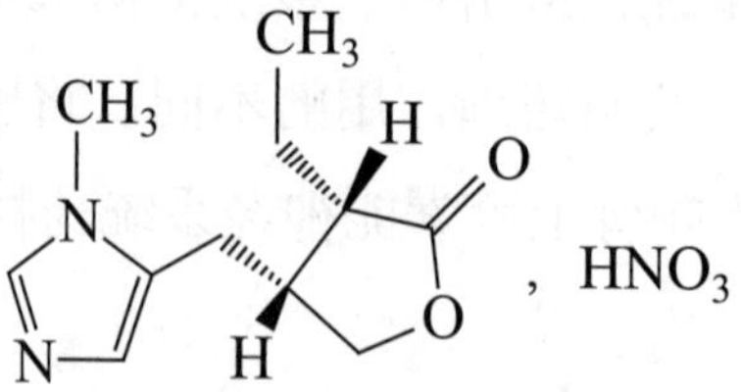

化学名为4-［（1-甲基-1*H*-咪唑-5-基）甲基］-3-乙基二氢-2（3*H*）-呋喃酮硝酸盐。

【性状】本品为无色结晶或白色结晶性粉末；无臭，遇光易变质。熔点为174～178℃，熔融时同时溶解。在水中易溶，在乙醇中微溶，在三氯甲烷或乙醚中不溶。比旋度为+80°～+83°。

【化学性质】本品分子中咪唑环上的两个氮原子显碱性，遇硝酸、盐酸等可生成盐，药用其硝酸盐。

本品分子中具有羧酸内酯环，在碱性条件下易水解生成无活性的毛果芸香酸钠而溶解。pH 4.0～5.5时较稳定。

本品为顺式结构，受热或碱性条件下C-3位可发生差向异构化，生成较稳定的异毛果芸香碱。后者的生理活性仅为毛果芸香碱的1/20～1/6。

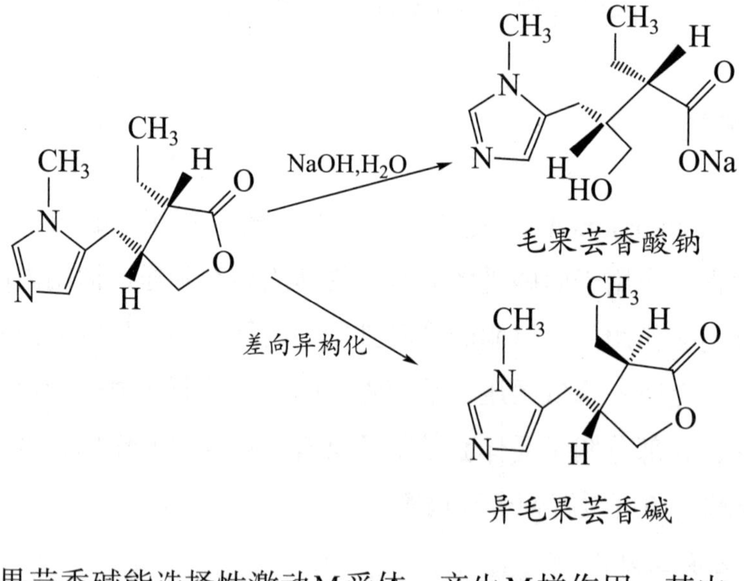

【用途】毛果芸香碱能选择性激动M受体，产生M样作用。其中，对眼和腺体的作用最明显，具有缩瞳、降低眼压、调节痉挛、兴奋汗腺和唾液腺分泌的作用。临床主要用于治疗原发性青光眼。

【贮藏】遮光，密闭保存。

（二）胆碱酯酶抑制剂及胆碱酯酶复活药

乙酰胆碱酯酶抑制剂（acetylcholinesterase inhibitors，AChEI）又称为抗胆碱酯酶药，通过抑制乙酰胆碱酯酶（acetylcholinesterase，AChE）的活性，使突触的乙酰胆碱浓度升高，增强并延长乙酰胆碱的作用。抗胆碱酯酶药按其与乙酰胆碱的结合程度不同，分为可逆性胆碱酯酶抑制剂和不可逆性胆碱酯酶抑制剂。

1. 可逆性胆碱酯酶抑制剂　可逆性胆碱酯酶抑制剂能与乙酰胆碱竞争胆碱酯酶的活性中心，使胆碱酯酶暂时失活，但因其与胆碱酯酶以非共价键结合，这种结合不牢固，经过一段时间后，胆碱酯酶可恢复活性。

毒扁豆碱是西非出产的毒扁豆中提取的一种生物碱，是最早用于临床的可逆性胆碱酯酶抑制剂，曾用于青光眼的治疗。但因作用选择性低，毒性较大，现已少用。

对毒扁豆碱的结构进行改造，用芳香胺代替三环结构，引入季铵离子，既可增强与胆碱酯酶的结合，又可降低中枢作用。用 *N, N*－二甲基氨基甲酸酯代替更易水解的 *N*－甲基氨基甲酸酯，因此找到了疗效更好的溴新斯的明及其类似物溴吡斯的明等抗胆碱酯酶药。

溴新斯的明 Neostigmine Bromide

$$\text{H}_3\text{C} \underset{\text{H}_3\text{C}}{\overset{\text{CH}_3}{\text{N}^+}} \text{—} \underset{}{\bigcirc} \text{—O—C(=O)—N} \overset{\text{CH}_3}{\underset{\text{CH}_3}{}} \quad \text{Br}^-$$

化学名为溴化 –*N, N, N*－三甲基 –3–［（二甲氨基）甲酰氧基］苯铵。

【性状】 本品为白色结晶性粉末；无臭，味苦。在水中极易溶解，在乙醇或三氯甲烷中易溶，在乙醚中几乎不溶。熔点为171~176℃，熔融时同时分解。

【化学性质】 本品属于季铵碱，碱性较强，可与一元酸形成稳定的盐。本品具有氨基甲酸酯结构，在碱性溶液中不稳定，其氢氧化钠溶液加热水解生成间二甲氨基苯酚钠。间二甲氨基苯酚钠与重氮苯磺酸试剂发生偶合反应，生成红色的偶氮化合物。

本品为溴化物，与硝酸银试液反应，可生成淡黄色凝乳状沉淀，此沉淀微溶于氨试液，而不溶于硝酸。

【用途】 本品具有兴奋骨骼肌的作用。临床常用的溴新斯的明供口服，甲硫酸新斯的明供静脉注射用，主要用于重症肌无力，术后腹部的腹气胀和尿潴留，并可对抗筒箭毒碱等竞争型肌松药的过量中毒。

【贮藏】密封保存。

📖 **考点**

溴新斯的明的季铵碱结构、性质和用途。

2. **不可逆性胆碱酯酶抑制剂及胆碱酯酶复活药**　不可逆性胆碱酯酶抑制剂通过共价键与胆碱酯酶牢固结合，形成的复合物难以水解，造成酶活性的不可逆抑制，使体内乙酰胆碱堆积，产生一系列中毒症状，在临床上无使用价值。如有机磷酸酯类农药和含磷的化学毒剂等。

胆碱酯酶复活药能水解磷酸酯键，使体内失活的胆碱酯酶恢复活性。其中碘解磷定及其衍生物就是很好的胆碱酯酶复活剂、特效的有机磷解毒剂。

碘解磷定 Pralidoxime Iodide

化学名为1-甲基-2-吡啶甲醛肟碘化物。

【性状】本品为黄色颗粒状结晶或结晶性粉末；无臭，味苦；遇光易变质。在水或热乙醇中溶解，在乙醇中微溶，在乙醚中不溶。熔点为220~227℃，熔融时同时分解。

【化学性质】本品水溶液在pH 4~5时较稳定，在酸性（pH<4）或碱性溶液中肟基分解，生成多种分解产物。酸性条件下水解生成对应的醛类化合物和羟胺而失效；碱性条件下脱水生成腈化物，进一步水解出极毒的氰离子。

本品见光或久贮可缓慢氧化释放出游离的碘，使颜色变黄而不能药用。为了防止碘的析出，其注射液常加5%葡萄糖溶液作稳定剂。

【用途】本品用于有机磷酸酯类中毒的解救。

【贮藏】遮光，密封保存。

二、抗胆碱药

抗胆碱药是能抑制乙酰胆碱的生物合成或释放，或者与胆碱受体结合，阻断乙酰胆碱与受体的结合而产生抗胆碱作用的胆碱受体拮抗剂，按照药物的作用部位及对胆碱受体选择性的不同，抗胆碱药通常分为M受体拮抗剂和N受体拮抗剂。

（一）M受体拮抗剂

M受体拮抗剂能可逆性地拮抗M受体，具有松弛内脏平滑肌、解除痉挛、抑制腺体分泌、扩大瞳孔、松弛支气管和胃肠道平滑肌等作用。这类药物主要用于胃肠道痉挛，如胃痛、肠绞痛和肾绞痛等。

知识链接

颠茄生物碱是一类从茄科植物颠茄、曼陀罗、莨菪、东莨菪和唐古特莨菪等中提取的生物碱，在临床上常用的主要有阿托品、山莨菪碱、东莨菪碱等。这些药物的结构均属于酯类，其中氨基醇部分均含有基本骨架托烷，也称莨菪烷。药物分子结构中的6、7位之间的氧桥及6位或莨菪酸α位羟基的存在与否，对药物的中枢作用有很大影响，氧桥的存在增加分子的亲脂性，使中枢作用增强，而羟基的存在使中枢作用减弱。因此，几种药物的中枢作用顺序为东莨菪碱＞阿托品＞山莨菪碱。

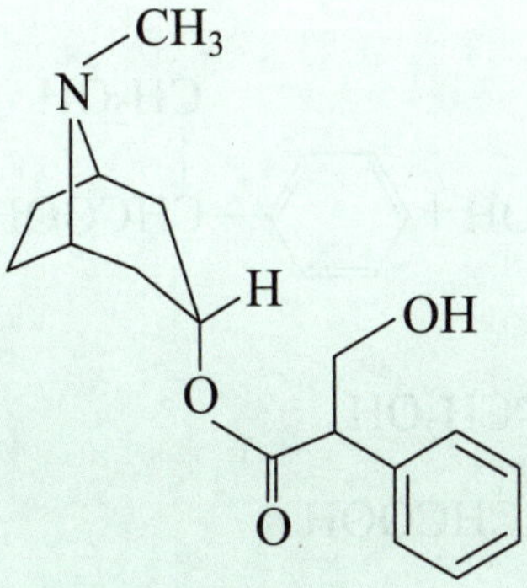

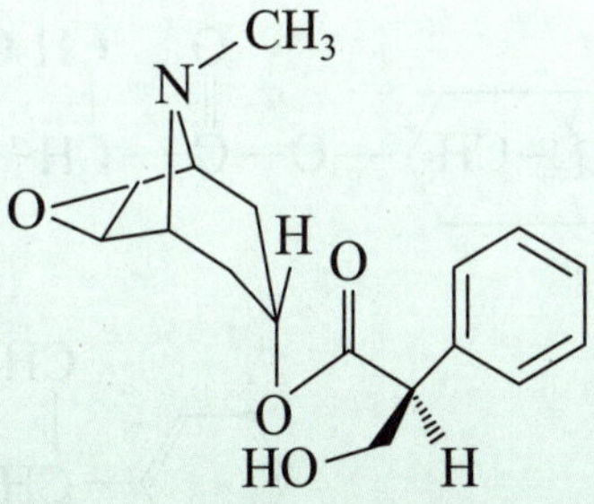

阿托品 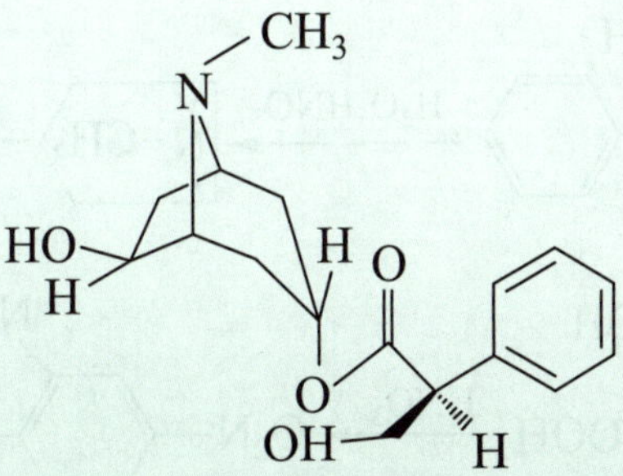　　　　　　　　山莨菪碱　　　　　　　　东莨菪碱

硫酸阿托品 Atropine Sulfate

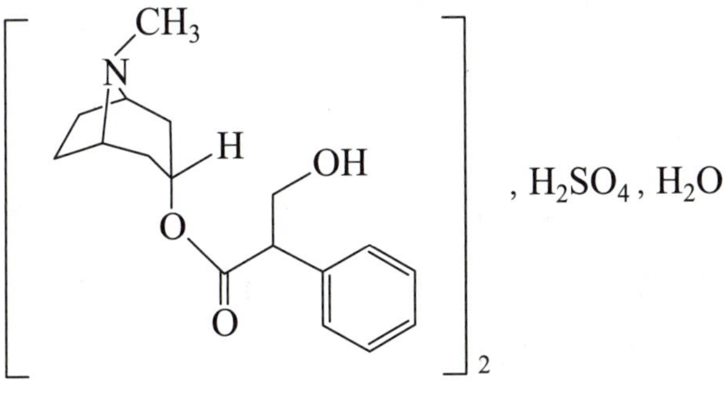

$, H_2SO_4, H_2O$

化学名为（±）-α-（羟甲基）苯乙酸-8-甲基-8-氮杂双环［3.2.1］-3-辛酯硫酸盐一水合物。

【性状】本品为无色结晶体或白色结晶体粉末；无臭，味苦。在水中极易溶解，在乙醇中易溶，在乙醚或三氯甲烷中难溶。熔点为190~194℃。本品是生物碱左旋莨菪碱的外消旋体。

【化学性质】本品结构中的酯键不稳定，在碱性溶液极易水解，在强酸中水解加速，在弱酸性和近中性条件下稳定，水解产物为莨菪醇和消旋莨菪酸而失去活性。

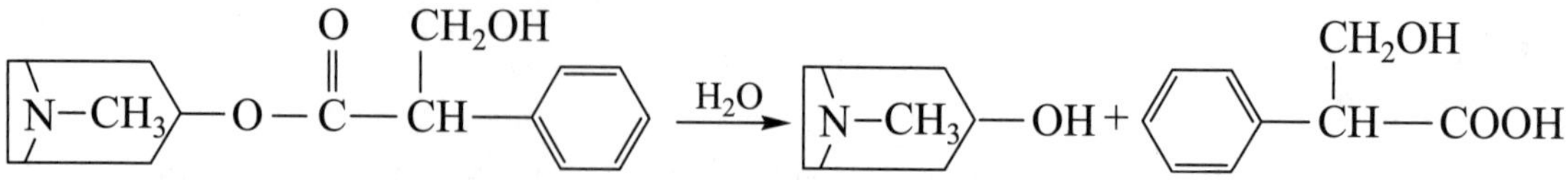

本品在pH 3.5~4.0最稳定，因此制备其注射液时应注意调节pH，加1%氯化钠作稳定剂，采用中性硬质玻璃安瓿，控制灭菌温度，宜采用100℃流通蒸气灭菌30分钟。

本品分子水解生成莨菪酸，再与发烟硝酸共热，可生成黄色三硝基衍生物，放冷，再加入氢氧化钾的醇溶液和一小粒固体氢氧化钾，即生成深紫色的醌型化合物，此反应称Vitali反应，是莨菪酸的专属反应。

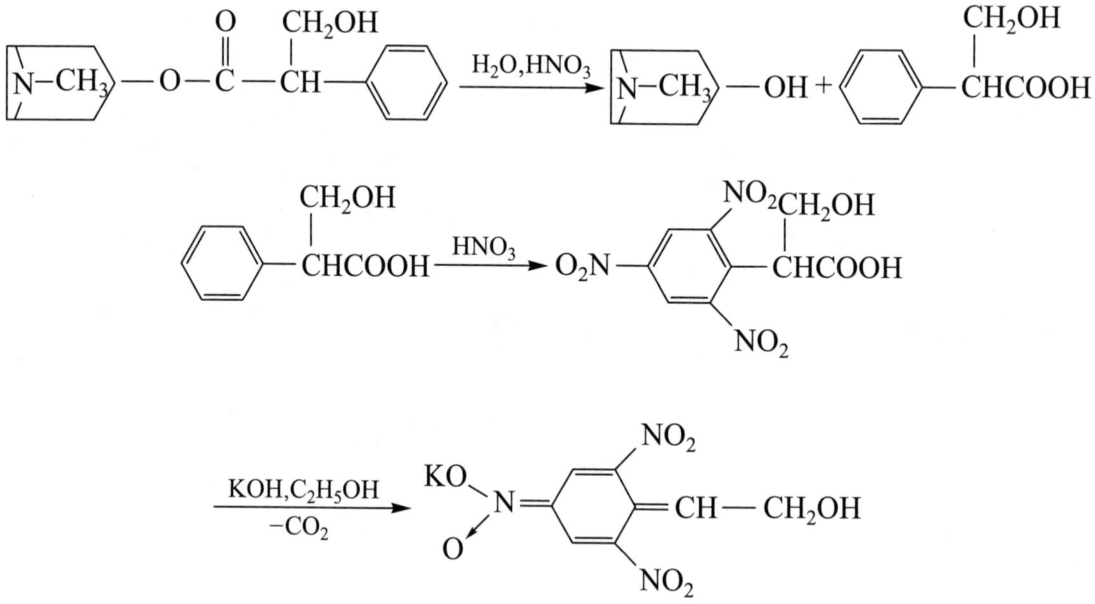

本品游离体碱性较强，与氯化汞反应，先生成黄色氧化汞沉淀，加热后转变为红色。而东莨菪碱的碱性较弱，只能生成白色的分子复盐沉淀，可用于区别。本品能与碘－碘化钾等生物碱试剂反应生成沉淀。

本品的水溶液显硫酸盐的鉴别反应：与氯化钡试液生成白色沉淀，此沉淀在盐酸或硝酸中均不溶解。

如何鉴别硫酸阿托品？为什么？

【用途】本品具有外周及中枢M胆碱受体拮抗作用，可解除平滑肌痉挛、抑制腺体分泌、散大瞳孔、兴奋心脏。临床用于缓解内脏绞痛、眼科诊疗、缓慢型心律失常、抗休克，也可用于有机磷中毒的解救。

【贮藏】避光，密闭保存。

▶ 课程思政

硫酸阿托品的工艺优化研究

洋金花的生理活性较强，药用历史悠久，中国医药界很早就对洋金花进行了研究，金代张从正撰《儒门事亲》最早记载了洋金花的提取工艺："曼陀罗花子（连壳）一对，橡碗十六个，上捣碎，水煎三五沸。"洋金花应用广泛，且国际市场需求量大，目前为国际市场上生产和流通量最大的八种药用植物之一。

在《洋金花提取与从分离母液中制备硫酸阿托品工艺优化研究》中，作者目的在于改进和提高从洋金花中提取洋金花总碱的提取工艺。优化从提取东莨菪碱后残留母液中制备硫酸阿托品的工艺，制定制备硫酸阿托品工艺中简便、适合工业化生产的中间体监控方法。降低生产成本，提高企业经济效益。

启示

树立创新理念，不管处于何种领域，都应为祖国发展和富强贡献自己的力量。

考点

硫酸阿托品的结构特点、稳定性、鉴别与主要用途。

知识链接

有机磷中毒的解救

有机磷农药中毒的解救按照一般急性中毒处理原则，迅速清除毒物，除去污染衣物。如系皮肤吸收，则立即用肥皂水清洗皮肤以消除毒物。口服中毒者用清水、2%碳酸氢钠溶液（敌百虫忌用）或1:5 000高锰酸钾溶液（对硫磷忌用）反复洗胃，直至洗清为止，给予硫酸镁导泻。然后进行对症治疗，及早给予阿托品以解除 M 样症状和对抗呼吸中枢抑制。当患者出现"阿托品化"表现时，应停止应用阿托品。在应用阿托品过程中应密切观察患者全身反应和瞳孔大小，并随时调整剂量。N_2 受体激动出现的中毒症状，如肌束震颤，则必须用胆碱酯酶复活剂，减少乙酰胆碱的含量，对中枢神经系统的中毒症状也有一定的改善作用。

氢溴酸山莨菪碱 Anisodamine Hydrobromide

化学名为 α（S）-（羟甲基）-苯乙酸 6β-羟基-$1\alpha H$, $5\alpha H$-8-甲基-8-氮杂二环 [3, 2, 1] -3α-辛醇酯氢溴酸盐。

【性状】本品为白色结晶或结晶性粉末；无臭。在水中极易溶解，在乙醇中易溶，在丙酮中微溶。熔点为 176～181℃。比旋度为 $-9.0°～-11.5°$。

【化学性质】本品分子结构为山莨菪醇和左旋莨菪酸的酯，易被水解，碱性下水解加速，偏酸性时较稳定，注射液的 pH 控制在 3.5～5.5。

本品具有莨菪酸结构，可发生 Vitali 反应。

本品水溶液显溴化物的特殊反应。

【用途】本品作用与阿托品相似，可使平滑肌明显松弛，并能解除血管痉挛，同时有镇痛作用，但扩瞳和抑制腺体分泌的作用较弱。本品极少引起中枢兴奋症状，临床主要用于缓解平滑肌痉挛、眩晕症、微循环障碍及有机磷中毒等。

【贮藏】遮光，密封保存。

（二）N 受体拮抗剂

N 受体拮抗剂按照对受体亚型的选择性不同，可分为神经节 N_1 受体拮抗剂和神经肌肉接头处 N_2 受体拮抗剂。

1. N_1 受体拮抗剂　又称为神经节拮抗剂，早期用于治疗重症高血压，但因作用广泛不良反应多，现多被其他降压药取代。

2. N_2 受体拮抗剂　又称为神经肌肉拮抗剂或骨骼肌松弛药（简称肌松药），N_2 受体存在于骨骼肌细胞上，N_2 受体拮抗剂可使骨骼肌松弛，临床作为肌松药用于辅助麻醉。按照作用机制可分为去极化型肌松药和非去极化型肌松药两大类。

非去极化型肌肉松弛药，也称竞争性肌松药。药物与运动终板膜上的N_2受体结合后无激动作用，与乙酰胆碱竞争受体，拮抗了乙酰胆碱的信号传递作用，使骨骼肌松弛。氯化筒箭毒碱是从南美洲产防己科植物中提取出的最早应用于临床的骨骼肌松弛药，广泛用于骨骼肌松弛及辅助麻醉。

去极化型肌松药是通过对氯化筒箭毒碱的构效关系的研究而设计的一系列结构较简单的双季铵化合物，称为烃铵盐类，如氯化琥珀胆碱。

$$H_3C-\overset{+}{N}(CH_3)-CH_2CH_2-O-CO-CH_2CH_2-CO-O-CH_2CH_2-\overset{+}{N}(CH_3)_2-CH_3 \quad 2Cl^-, 2H_2O$$

氯化琥珀胆碱

◎ 点滴积累 --

1. 硝酸毛果芸香碱内酯环在碱性溶液中易水解失活。

2. 溴新斯的明具有氨基甲酸酯结构，在氢氧化钠溶液中加热水解。主要用于治疗重症肌无力、术后腹气胀和尿潴留。

3. 硫酸阿托品药用消旋体，结构中酯键水解，能够发生莨菪酸的专属反应——Vitali反应。

4. 氢溴酸山莨菪碱的化学性质和药理作用与硫酸阿托品相似。

第二节　作用于肾上腺素能神经的药物

临床使用的肾上腺素能神经系统药物主要作用于肾上腺素受体而产生生理效应，包括肾上腺素受体激动剂和肾上腺素受体拮抗剂。肾上腺素受体激动剂又称拟肾上腺素药物，是一类使肾上腺素受体兴奋，产生肾上腺素样作用的药物；反之，肾上腺素受体拮抗剂是一类虽能与肾上腺素受体结合，但无或极少具有内在活性，不产生或较少产生肾上腺素样作用，却能阻断肾上腺素能神经递质等与受体结合，从而拮抗其作用的药物。

肾上腺素受体分为 α 肾上腺素受体和 β 肾上腺素受体两类。α 受体可分为 α_1 受体和 α_2 受体两种亚型，分布于血管平滑肌、瞳孔开大肌、胃肠和膀胱括约肌及去甲肾上腺素能神经末梢突触前膜、血小板、血管平滑肌等处；β 受体分为 β_1 受体、β_2 受体和 β_3 受体等亚型，主要分布于心脏、支气管、血管平滑肌、骨骼肌、肝脏、脂肪等处。

一、肾上腺素受体激动剂

肾上腺素是由肾上腺髓质分泌的主要激素，具有明显的升高血压的作用。在化学结构上均为胺类，部分药物又有儿茶酚结构（邻苯二酚结构），故亦称拟交感胺或儿茶酚胺。

肾上腺素受体激动剂根据药物作用受体与作用机制不同，可分为 α 肾上腺素受体激动剂、β 肾上腺素受体激动剂和 α、β 肾上腺素受体激动剂。

按化学结构类型可分为苯乙胺类和苯异丙胺类。苯乙胺类主要有肾上腺素、去甲肾上腺素、异丙肾上腺素、多巴胺、克仑特罗、去氧肾上腺素、沙丁胺醇等；苯异丙胺类主要有麻黄碱、甲氧明、间羟胺等。

沙丁胺醇　　　　　　　　克仑特罗

甲氧明　　　　　　　　间羟胺

肾上腺素 Epinephrine

化学名为（R）$-4-$［$2-$（甲氨基）$-1-$羟基乙基］$-1,2-$苯二酚。

【性状】本品为白色或类白色结晶性粉末；无臭，味苦。极微溶于水，不溶于乙醇、三氯甲烷、乙醚、脂肪油或挥发油，易溶于无机酸或氢氧化钠溶液，不溶于氨溶液或碳酸氢钠溶液。熔点为206~212℃，熔融时同时分解。比旋度为−50°~−53.5°。本品药用为左旋体。

【化学性质】本品呈酸碱两性。分子中的酚羟基显弱酸性，侧链的脂肪族仲胺结构显弱碱性，临床常用其盐酸盐。

左旋的肾上腺素水溶液加热或室温放置后，可发生外消旋化，而使活性降低。

本品含有邻苯二酚结构，具有较强还原性。在酸性环境中相对稳定，在中性或碱性环境中不稳定，遇空气中的氧气或弱氧化剂（过氧化氢、碘等），均能使其氧化变质，生成醌型化合物呈红色，并可进一步聚合成棕色多聚物。日光、加热及微量金属离子均可加速此反应的发生。

肾上腺素红

多聚物

本品的稀盐酸溶液加过氧化氢试液，煮沸，即显血红色；遇三氯化铁试液显翠绿色，加氨试液，即变紫色，最后变为紫红色。

❓ **课堂活动** ————————————

制备盐酸肾上腺素注射液时应采取哪些措施增加稳定性？

··

【用途】本品对α受体和β受体都有较强的激动作用，有兴奋心脏、收缩血管、影响血压、扩张支气管、促进代谢的作用。临床主要用于抢救心搏骤停、过敏性休克、支气管哮喘、与局麻药配伍及局部止血等。

【贮藏】遮光，于冷暗处密闭保存。

📘 **考点** ————————————

盐酸肾上腺素的别名、结构特点、稳定性、鉴别与用途。

··

盐酸肾上腺素注射剂放置一段时间后变为淡粉色，为什么？

盐酸麻黄碱 Ephedrine Hydrochloride

化学名为 $[R-(R^*, S^*)]-\alpha-[1-(甲氨基)乙基]$ 苯甲醇盐酸盐。

【**性状**】白色针状结晶或结晶性粉末；无臭，味苦。在水中易溶，在乙醇中溶解，在三氯甲烷或乙醚中不溶。熔点为217~220℃。比旋度为 $-33°\sim-35.5°$（5%水溶液）。

本品分子中有2个手性碳原子，故有4个光学异构体，其中仅（－）（1R，2S）麻黄碱活性最强。

【**化学性质**】本品的水溶液与碱性硫酸铜试液作用，仲胺基与铜离子形成蓝紫色配合物；加乙醚振摇后，放置，乙醚层即显紫红色，水层变成蓝色。

本品具有 $\alpha-$ 羟基 $-\beta-$ 氨基结构，可被高锰酸钾、铁氰化钾等氧化生成苯甲醛和甲胺，后者可使红色的石蕊试纸变蓝。

本品的水溶液显氯化物的鉴别反应。

【**用途**】本品作用与肾上腺素相似，对 α 受体和 β 受体都有激动作用，与肾上腺素比较，性质较稳定、口服有效、作用缓慢而温和。主要用于治疗支气管哮喘、鼻黏膜肿胀及低血压等。

【**贮藏**】密封保存。

🔗 **知识链接**

兴奋剂麻黄碱

麻黄碱是一种兴奋剂，是制造冰毒的最主要的原料，已被纳入易制毒化学品管理。常用的复方感冒药均含有该成分。近年来，由于非法买卖、套购含麻黄碱类复方制剂制造毒品案时有发生，现含有盐酸麻黄碱成分的药品制剂，已经选择性地被 β 受体激动剂所取代。

重酒石酸去甲肾上腺素 Norepinephrine Bitartrate

化学名为（R）-4-（2-氨基-1-羟基乙基）-1,2-苯二酚重酒石酸盐一水合物。

【性状】本品为白色或类白色的结晶性粉末；无臭，味苦。在水中易溶，在乙醇中微溶，在三氯甲烷或乙醚中不溶。熔点为100～106℃，熔融时同时分解。

【化学性质】本品含有邻苯二酚结构，具有较强的还原性，遇光和空气易变质。

本品水溶液加三氯化铁试液显翠绿色；再缓慢加入碳酸氢钠试液，即显蓝色，最后变成红色。

本品加酒石酸氢钾的饱和溶液溶解后，加碘试液，放置5分钟后，加硫代硫酸钠试液，溶液为无色或仅显微红色或淡紫色（与肾上腺素或异丙肾上腺素的区别）。

本品加水溶解后，加10%氯化钾溶液，在10分钟内应析出酒石酸氢钾结晶性沉淀。

【用途】本品主要激动α受体，具有很强的血管收缩作用。主要用于抗休克，口服用于治疗消化道出血。

【贮藏】遮光，充惰性气体，严封保存。

盐酸异丙肾上腺素 Isoprenaline Hydrochloride

化学名为4-［（2-异丙氨基-1-羟基）乙基］-1,2-苯二酚盐酸盐。

【性状】本品为白色或类白色的结晶性粉末；无臭，味微苦。在水中易溶，在乙醇中略溶，在三氯甲烷或乙醚中不溶。熔点为165.5～170℃（分解）。

【化学性质】本品含有邻苯二酚结构，具有较强的还原性，遇光和空气渐变色，在碱性溶液中更易变色。

本品加水溶解后，加三氯化铁试液显深绿色；滴加新制的5%碳酸氢钠溶液，即变蓝色，然后变成红色。

【用途】本品为β受体激动药，有兴奋心脏、舒张血管、影响血压、扩张支气管等作用。临床主要用于支气管哮喘、房室传导阻滞、心搏骤停。

【贮藏】遮光，密封，在干燥处保存。

案例：

有位患者系阿-斯综合征（心脑综合征）伴有轻度酸中毒，医师开具了下列处方：用异丙肾上腺素静脉滴注以提高心率，同时用碳酸氢钠纠正酸中毒。分析下列处方是否合理？

盐酸异丙肾上腺素注射液	1ml
5% 碳酸氢钠注射液	250ml iv
5% 葡萄糖注射液	500ml

上述药物混合后静脉滴注。

分析：

不合理，两药合用可能析出沉淀或变色，使异丙肾上腺素药效下降。因为盐酸异丙肾上腺素水溶液显酸性，且易被氧化变色，在碱性中变色更快，两者混合液呈碱性，pH在8左右，导致出现配伍禁忌。所以两药不能在同一容器中混合，可分别置于不同容器内间隔静脉滴注。

┄┄

盐酸多巴胺 Dopamine Hydrochloride

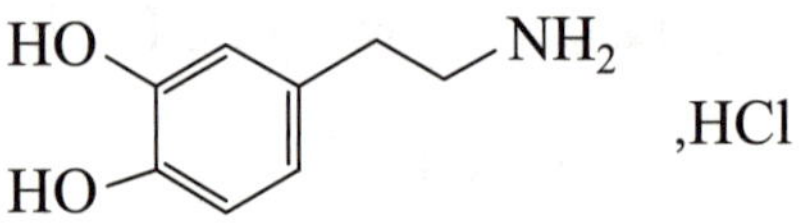

化学名为4-（2-氨基乙基）-1,2-苯二酚盐酸盐。

【性状】本品为白色或类白色有光泽的结晶；无臭，味微苦。在水中易溶，在无水乙醇中微溶，在三氯甲烷或乙醚中极微溶解。熔点为243~249℃。

【化学性质】分子中含有邻苯二酚结构，易氧化变色。

本品加水溶解后，加三氯化铁试液，溶液显墨绿色；加氨溶液，即转变成紫红色。

【用途】本品为α受体、β受体和多巴胺受体激动剂，临床用于休克及急性肾功能不全。

【贮藏】遮光，充氮，密封保存。

二、肾上腺素受体拮抗剂

肾上腺素受体拮抗剂能通过阻断肾上腺素能神经递质或外源性肾上腺素受体激动剂

与肾上腺素受体的相互作用，产生与肾上腺素能神经递质作用相反的生物活性。根据肾上腺素受体拮抗剂对 α 受体、β 受体选择性不同，可分为 α 受体拮抗剂和 β 受体拮抗剂。

（一）α 受体拮抗剂

本类药物能抵消儿茶酚胺的收缩血管作用，从而降低血压。

盐酸哌唑嗪 Prazosin Hydrochloride

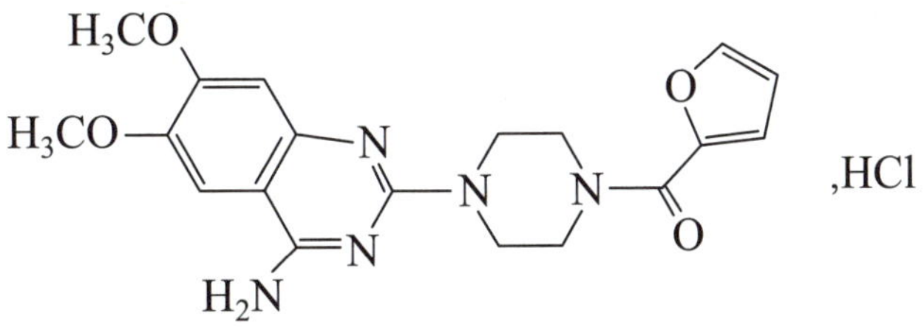

化学名为 1-（4-氨基-6,7-二甲氧基-2-喹唑啉基）-4-（2-呋喃甲酰基）哌嗪盐酸盐。

【性状】本品为白色或类白色结晶性粉末；无臭，无味。在乙醇中微溶，在水中几乎不溶。

【化学性质】本品结构中具有氨基，能与 1,2-萘醌-4-磺酸钠反应，生成紫堇色的对醌型缩合物。

本品的水溶液显氯化物的鉴别反应。

【用途】本品为突触后 α 肾上腺素受体拮抗药，使周围血管扩张，周围血管阻力降低，起降压作用。主要用于轻、中度高血压或肾性高血压，也适用于治疗顽固性心功能不全。

【贮藏】遮光，密封保存。

甲磺酸酚妥拉明 Phentolamine Mesylate

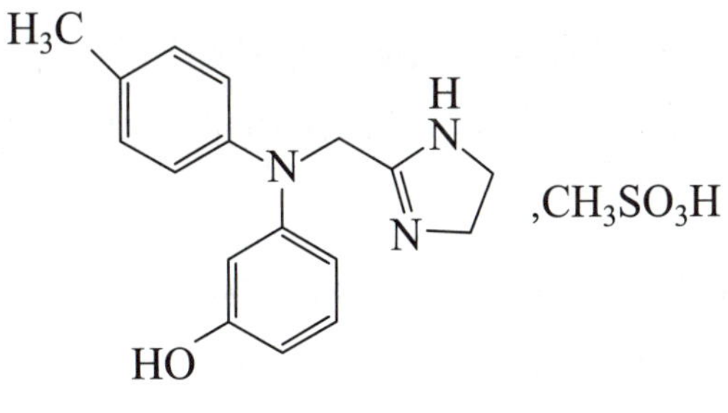

化学名为 3-［［（4,5-二氢-1H-咪唑-2-基）甲基］（4-甲苯基）氨基］苯酚甲磺酸盐。

【性状】本品为白色或类白色的结晶性粉末；无臭，味苦。在水或乙醇中易溶，在三氯甲烷中微溶。熔点为 176~181℃，熔融同时分解。

【化学性质】本品与生物碱沉淀试剂（碘、碘化汞钾等）生成沉淀。

【用途】本品为非选择性α受体拮抗剂，有血管舒张作用，用于外周血管痉挛性疾病及室性期前收缩。

【贮藏】遮光，密封保存。

（二）β受体拮抗剂

β受体拮抗剂能与去甲肾上腺素能神经递质或肾上腺素受体激动药竞争β受体从而拮抗其β型拟肾上腺素的作用，使心率减慢，心收缩力减弱，心排血量减少，心肌耗氧量下降，能缓解心绞痛，还具有抗心律失常和抗高血压作用。

根据这类药物对$β_1$受体、$β_2$受体选择性的不同，可将其分为：①非选择性β受体拮抗剂，如普萘洛尔、噻吗洛尔；②选择性$β_1$受体拮抗剂，如阿替洛尔、美托洛尔等；③α受体、β受体拮抗剂。按化学结构的不同，β受体拮抗剂可分为氨基乙醇类和氨基丙醇类。

美托洛尔　　　　　　　　　　阿替洛尔

盐酸普萘洛尔 Propranolol Hydrochloride

化学名为1-异丙氨基-3-（1-萘氧基）-2-丙醇盐酸盐。

【性状】本品为白色结晶性粉末；无臭，味微甜后苦。溶于水，微溶于三氯甲烷。熔点为162~165℃。分子侧链中有一个手性碳原子，S构型左旋体活性强，目前药品为外消旋体。

【化学性质】本品在稀酸中易分解，碱性时较稳定，遇光易变质。

本品水溶液与硅钨酸试液作用生成淡红色沉淀。

本品水溶液显氯化物的特殊鉴别反应。

【用途】本品为非选择性β受体拮抗药，阻断心肌的β受体，减慢心率，抑制心脏收缩力与传导，循环血量减少，心肌耗氧量降低。临床主要用于治疗多种原因所致的心律失常，也可用于心绞痛、高血压、嗜铬细胞瘤（手术前准备）等。

【贮藏】避光，通风干燥处，密封保存。

β受体拮抗剂能缓解心绞痛，还具有抗心律失常和抗高血压作用。

章末小结

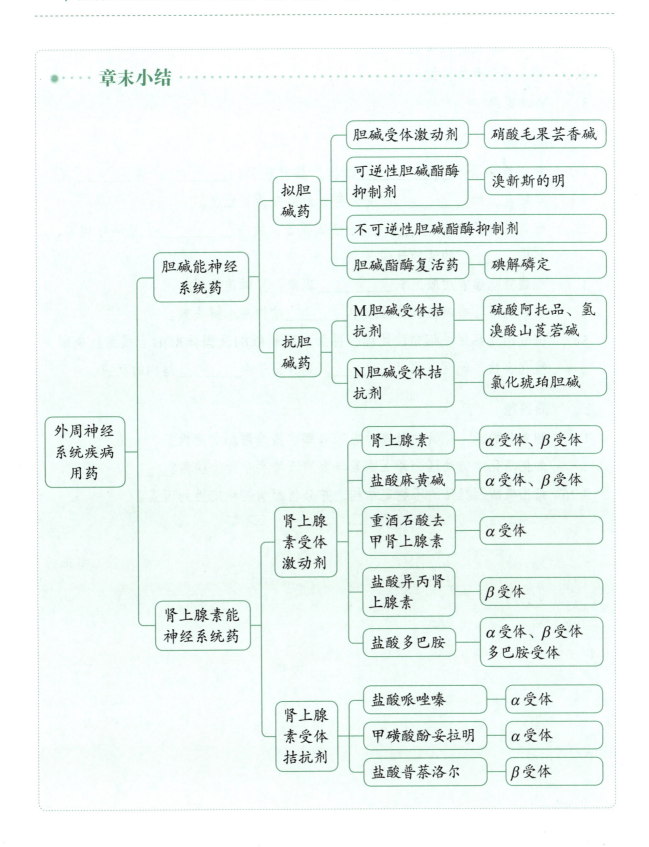

一、 名词解释

1. 肾上腺素受体激动剂
2. 肾上腺素受体拮抗剂
3. Vitali 反应

二、 填空题

1. 肾上腺素含有_____结构，具有较强的_____，遇_____显翠绿色，加_____，即变紫色，最后变为紫红色。

2. 麻黄碱分子中有_____手性碳原子，故有_____个光学异构体，其中_____的活性最强。

3. 盐酸哌唑嗪首次服用有_____现象，宜睡前服用。

4. 硝酸毛果芸香碱在碱性溶液中_____结构易水解失效。

5. 硫酸阿托品用发烟硝酸处理，再加入醇制 KOH 及固体 KOH 生成紫红色醌型化合物，此反应称为_____，是其分子中_____结构的反应。

三、 简答题

1. 制备盐酸肾上腺素注射液时应采取哪些措施增加稳定性？
2. 如何用化学方法区分肾上腺素与重酒石酸去甲肾上腺素？
3. 指出硫酸阿托品的不稳定结构，并分析影响其稳定性的因素。

（布正兴）

第五章
解热镇痛药及非甾体抗炎药

学习目标

- 掌握　阿司匹林、对乙酰氨基酚、贝诺酯的化学性质和贮藏方法。
- 熟悉　吲哚美辛、双氯芬酸钠、布洛芬、吡罗昔康、丙磺舒和别嘌醇的化学性质和贮藏。
- 了解　阿司匹林、对乙酰氨基酚化学合成原理。
- 树立药品质量第一的观念和药品安全意识，养成良好的职业道德和法制意识，树立创新理念，厚植爱国情怀。

情境导入

情境描述：

　　小李的奶奶曾患脑卒中，长期服用阿司匹林片。一天，小李的奶奶忽然发现前些日子购买的药片受潮、变软，可以用手捏开，有醋酸味，还有的药片变为浅黄色。但药片还没有过期。知道小李在某职业学校就读药剂专业，问小李该药还能服用吗？为什么？

学前导语：

　　阿司匹林片的主要成分乙酰水杨酸，结构中含有酯键，稳定性较差，受潮后易水解生成水杨酸和醋酸，水杨酸在空气中易氧化逐渐变为淡黄、红棕至深棕色。

解热镇痛药（antipyretic analgesic）系指既能使发热患者的体温降至正常，又能缓解中等程度疼痛的一类药物，其中多数兼有抗炎和抗风湿作用。非甾体抗炎药（non-steroidal anti-inflammatory drug，NSAID）具有解热、镇痛作用，无甾类药物的副作用，在临床上主要用于抗炎、抗风湿的治疗。

第一节 解热镇痛药

解热镇痛药在退热的同时具有一定程度缓解疼痛的作用，用于头痛、神经痛、牙痛、关节痛、肌肉痛及月经痛等慢性钝痛的治疗，但对创伤性及内脏痉挛绞痛无效。除少数药物（如乙酰苯胺类）以外，大部分药物具有抗炎、抗风湿的作用，还有的药物具有抗痛风作用。

⊘ **课堂活动**
你记得因感冒头痛、发热时用过哪些药物吗？

一、概述

▶ **课程思政**

小剂量阿司匹林的中国剂量与合理剂型
——介宁疗效及安全性研究结果

2017年9月1日，北京大学第一医院老年科主任刘梅林教授发布了《介宁®阿司匹林肠溶缓释片临床疗效暨药物经济学评价研究》项目，该项目的试验成果证明其安全性均明显好于进口品组。新华制药副总经理贺同庆表示，新华制药致力于将介宁这个疗效好、安全性高、经济方便的自主知识产权药物做大做强，以造福广大患者，打造民族品牌。

启示

树立创新理念，增强民族自豪感和爱国情怀，为祖国在阿司匹林药物方面的创新进步引以为豪。

常用的解热镇痛药按化学结构分为水杨酸类、乙酰苯胺类及吡唑酮类。

1. 水杨酸类　水杨酸及其盐类有较强的解热镇痛、抗炎、抗风湿等药理作用。1830年，人们在水杨树皮中提取分离得到水杨苷，经水解、氧化后得到水杨酸。1875年，巴斯首先将水杨酸的钠盐用于临床，但发现有严重的胃肠道反应。1898年，德国著名化学家霍夫曼将水杨酸羟基乙酰化制得阿司匹林（乙酰水杨酸），临床试验发现，它的解热镇痛的作用比水杨酸钠强，而胃肠道反应大大降低，至今仍广泛用于临床。目前，阿司匹林不仅用于解热镇痛，因其具有对血小板产生明显的抑制作用而用于血栓性疾病的防治。但若长期或大剂量使用可诱发并加重溃疡病，甚至导致胃出血，为此，人们对水杨酸进行一系列结构修饰，如将其制成各种盐、酰胺、酯等，在这些衍生物中，目前在临床上应用的主要有赖氨匹林、阿司匹林铝、邻乙氧基苯甲酸胺（止痛灵）、贝诺酯（扑炎痛）等。经过结构改造后的药物，绝大部分对胃的刺激性减小甚至消失，而解热、镇痛、抗炎和抗风湿作用明显增强。

此外，有研究发现，若乙酰水杨酸的5位被含氟基团所取代，抗炎、镇痛作用明显增强，对胃肠道的刺激性也进一步减弱，如5-对氟苯基乙酰水杨酸（氟苯柳）。

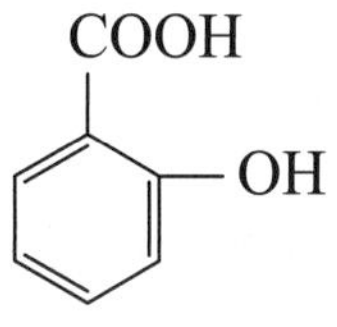

水杨酸 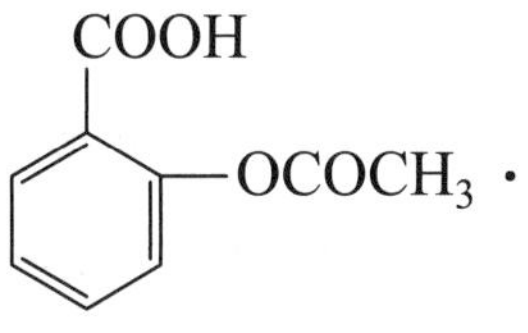　　　阿司匹林 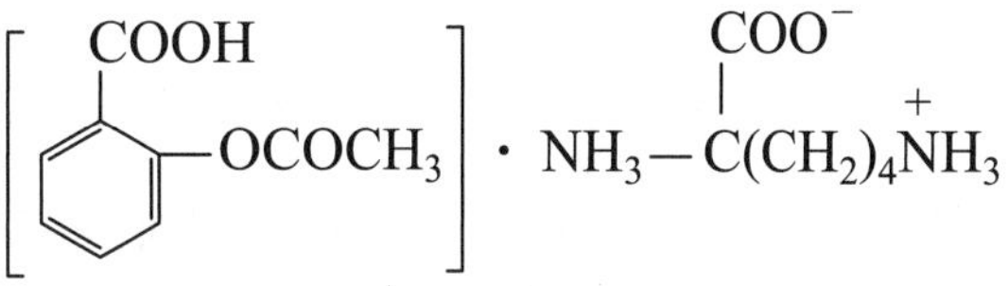　　　　　　　　赖氨匹林

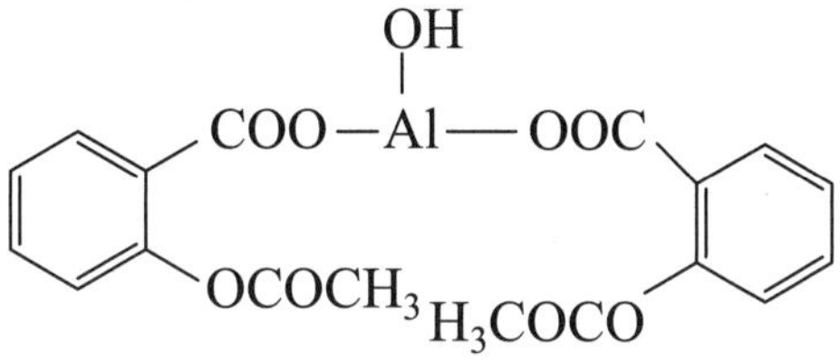

阿司匹林铝 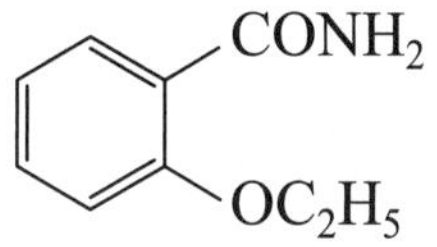　　　　　　　乙氧苯酰胺

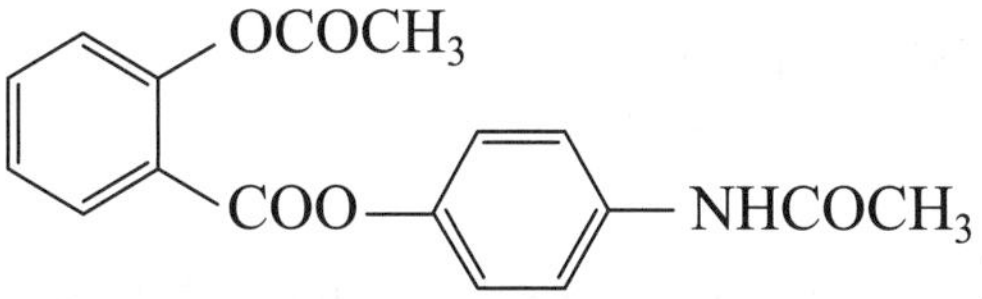

贝诺酯 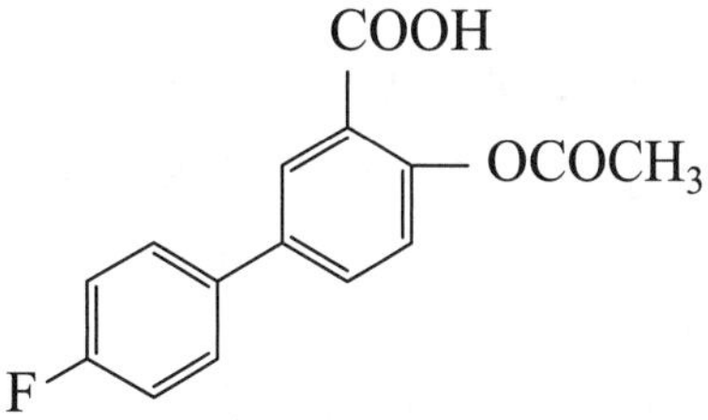　　　　　　　氟苯柳

2. 乙酰苯胺类　1875年，人们发现苯胺有强解热镇痛作用，但能破坏血红蛋白，对中枢神经系统毒性较大，无药用价值。1886年，人们将苯胺乙酰化制成乙酰苯

胺（退热冰），具有较强的解热镇痛作用，曾用于临床。但大剂量或连续使用，在体内容易水解产生苯胺，毒性仍然很大，易中毒引起虚脱、贫血等现象，故临床上早已不用。在研究苯胺和乙酰苯胺的体内代谢时，发现其代谢物主要为毒性相对较低的对氨基苯酚，也具有解热镇痛的作用，但毒性仍然较大，无临床使用价值。但是这一代谢产物的发现却引起了人们对于对氨基苯酚结构修饰的研究兴趣。首先，将该药物分子结构中的氨基进行乙酰化，得到对乙酰氨基酚，该药物为解热镇痛作用较强、毒副作用较小的药物，至今在临床上仍广泛使用，尤其适合儿童和胃溃疡患者；其次，将对乙酰氨基酚的羟基醚化，制得了非那西丁（对乙酰氨基苯乙醚），解热效果好，曾广泛应用于临床。但近年来研究报道发现，其具有强肾毒性，并能损害视网膜，易致癌，已陆续被各国淘汰，现单方制剂已被淘汰，个别复方制剂还有应用，如去痛片、复方阿司匹林片等。

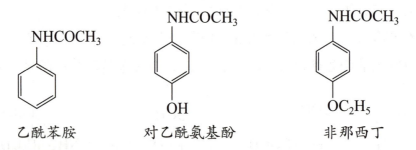

乙酰苯胺　　　　　对乙酰氨基酚　　　　　　非那西丁

此外，利用前药原理，将阿司匹林化学结构上的羧基与对乙酰氨基酚上的酚羟基反应形成酯，称贝诺酯，在体内酯键水解产生阿司匹林和对乙酰氨基酚而发挥各自疗效。该药物最大的优点是对胃黏膜的刺激性减轻，对治疗风湿性关节炎及解热镇痛有效。

🔗 **知识链接**

前药原理

前药原理是指经过结构改造后，把具有生物活性的原药转化为体外无生物活性或活性很低的化合物，在体内经酶促或非酶促反应又释放出原药而使其药理作用得到更好的发挥。这种无活性的化合物为前药，原来的药物为原药。采用这种方法来提高药物生物活性的理论为前药理论。

3. **吡唑酮类**　吡唑酮类药物是人们在合成抗疟药物奎宁的基本母核时，意外获得的吡唑酮衍生物。这类药物具有良好的解热镇痛和消炎抗风湿作用，一般用于高热和镇痛。1884年对它进行结构改造制成了安替比林，用于临床，但因其毒性较大，现已淘汰。在此基础上，对安替比林进行结构修饰，得到了氨基比林，该药物的解热镇痛作用良好而持久，且对胃黏膜无刺激性，曾广泛应用，但是毒性仍然较大，有引起白细胞减少及粒细胞缺乏症等副作用，我国已于1982年将其淘汰。随着研究的不断深入，对氨基比林进行结构改造，得到一个解热镇痛作用强大、低毒性且起效快的药物安乃近，该药物对于顽固性发热疗效较好，但是仍可以导致粒细胞缺乏症，严重者可引起再生障碍性贫血。为了获得更多高效低毒的此类药物，合成了很多镇痛效果好、作用时间长、毒性低的吡唑酮类的衍生物，如尼芬那宗，与氨基比林比较，镇痛效果好，作用时间久，且毒性仅为氨基比林的1/8。

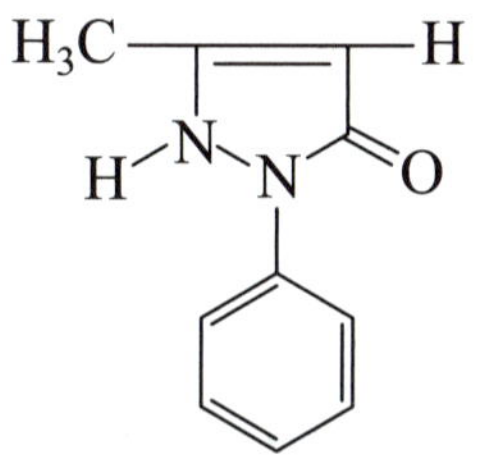

吡唑酮的衍生物 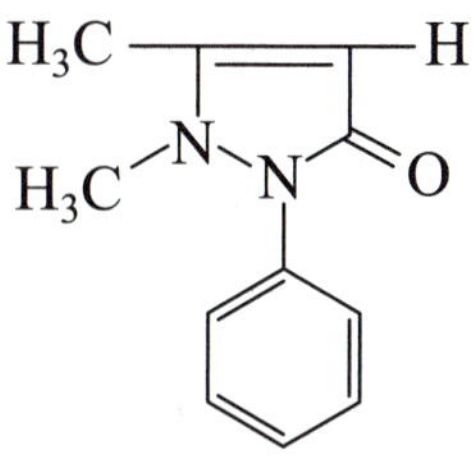　　　安替比林 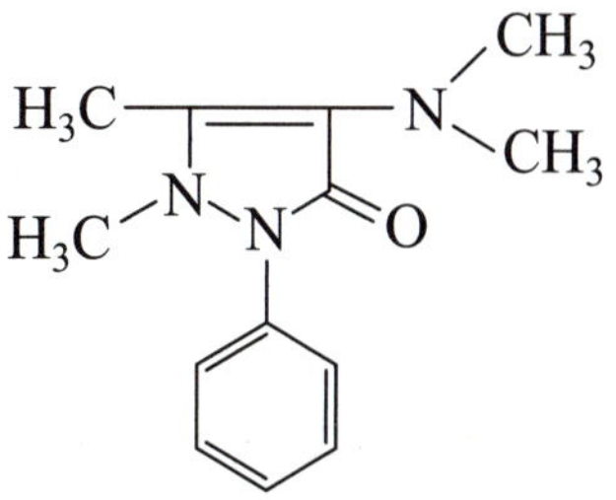　　　氨基比林

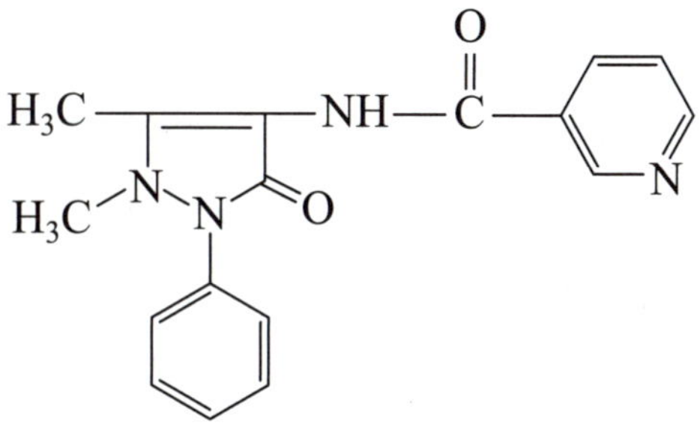

尼芬那宗

考点

解热镇痛药的分类和结构。

二、典型药物

知识链接

百年经典——阿司匹林

阿司匹林是历史悠久的解热镇痛药，它诞生于1899年3月6日，迄今已应用超过百年，成为医药史上三大经典药物之一，目前仍是世界上应用最广泛的解热镇痛抗炎药，其消费量在非甾体抗炎药中排列第一。此外，阿司匹林因具

有抑制血小板聚集的作用，临床上还以小剂量给药用于缺血性心脏病和血栓形成的预防。

启示

树立求真求善，敢于创新的科学精神，为人类健康服务。

阿司匹林 Aspirin

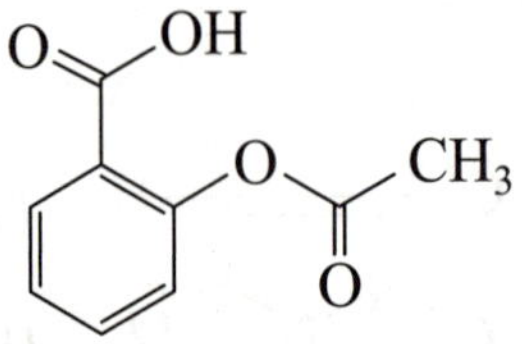

化学名为2-（乙酰氧基）苯甲酸。

【性状】本品为白色结晶或结晶性粉末；无臭或微带醋酸臭；本品在乙醇中易溶，在三氯甲烷或乙醚中溶解，在水或无水乙醚中微溶，结构上有羧基，在氢氧化钠溶液或碳酸钠溶液中溶解，但同时分解；熔点为135～140℃。

❓ **课堂活动**

你能用简单的物理方法初步判定阿司匹林是否发生了水解变质吗？

【化学性质】本品结构中含有酯键，稳定性较差，容易水解。在干燥空气中稳定性较好，但遇湿气即缓慢水解生成水杨酸和醋酸。

本品的水解产物水杨酸，分子结构中含有酚羟基，在空气中容易被氧化而逐渐变为淡黄、红棕甚至深棕色的一系列醌型化合物。在水溶液中更容易被氧化变色。碱、日光照射、温度升高、微量的重金属离子均可加快氧化反应的进行。

本品加碳酸钠试液，加热水解，放冷后再加稀硫酸酸化，析出水杨酸白色沉淀，并产生醋酸臭气。

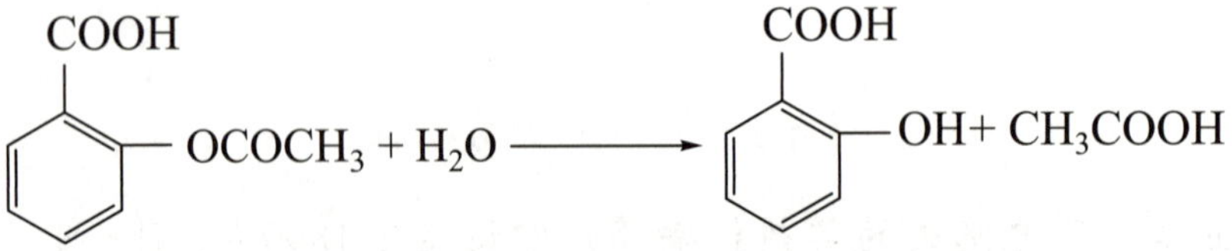

本品分子结构中无游离酚羟基，遇三氯化铁试液不发生反应。但其水溶液加热或久置，由于部分水解产生水杨酸，若遇三氯化铁试液，生成紫堇色的配位化合物。

【化学合成】实验室制备本品的方法为：以水杨酸为原料，用浓硫酸为催化剂，醋酸为溶剂，醋酐为酰化剂，在70~75℃进行乙酰化反应，待反应完全后，缓缓冷却后析出阿司匹林的结晶。

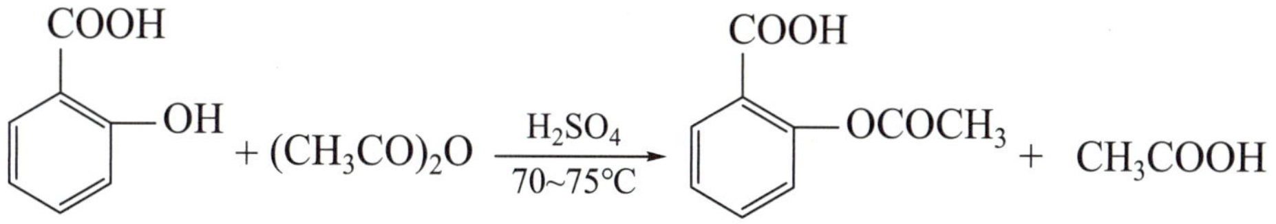

在制备过程中，由于常温下水杨酸不易进行乙酰化反应，故通常在70~75℃的水浴上加热进行酰化反应。但应注意控制反应过程中的温度，温度不宜升得太高或太快，否则会产生大量的有毒副作用的副产物。另外，待酰化反应完毕后，应逐渐降温，保证反应完全进行。

工业上制备阿司匹林的反应条件略有不同，通常采用醋酸为催化剂，反应温度控制在70~80℃，反应时间一般为8小时，它的优点在于可以排除杂质硫酸根离子带来的干扰。

【用途】本品具有解热、镇痛和抗炎作用。用于治疗感冒发热，头痛、牙痛和月经痛等慢性钝痛，为风湿热、类风湿关节炎的首选药物，也可预防血栓形成。

【贮藏】密封，在干燥处保存。

📖 考点

阿司匹林的结构特点、主要性质及用途。

对乙酰氨基酚 Paracetamol

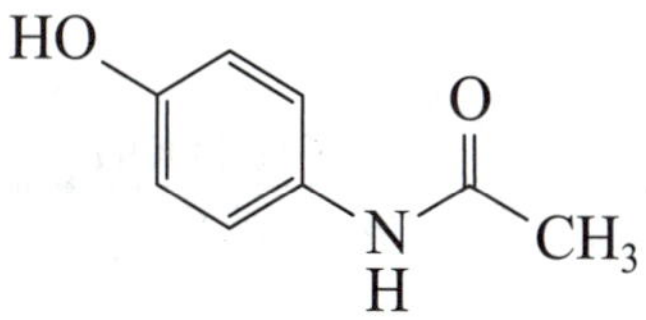

化学名为4′-羟基乙酰苯胺。

【性状】本品为白色结晶或结晶性粉末；无臭；本品易溶于热水或乙醇，略溶于冷水；熔点为168~172℃。

【化学性质】本品在空气中比较稳定，在水溶液中的稳定性与溶液的pH密切相关。

本品化学结构中具有酰胺键，在酸性或碱性溶液中水解，生成对氨基苯酚和醋酸。对氨基苯酚能发生芳香第一胺类的反应，即在盐酸酸性条件下，与亚硝酸钠试液作用生成重氮盐，再加入碱性β-萘酚试液，生成猩红色的偶氮化合物。

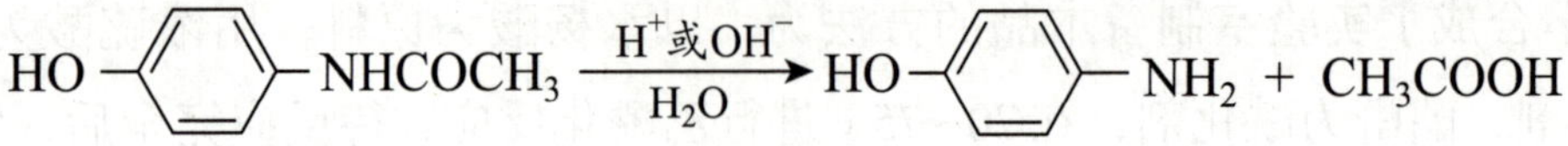

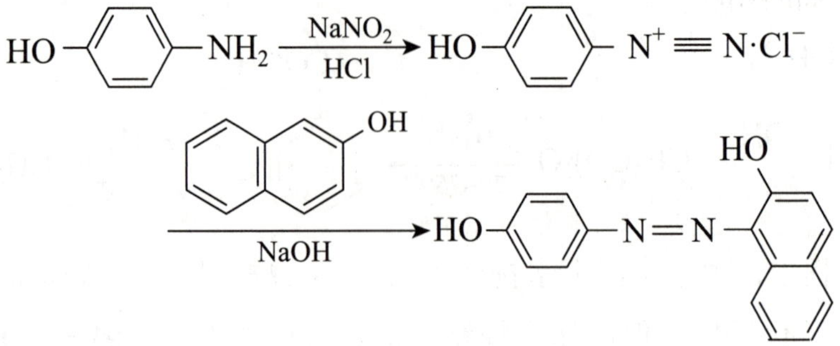

$$HO \text{—} \text{⟨} \text{⟩} \text{—} NHCOCH_3 \xrightarrow[H_2O]{H^+ \text{或} OH^-} HO \text{—} \text{⟨} \text{⟩} \text{—} NH_2 + CH_3COOH$$

$$HO \text{—} \text{⟨} \text{⟩} \text{—} NH_2 \xrightarrow[HCl]{NaNO_2} HO \text{—} \text{⟨} \text{⟩} \text{—} N^+ \equiv N \cdot Cl^-$$

本品结构中含有酚羟基，具有还原性，可被氧化变质；可与三氯化铁试液反应，显蓝紫色。

🔗 知识链接

酚羟基与潜在芳伯氨基

连接在芳香环（苯环、萘环等）上的羟基即为酚羟基。药物经水解等化学反应后能生成具有芳伯氨基结构的产物，则该药物具有潜在芳伯氨基，如对乙酰氨基酚。具有潜在芳伯氨基的药物水解后可发生重氮化–偶合反应。

【化学合成】本品制备方法较多，这里只介绍以对硝基苯酚钠为原料的制备方法。该方法被广泛采用，先经盐酸酸化后制得对硝基苯酚，再用铁粉还原制得对氨基苯酚，最后用冰醋酸酰化即得本品。

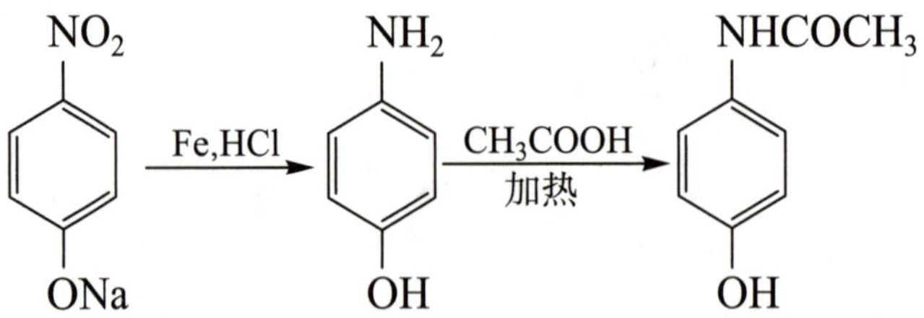

工业上生产对乙酰氨基酚也可以用硝基苯为原料，通过催化及加氢还原、乙酰化等一系列反应制得。其优点在于产率高、成本低、操作简便等。

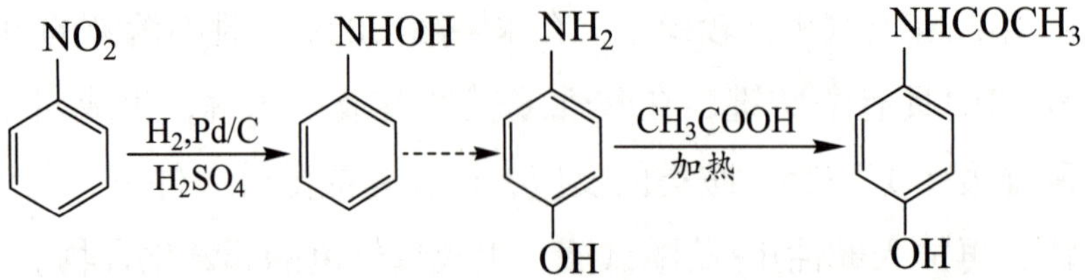

【用途】本品用于感冒发热、关节痛、头痛、神经痛等病症的治疗，常用作复方感冒药物的成分之一，尤其适用于儿童和老年患者使用。严重肝肾功能不全者禁用。

【贮藏】密封保存。

考点

对乙酰氨基酚的结构特点、主要性质及用途。

案例分析

案例：

根据对乙酰氨基酚的结构，推断其理化性质，分析该药物的稳定性、鉴别和贮藏方法。

分析：

本品为乙酰苯胺类解热镇痛药，结构中含有酰胺键和酚羟基，在空气中比较稳定，可密闭保存。水溶液pH为6时性质稳定，在酸性和碱性条件下稳定性差，酸和碱可催化其水解，生成对氨基苯酚和醋酸。对氨基苯酚在盐酸酸性条件下，与亚硝酸钠试液作用生成重氮盐，再加入碱性β-萘酚试液，生成猩红色的偶氮化合物，可用于鉴别。本品结构中含有酚羟基，可与三氯化铁试液反应，显蓝紫色，也可用于鉴别。

课堂活动

如何区别阿司匹林和对乙酰氨基酚？

贝诺酯 Benorilate

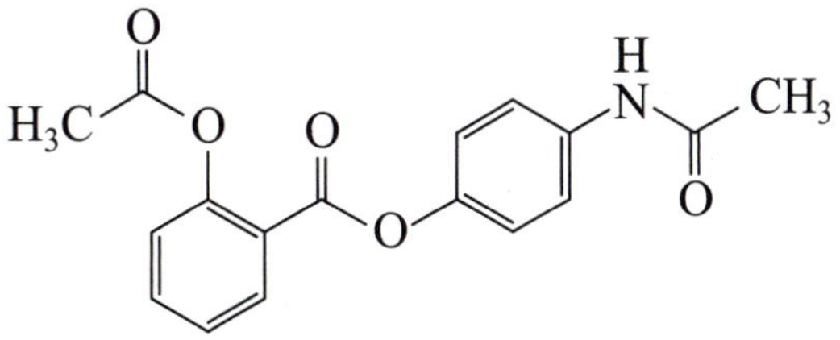

化学名为4-乙酰氨基苯基乙酰水杨酸酯。

【性状】本品为白色结晶或结晶性粉末；无臭；易溶于沸乙醇，溶于沸甲醇，微溶于甲醇或乙醇，不溶于水；熔点为177~181℃。

【化学性质】本品化学结构中含有酯键和酰胺键，在酸性或碱性条件下加热煮沸，均易水解。在酸性条件下，水解产物为对氨基苯酚及水杨酸。前者可发生重氮化－偶合反应，后者可与三氯化铁发生显色反应。

本品加稀盐酸煮沸，放冷，过滤，滤液显芳香第一胺类的鉴别反应。

本品加氢氧化钠试液煮沸，放冷，过滤，滤液加盐酸适量至微酸性，加三氯化铁试液显紫堇色。

本品为前体药物，由阿司匹林和对乙酰氨基酚拼合而成。

【用途】本品主要用于类风湿关节炎、急慢性风湿性关节炎、风湿痛、感冒发热、头痛、神经痛及术后疼痛等。

【贮藏】避光，密封保存。

 课堂活动

比较阿司匹林、对乙酰氨基酚和贝诺酯的结构差别。

第二节 非甾体抗炎药

一、概述

炎症表现为局部组织红、肿、热、痛和功能障碍，是机体对于刺激的一种防御反应，与炎症介质前列腺素（prostaglandin，PG）密切相关。非甾体抗炎药是一类疗效较好，副作用较少的抗炎药物，主要用于抑制介质前列腺素合成，消除前列腺素对致炎物质的增敏作用，具有解热、镇痛及抗炎的作用，广泛用于风湿性关节炎及类风湿关节炎、骨关节炎等疾病。

▶ 课程思政

默克制药的"万络事件"

罗非昔布（Vioxx，万络）属于非甾体抗炎药。1999年5月21日，美国食品药品管理局（Food and Drug Administration，FDA）批准默克制药公司的罗非昔布上市。2004年9月30日，默克公司宣布在全世界范围内召回万络，而在此之前，全球约有8 000万患者服用过此药，万络的2003年销售额高达25亿美元。

该药撤回原因是，FDA药物安全部在第20届药物流行病学和治疗风险处理国际会议上，公布了一个惊人的研究结果：大剂量服用万络者患心肌梗死和心脏性猝死的危险增加了3倍。

启示

树立药品安全第一的意识，注重职业道德和法治意识的培养，保证用药安全。

非甾体抗炎药的研究始于19世纪末，源于对水杨酸钠的使用，曾经一度发展十分缓慢，直到20世纪60年代，因吲哚美辛的上市及其他芳基烷酸类药物的发现并投入临床使用促进了非甾体抗炎药的迅猛发展。由于非甾体抗炎药安全性好，无甾体类药物的副作用，具有抗炎作用强，镇痛效果显著，毒副作用小，不良反应少等优点，临床上广泛用于治疗风湿性及类风湿关节炎、风湿热、骨关节炎、红斑狼疮和强直性脊柱炎等炎症，对治疗感染性炎症也有一定的疗效。目前已有近百个品种应用于临床，其中以芳基丙酸类居多。常用的非甾体抗炎药根据化学结构主要分为：3,5-吡唑烷二酮类，如羟布宗；吲哚乙酸类，如吲哚美辛；邻氨基苯甲酸类，如甲芬那酸；芳基烷酸类，如双氯芬酸钠、布洛芬；1,2-苯并噻嗪类，如吡罗昔康等。

二、典型药物

吲哚美辛 Indometacin

化学名为2-甲基-1-（4-氯苯甲酰基）-5-甲氧基-1*H*-吲哚-3-乙酸。

【性状】本品为类白色至微黄色结晶性粉末；几乎无臭；溶于丙酮，略溶于乙醚、乙醇、三氯甲烷及甲醇，微溶于苯，极微溶于甲苯，几乎不溶于水；熔点为158~162℃。

【化学性质】本品固体在室温下空气中稳定，但对光敏感，应注意避光贮藏。水溶液在pH 2~8时较稳定。

本品分子中有芳酰胺结构，可被强酸或强碱水解，生成对氯苯甲酸和5-甲氧基-2-甲基吲哚-3-乙酸，后者脱羧生成5-甲氧基-2,3-二甲基吲哚，吲哚类的分解物还可进一步被氧化成有色物质。

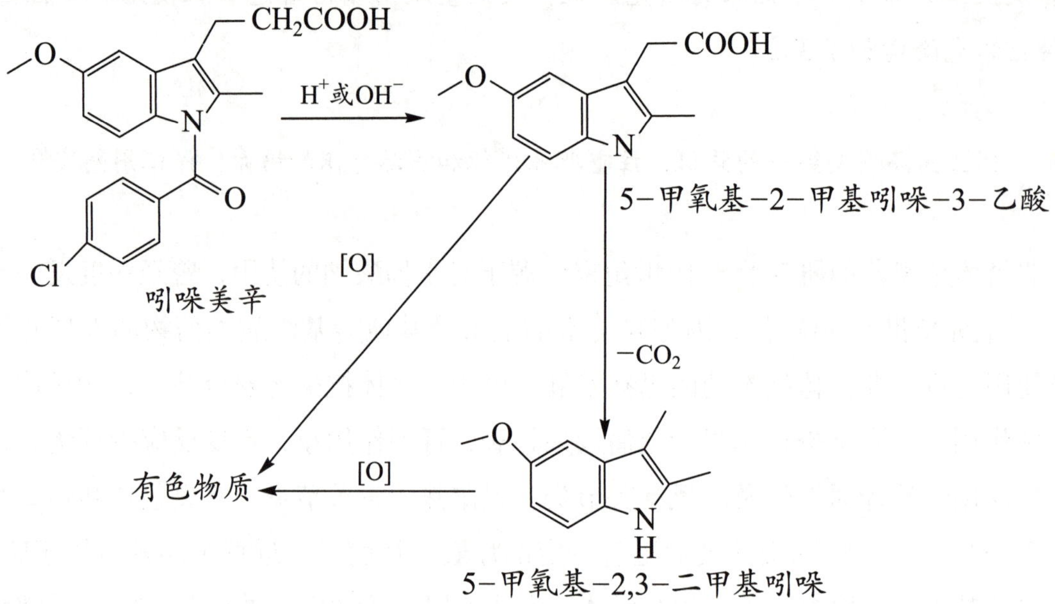

5-甲氧基-2-甲基吲哚-3-乙酸

5-甲氧基-2,3-二甲基吲哚

本品加氢氧化钠溶液使溶解，再与亚硝酸钠试液共热后，放冷，用盐酸酸化，显绿色，放置后渐变黄色。

本品加氢氧化钠溶液使溶解，再与重铬酸钾溶液加热至沸，放冷，加数滴硫酸，置水浴上缓缓加热，显紫色。

【用途】本品主要用于风湿性及类风湿关节炎、强直性脊柱炎和骨关节炎等。

【贮藏】避光，密封保存。

考点

吲哚美辛的化学性质和贮藏。

双氯芬酸钠 Diclofenac Sodium

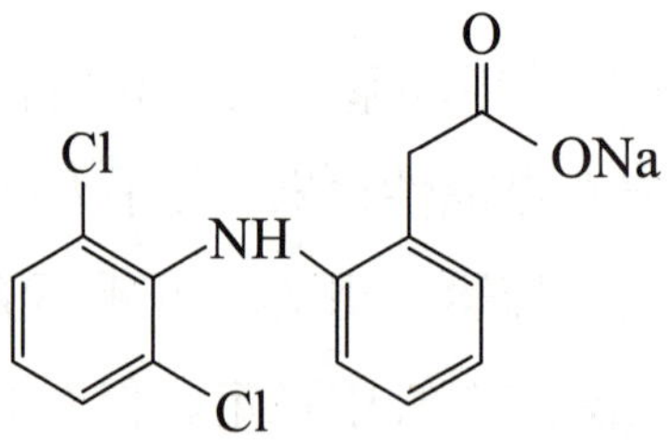

化学名为2-[（2,6-二氯苯基）氨基]-苯乙酸钠。

【性状】本品为白色或类白色结晶性粉末；有引湿性和刺鼻感；易溶于乙醇，略溶于水，不溶于三氯甲烷；熔点为283~285℃。

【化学性质】本品分子中具有有机氯，加碳酸钠混匀，炽灼至炭化，放冷，加水，煮沸滤过，滤液显氯化物的鉴别反应。

本品经炽灼后显钠盐的性质反应。

【用途】本品主要用于治疗类风湿关节炎、神经炎、术后疼痛及各种原因所引起的发热。

【贮藏】遮光，密封保存。

考点

双氯芬酸钠的化学性质和用途。

布洛芬 Ibuprofen

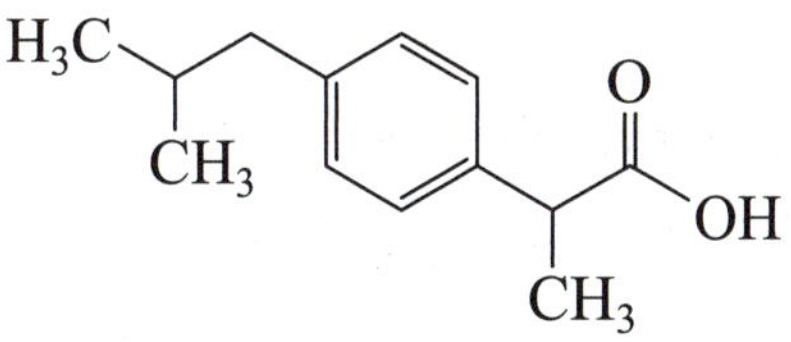

化学名为α-甲基-4-（2-甲基丙基）苯乙酸。

【性状】本品为白色结晶性粉末；有特异臭；易溶于乙醇、乙醚、丙酮或三氯甲烷，几乎不溶于水，易溶于碳酸钠和氢氧化钠溶液；熔点为74.5~77.5℃。

【化学性质】本品具有光学活性，临床使用消旋体。

异羟肟酸铁显色反应：本品分子中含有羧基，与氯化亚砜试液作用后，再与乙醇反应生成酯；再在碱性溶液中与盐酸羟胺试液作用，生成异羟肟酸盐，然后在酸性条件下加入三氯化铁试液，生成红色至暗紫色的异羟肟酸铁。

【用途】本品主要用于治疗风湿性及类风湿关节炎、急性痛风、强直性脊柱炎、骨关节炎、神经炎及红斑狼疮等。

【贮藏】密封保存。

考点

布洛芬的化学性质、用途。

吡罗昔康 Piroxicam

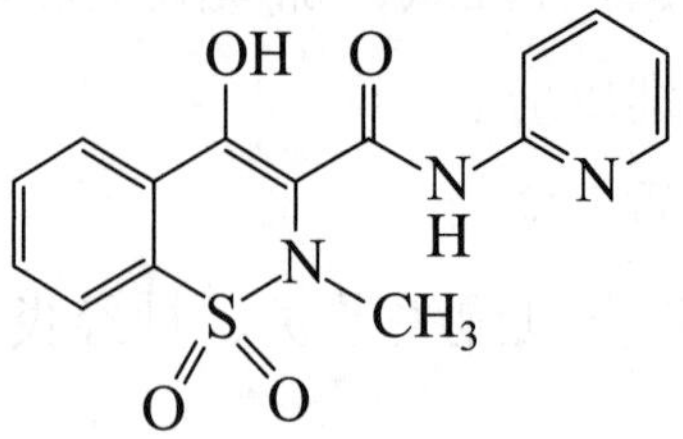

化学名为2-甲基-4-羟基-N-（2-吡啶基）-2H-1,2-苯并噻嗪-3-甲酰胺-1,1-二氧化物。

【性状】本品为类白色至微黄绿色的结晶性粉末；无臭；易溶于三氯甲烷，略溶于丙酮，微溶于乙醚或乙醇，几乎不溶于水，溶于酸，略溶于碱；熔点为198~202℃，熔融时同时分解。

【化学性质】本品显酸碱两性。分子中的烯醇式羟基显弱酸性，含有吡啶环，呈碱性。

本品三氯甲烷溶液遇三氯化铁试液，显玫瑰红色。

【用途】本品常用于治疗风湿性及类风湿关节炎、强直性脊柱炎、骨关节炎、急性痛风及急性骨骼损伤等。

【贮藏】遮光，密封保存。

第三节　抗痛风药

痛风病是由于体内嘌呤代谢紊乱所致的一种疾病，临床表现为高尿酸血症。尿酸盐结晶并沉积在关节、肾脏及结缔组织中，引起粒细胞浸润和局部炎症并产生疼痛。非甾体抗炎药只能缓解痛风的疼痛症状，只有抗痛风药才具有去除病因的作用。

抗痛风药是一类通过抑制尿酸的合成、抑制尿酸在肾小管的重吸收或促进尿酸排泄而产生治疗作用的药物。根据其作用特点主要分为三大类：抗痛风发作类，如秋水仙碱、吲哚美辛；促尿酸排泄类，如丙磺舒；尿酸合成阻断剂类，如别嘌醇。本节主要介绍丙磺舒、别嘌醇。

丙磺舒 Probenecid

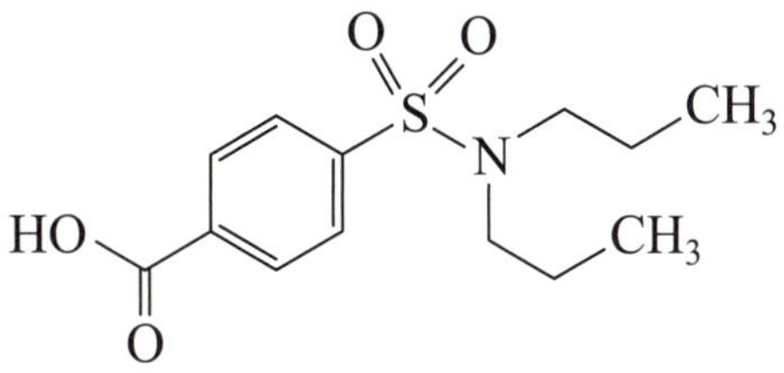

化学名为对-［（二丙氨基）磺酰基］苯甲酸。

【性状】本品为白色结晶性粉末；无臭；溶于丙酮，略溶于三氯甲烷或乙醇，几乎不溶于水和稀酸；溶于稀氢氧化钠溶液；熔点为198~201℃。

【化学性质】本品分子中含有苯甲酸结构，加入氢氧化钠溶液溶解后，再加入三氯化铁试液，即生成米黄色沉淀。

本品与氢氧化钠共热熔融后，分解产生亚硫酸，放冷，加入数滴亚硝酸试液，再经盐酸酸化后，过滤，滤液显硫酸盐的性质反应。

【用途】本品为抗痛风药，主要用于慢性痛风，对急性痛风无效。

【贮藏】遮光，密封保存。

● 考点

丙磺舒的主要化学性质、用途。

别嘌醇 Allopurinol

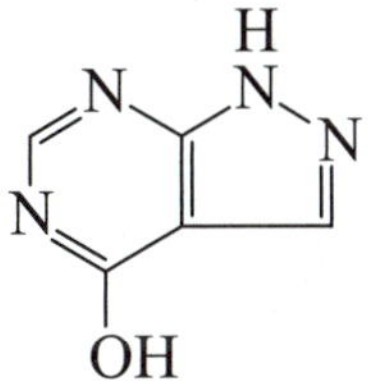

化学名为1H-吡唑并［3,4-d］嘧啶-4-醇。

【性状】本品为白色或类白色结晶性粉末；几乎无臭；极微溶于水，不溶于乙醚或三氯甲烷，易溶于氢氧化钾或氢氧化钠溶液。

【化学性质】本品在酸性条件（pH 3.1~3.4）下最稳定，若pH增大，则易分解。

本品与碱性碘化汞钾试液共热煮沸，放置后，产生黄色沉淀。

【用途】本品常用于痛风性肾病及慢性原发性或继发性痛风，对急性痛风无效。

【贮藏】遮光，密封保存。

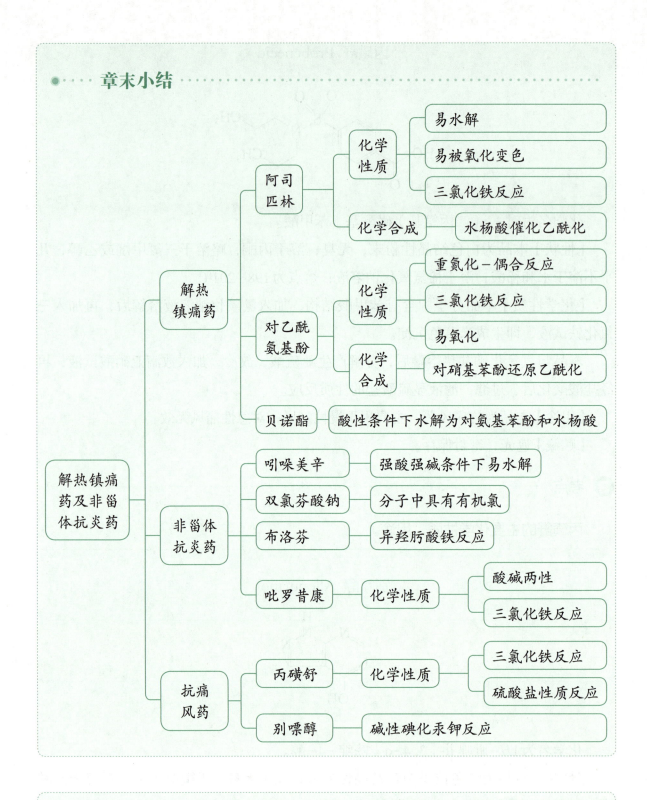

解热镇痛药及非甾体抗炎药
- 解热镇痛药
  - 阿司匹林
    - 化学性质
      - 易水解
      - 易被氧化变色
      - 三氯化铁反应
    - 化学合成
      - 水杨酸催化乙酰化
  - 对乙酰氨基酚
    - 化学性质
      - 重氮化-偶合反应
      - 三氯化铁反应
      - 易氧化
    - 化学合成
      - 对硝基苯酚还原乙酰化
  - 贝诺酯
    - 酸性条件下水解为对氨基苯酚和水杨酸
- 非甾体抗炎药
  - 吲哚美辛
    - 强酸强碱条件下易水解
  - 双氯芬酸钠
    - 分子中具有有机氯
  - 布洛芬
    - 异羟肟酸铁反应
  - 吡罗昔康
    - 化学性质
      - 酸碱两性
      - 三氯化铁反应
- 抗痛风药
  - 丙磺舒
    - 化学性质
      - 三氯化铁反应
      - 硫酸盐性质反应
  - 别嘌醇
    - 碱性碘化汞钾反应

· · · · 思考题

一、 名词解释

1. 重氮化-偶合反应

2. 非甾体抗炎药

二、 简答题

1. 长期存放后的阿司匹林为什么有醋酸臭气?

2. 以贝诺酯为例说明前药原理。

3. 吲哚美辛为什么要避光、密封保存?

4. 如何采用化学方法区分对乙酰氨基酚与阿司匹林?

5. 阿司匹林可否做成注射液使用? 为什么?

（林　洪）

第六章
呼吸、消化、泌尿和免疫系统疾病用药

第六章
数字内容

学习目标

- 掌握　西咪替丁、法莫替丁、奥美拉唑、氢氯噻嗪、螺内酯、甘露醇、苯海拉明、马来酸氯苯那敏的化学性质和贮藏。
- 熟悉　磷酸可待因、苯佐那酯、盐酸溴己新、盐酸氨溴索、乙酰半胱氨酸、甘露醇、多潘立酮、甲氧氯普胺、氯雷他定的用途和贮藏。
- 树立药品质量第一的观念和药品安全意识，培育优秀的职业素养和以人为本的药学理念。

情境导入

情境描述：

小王的爷爷经常咳嗽，长期服用复方甘草合剂。逐渐产生了依赖性，你知道复方甘草合剂含有什么止咳成分？为什么会吃上瘾呢？

学前导语：

复方甘草合剂含有的主要成分为可待因，有成瘾性和较强的呼吸抑制作用，不能长期服用。

第一节 镇咳药

一、概述

在呼吸感受器受到冷空气、炎症等刺激时，发出冲动传入延髓咳嗽中枢引起的生理反射即为咳嗽。凡过于频繁的剧咳，应适当应用镇咳药，以便缓解咳嗽症状。凡是能抑制咳嗽反射弧中任何一个环节的药物，都具有镇咳作用，均为镇咳药。而对咳嗽伴有痰多痰黏者，则需要将痰液或异物排出，保护呼吸道清洁和通畅，应采用祛痰药，以利于痰液排出和加强炎症疗效。

> **? 课堂活动**
>
> 你还记得因感冒咳嗽、脓痰时用过哪些药物吗？比如强力枇杷露、氨溴索糖浆里，有哪些重要的西药成分呢？

常用的镇咳药按作用部位和机制的不同分为：中枢性镇咳药和外周性镇咳药。中枢性镇咳药主要是通过直接抑制延髓咳嗽中枢产生镇咳作用的药物。本类药物可分为两大类：一类是依赖性或成瘾性镇咳药，主要有吗啡类生物碱及其衍生物，如可待因，镇咳的同时具有镇痛和镇静作用，还有成瘾性和较强的呼吸抑制作用；另一类是非依赖性或非成瘾性中枢镇咳药，如右美沙芬、喷托维林。

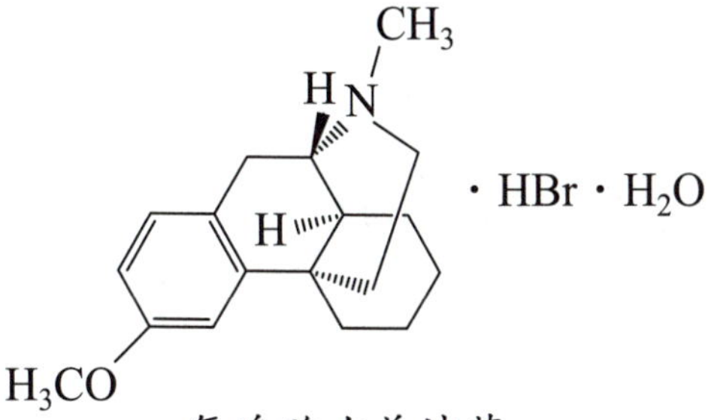

氢溴酸右美沙芬 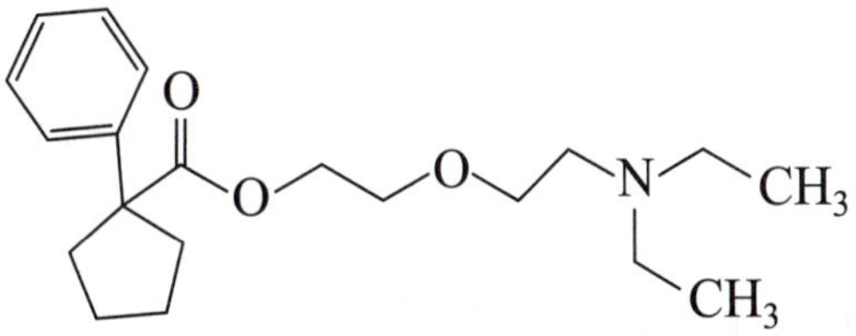　　　　　　　　　　喷托维林

外周性镇咳药又称为末梢性镇咳药，该类药物不直接抑制延髓咳嗽中枢，而是通过抑制咳嗽反射弧中的感受器、传入神经和传出神经中的任何一环节来控制咳嗽。如苯佐那酯通过麻醉呼吸道黏膜感受器而发挥镇咳作用。

● 考点

镇咳药的分类。

二、典型药物

磷酸可待因 Codeine Phosphate

$\cdot H_3PO_4 \cdot 1.5H_2O$

化学名为17-甲基-3-甲氧基-4,5α-环氧-7,8-二去氢吗啡喃-6α-醇磷酸盐倍半水合物。

【性状】本品为白色细微的针状结晶或结晶性粉末，无臭，味苦，有风化性。水溶液显酸性反应。本品在水中易溶，在乙醇中微溶，在三氯甲烷或乙醚中极微溶。

【化学性质】可待因在氨试液中有一定的溶解性。因此，本品水溶液加氨试液后不生成沉淀。本品加入氢氧化钠溶液，则析出游离的白色沉淀，熔点为153~156℃。

本品与三氯化铁试液不显色，但与硫酸共热后，由于醚键断裂后生成酚，遇三氯化铁生成蓝紫色络合物。

本品分子中无游离酚羟基较吗啡稳定，但遇光仍易变质，应避光保存。

【用途】本品镇痛作用约为吗啡的1/10，为中枢镇咳药，适用于各种原因引起的剧烈干咳，口服易吸收，有轻度成瘾性。

---

⑦ 课堂活动 ————————————————————

可待因和吗啡怎么用化学方法鉴别？

....

【贮藏】遮光、密封保存。

苯佐那酯 Benzonatate

化学名为4-正丁胺基苯甲酸-ω-甲氧基八聚（乙氧基）-乙酯。

【性状】本品为无色或淡黄色澄明油状液体，味苦，随后有麻痹感。与水、乙醇、乙醚及苯等能混溶，且能溶于脂肪烃以外的多种有机溶剂中。

【化学性质】本品分子中含有多个氧原子，可通过与水等形成氢键而溶解，加热后部分氢键被破坏，水溶液加热后显浑浊；本品水溶液加入少量酸后显浑浊，但加入过量酸后，因氨基成盐，溶解度增大，溶液又澄清。

本品化学结构与丁卡因相似，故具有较强的局部麻醉作用。吸收后分布于呼吸道，对肺的牵张感受器及感觉神经末梢有明显抑制作用，抑制肺迷走神经反射，从而阻断咳嗽反射的传入冲动，产生镇咳作用。本品镇咳作用强度略低于可待因，但不抑制呼吸。

【用途】本品为外周性镇咳药，抑制咳嗽反射，常用于急性支气管炎、支气管哮喘、肺炎、肺癌所引起的刺激性干咳、阵咳等。

【贮藏】遮光，密封保存。

📖 **考点**

可待因的主要化学性质及用途。

第二节　祛痰药

一、概述

祛痰药是一类能使痰液变稀或溶解而易于咳出的药物，痰液的排出可减少对呼吸道黏膜的刺激，间接起到镇咳和平喘作用。

祛痰药按作用方式可分为痰液稀释药和黏痰溶解药两类。痰液稀释药可促进黏液分泌，使痰液稀释，易于咳出。如愈创甘油醚。口服后因刺激胃黏膜引轻度恶心，反射性地促进呼吸道液体分泌增加而稀释痰液，使之易于咳出。黏痰溶解药可降解痰中的黏性成分，使痰液化，降低痰液黏度。如溴己新、氨溴索、乙酰半胱氨酸等。

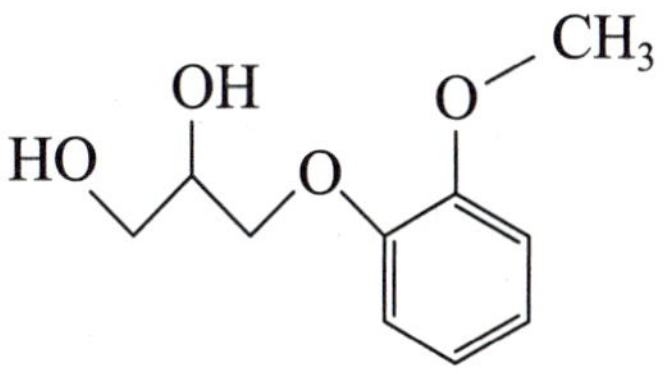

愈创甘油醚

祛痰药似乎都有刺激黏膜引起恶心的作用，为什么这样反而有利于咳痰呢？

二、典型药物

盐酸溴己新 Bromhexine Hydrochloride

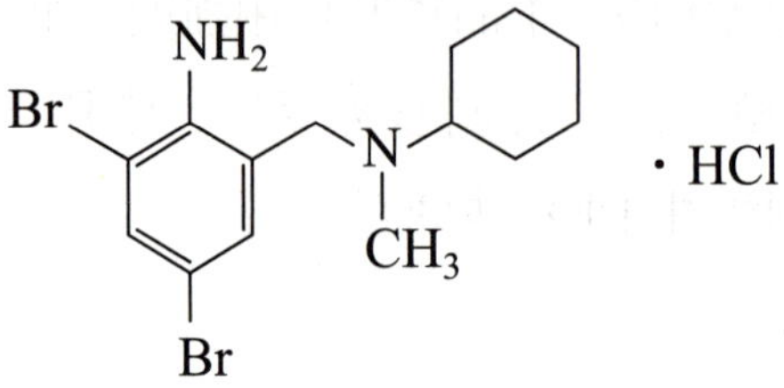

化学名为 N-甲基-N-环己基-2-氨基-3,5-二溴苯甲胺盐酸盐。

【性状】本品为白色或类白色的结晶性粉末，无臭、无味。在甲醇中略溶，在乙醇中微溶，在水中极微溶解。熔点为239~243℃。

【化学性质】本品结构中具有芳伯氨基，可发生重氮化-偶合反应。本品的乙醇溶液显氯化物的鉴别反应。本品为含溴的化合物，经氧瓶燃烧法进行有机破坏后变为无机溴化物，显溴化物的鉴别反应。

▶ 课程思政

研习新型冠状病毒感染的肺炎诊疗方案

严重急性呼吸系统综合征冠状病毒2（SARS-CoV-2）可通过飞沫、密切接触、气溶胶等形式传播。人群普遍易感。发热、乏力、干咳是新型冠状病毒感染（COVID-19）常见的临床症状。根据《新型冠状病毒感染的肺炎诊疗方案（试行第七版）》，目前临床上推荐使用α-干扰素、洛匹那韦/利托那韦、利巴韦林、磷酸氯喹、阿比多尔来进行抗病毒治疗。溴己新目前作为辅助治疗药物，用于对症治疗缓解患者的呼吸状况。

启示

作为未来的药学工作者，我们应该学习优秀医学工作者舍身为国、敢于担当的精神，积极投身于药学专业的学习中。

【用途】本品具有较强的降低痰液黏度的作用，用于治疗急性及慢性支气管炎、哮喘、肺气肿、支气管扩张等症，尤适用于慢性支气管炎、哮喘等引起的黏痰不易咳出的患者。

【贮藏】遮光，密封保存。

盐酸氨溴索 Ambroxol Hydrochloride

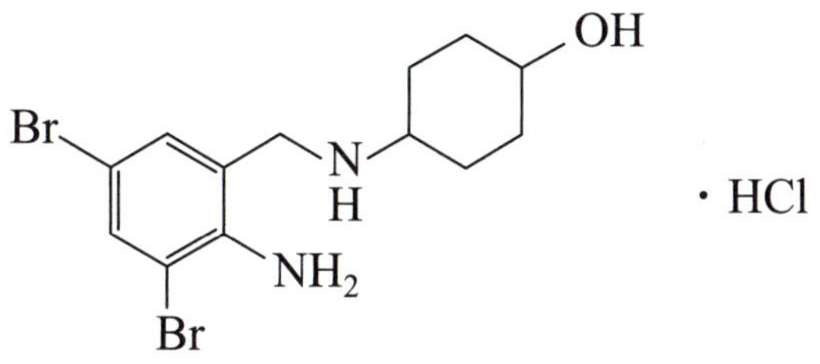

化学名为4-［（2-氨基-3,5-二溴苄基）氨基］环己醇盐酸盐。

【性状】本品为白色至微黄色结晶性粉末，几乎无臭。在甲醇中溶解，在乙醇中微溶，在水中略溶。

【化学性质】本品为盐酸溴己新的N-去甲基、氨基环己基对位引入反式羟基的活性代谢产物。性质与盐酸溴己新几乎相同，结构中也具有芳伯氨基，可发生重氮化-偶合反应。

本品经氧瓶燃烧有机破坏，再经氢氧化钠溶液吸收后，加酸调至中性，溶液显溴化物的鉴别反应。

本品水溶液显氯化物的鉴别反应。

【用途】本品具有促进黏液排出作用及溶解分泌物的特性，可促进呼吸道内部黏稠分泌物的排出及减少黏液的滞留，改善呼吸状况。本品用于伴有痰液分泌不正常及排痰功能不良的急性、慢性呼吸道疾病，例如慢性支气管炎急性加重、喘息型支气管炎、支气管扩张及支气管哮喘的祛痰治疗，手术后肺部并发症的预防性治疗，早产儿及新生儿的婴儿呼吸窘迫综合征的治疗。

【贮藏】遮光，密封保存。

乙酰半胱氨酸 Acetylcysteine

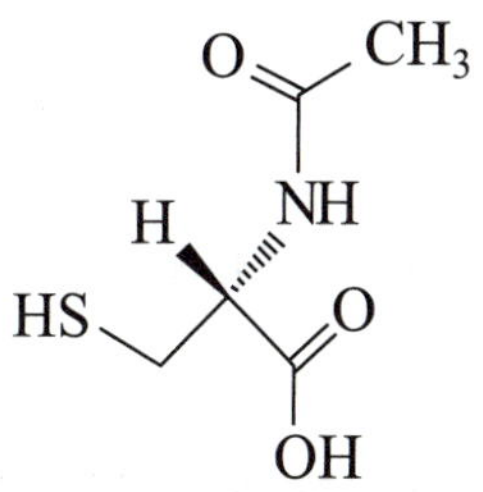

化学名为 N- 乙酰基 -L- 半胱氨酸。

【性状】本品为白色或类白色结晶性粉末，有类似蒜的臭气，有引湿性。在水或乙醇中易溶。熔点为 104~110℃。

【化学性质】本品分子中的巯基（—SH）易被氧化，并呈现氨基酸性质。

【用途】本品为黏液溶解剂，分子中的巯基（—SH）可使黏蛋白中的双硫键（—S—S—）断裂，使痰中的黏蛋白分解，降低痰黏度，使黏痰易咳出。本品适用于治疗大量黏痰阻塞引起的呼吸困难及咯痰困难，如术后咯痰困难、急慢性支气管炎、支气管扩张、肺炎、肺结核、肺气肿等引起的痰液黏稠和咯痰困难等。

【贮藏】遮光，密封保存。

 考点

了解祛痰药的典型药物名称及用途。

第三节　抗溃疡药

一、H₂ 受体拮抗剂

知识链接

H₂ 受体拮抗剂的研究历史

H₂ 受体拮抗剂抑制组胺 H₂ 受体兴奋引起的胃酸分泌作用。第一个 H₂ 受体拮抗剂西咪替丁（Cimetidine）于 1976 年上市，它很快就取代了传统的抗酸药，成为当时治疗消化性溃疡的首选药物，掀起了消化性溃疡治疗史上的"泰胃美"革命。雷尼替丁（Ranitidine）、法莫替丁（Famotidine）分别于 1983 年和 1986 年上市，一系列 H₂ 受体抗剂相继问世，使得 H₂ 受体拮抗剂在消化性溃疡的临床治疗中发挥重要作用。

H₂ 受体拮抗剂按化学结构分为四类：咪唑类、呋喃类、噻唑类、哌啶类。

（一）咪唑类

保留组胺结构的咪唑环，侧链引入含硫醚的四原子链和末端取代的胍基，得到第一个用于临床的H_2受体拮抗剂上市药物——西咪替丁。它一问世很快就成了治疗消化性溃疡的首选药物，取代了传统的用抗酸药中和过量胃酸的治疗方法，并开辟了寻找治疗消化性溃疡药物的领域，称为第一代H_2受体拮抗剂。

> **课堂活动**
>
> 根据药物结构分析一下，没有成盐的H_2受体拮抗剂是酸性还是碱性的？能不能溶于水，或乙醇？

西咪替丁 Cimetidine

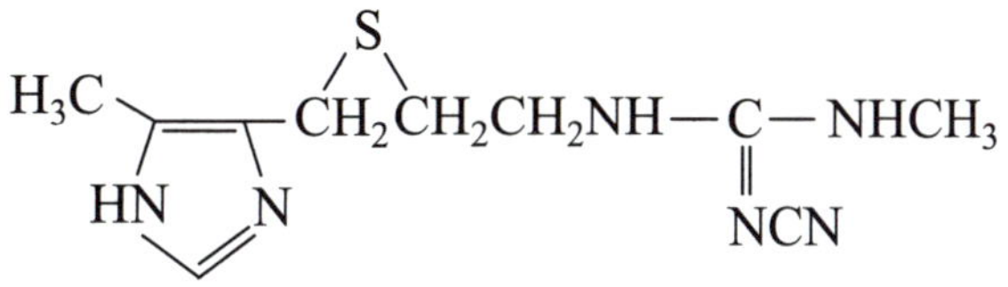

$$H_3C \quad CH_2CH_2CH_2NH-C-NHCH_3$$

化学名为1-甲基-2-氰基-3-[2-[[（5-甲基咪唑-4-基）甲基]硫代]乙基]胍。

【性状】本品为白色或类白色结晶性粉末。几乎无臭，味微苦。易溶于甲醇，溶于乙醇，微溶于水，不溶于乙醚。熔点为140~146℃。

【化学性质】本品的咪唑环和胍基结构具有碱性，能与酸成盐。

本品在室温、干燥状态下稳定。但在过量的稀盐酸中，氰基能缓慢水解成酰胺基，加热则进一步水解生成胍类。

本品水溶液加入少量氨试液，再加入硫酸铜试液，生成蓝灰色沉淀，沉淀溶于过量氨试液中，可与一般胍类化合物相区别。

本品经灼烧放出硫化氢气体，使湿润的醋酸铅试纸变黑。

【用途】本品为组胺H_2受体拮抗剂。主要用于胃及十二指肠溃疡、上消化道出血等的治疗。宜长期服药，中断后可能复发。

【贮藏】密闭保存。

> **课堂活动**
>
> 西咪替丁灼烧破坏后，放出什么气体，能用什么试纸测出来？

（二）呋喃类

用呋喃环替代西咪替丁的咪唑环，从而开发出了雷尼替丁，成了第二个上市的H_2受体拮抗剂。本品的作用比西咪替丁强5~8倍，对胃及十二指肠溃疡疗效好，而且有速效和长效的特点。其无抗雄激素和引起精神错乱的副作用，与其他药物的相互作用也较小，称为第二代H_2受体拮抗剂抗溃疡药。

$$H_3C\text{—N}\overset{\displaystyle}{\underset{H_3C}{}} \cdots \text{CH}_2\text{CH}_2\text{CH}_2\text{NH—C—NHCH}_3 \cdot \text{HCl}$$

雷尼替丁

（三）噻唑类

继雷尼替丁之后，于1986年又上市了法莫替丁，此药物具有噻唑环母核。与西咪替丁相比，也有作用强，副作用少，良好的药代动力学性质等特点。法莫替丁的作用是西咪替丁30~100倍，比雷尼替丁强6~10倍，称为第三代H_2受体拮抗剂抗溃疡药。

法莫替丁 Famotidine

$$\underset{H_2N}{\overset{H_2N}{}}\text{C=N} \cdots \text{CH}_2\text{CH}_2\text{CH}_2\text{—C—NH}_2$$

化学名为［1-氨基-3-［［［2-［（二氨基亚甲基）氨基]-4-噻唑基］甲基］硫基］亚丙基］硫酰胺。

【性状】本品为白色或类白色结晶性粉末，味微苦，对光敏感，遇光色变深；易溶于冰醋酸，微溶于甲醇，几乎不溶于水和三氯甲烷，极微溶于丙酮。

【化学性质】本品的噻唑环和二氨基亚甲基结构具有碱性，能与酸成盐。盐酸法莫替丁分子结构中有硫原子，当用小火缓缓加热时产生硫化氢气体，可使湿润的醋酸铅试纸变黑。

【用途】本品是继西咪替丁和雷尼替丁之后出现的又一种H_2受体拮抗剂，特异性高，对夜间胃酸分泌的抑制作用显著，也可抑制五肽胃泌素刺激的胃酸分泌，其作用强度比西咪替丁的大32倍，比雷尼替丁的大9倍，维持时间也较长。本品无抗雄性激素的副作用，也不干扰肝脏氧化代谢。

【贮藏】遮光，密封保存。

（四）哌啶类

罗沙替丁是一类新型的强效和长效的抗溃疡药。结构中引入哌啶环，吸收好，作用时间延长，抑制胃酸分泌作用比西咪替丁强4~6倍。

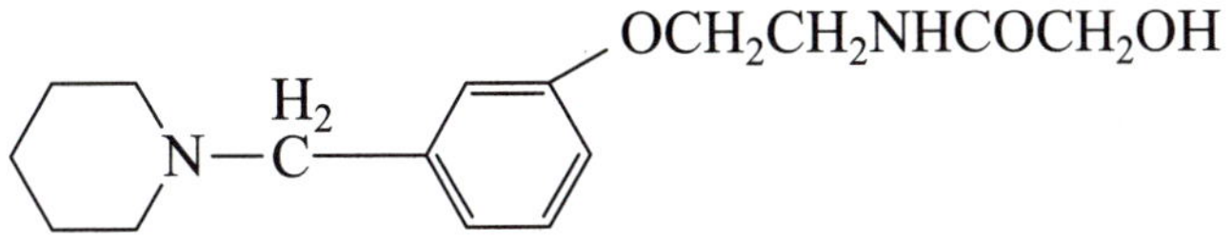

$$OCH_2CH_2NHCOCH_2OH$$

罗沙替丁

二、质子泵抑制剂

质子泵是一种对ATP依赖的H^+/K^+-ATP酶，质子泵仅存在于胃壁细胞表层，具有排氢离子、氯离子，重吸收钾离子的作用，表现为向胃腔直接分泌浓度很高的胃酸。质子泵抑制剂相比于H_2受体拮抗剂具有作用专一、选择性高、毒副作用小等优点，是已知的抑制胃酸分泌作用最强的药物，在治疗消化性溃疡方面具有重要的价值。

🔗 知识链接

奥美拉唑的研究历史

奥美拉唑是第一个上市的质子泵抑制剂。20世纪70年代初，在筛选抗病毒药物时，发现吡啶硫代乙酰胺具有抑制胃酸分泌的作用，但对肝脏的毒性较大，其毒性可能与—CSNHz基团有关。将硫代酰氨基用硫脲取代，得到H7767，具有抑制胃酸分泌的作用。随后研究发现，含亚砜连接链和苯并咪唑环的替莫拉唑（Timoprazole）具有强烈抑制胃酸分泌的作用，但由于它阻断甲状腺对碘的摄取，而未能用于临床。将吡啶环和苯并咪唑环上引入适合的取代基可消除该副作用，得到吡考拉唑（Picoprazole），吡考拉唑苯并咪唑环上取代的酯基不稳定，易水解。酯基被亚砜基替代，进一步得到了奥美拉唑。

第一个上市的质子泵抑制剂是奥美拉唑，随后兰索拉唑和泮托拉唑等相继上市。

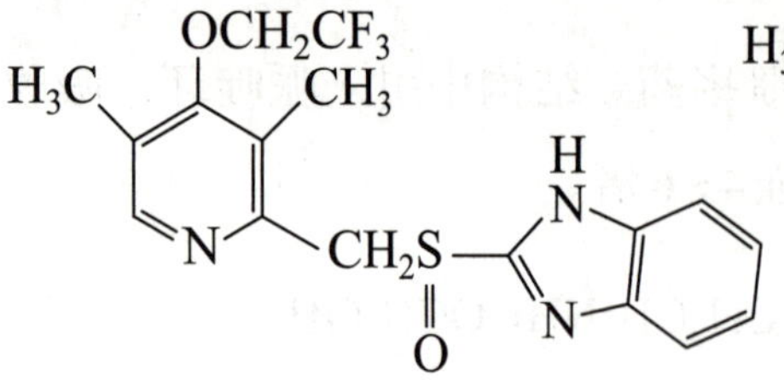

兰索拉唑

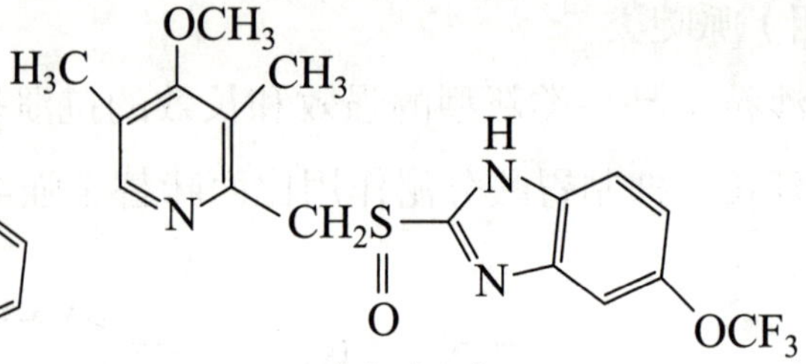

泮托拉唑

奥美拉唑 Omeprazole

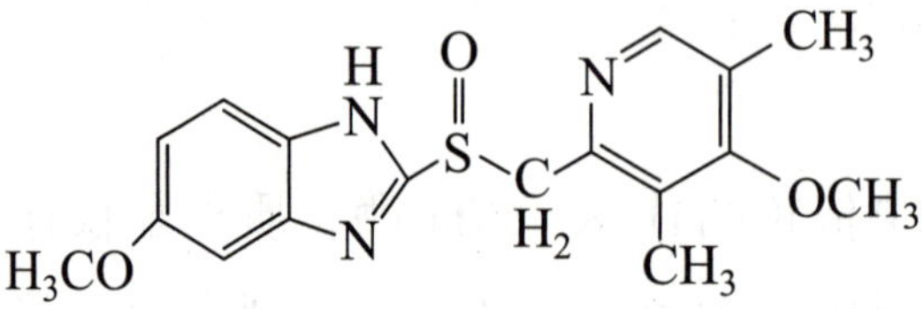

化学名为5-甲氧基-2-[[(4-甲氧基-3,5-二甲基-2-吡啶基)-甲基]-亚磺酰基]-1H-苯并咪唑。

【性状】本品为白色或类白色结晶。易溶于N,N-二甲基甲酰胺，溶于甲醇、乙腈，难溶于水。熔点为156℃。

【化学性质】本品是两性化合物，易溶于碱液，在强碱性水溶液中很快分解。

⑦ 课堂活动

奥美拉唑的酸性基团和碱性基团各是哪个?

奥美拉唑的化学结构由苯并咪唑环、吡啶环和联结这两个环系的亚磺酰基构成。分子中的苯并咪唑环，显弱碱性；亚磺酰基显弱酸性。本品因亚砜上的硫有手性，故具有光学活性，药用其外消旋体。

▶ 课程思政

奥美拉唑肠溶胶囊通过一致性评价

2021年是非凡的一年，也是难忘的一年，百年变局和世纪疫情交织，发展机遇和风险挑战都前所未有。在抗击新冠肺炎疫情的过程中，中西医结合、中西药并用是中国疫情防控的一大亮点，新时期让世界认识中医药、受惠中医药恰逢其时。

与此同时，化学药与生物药随着药品审评审批提速，大量重磅新药加速上市。随着国家深入推进药品审评审批制度改革，各大跨国药企纷纷加码中国市场，加速引进创新药，国内创新药企新贵也在加快研发进展，剑指原创新药。

2021年11月，悦康药业发布公告称其奥美拉唑肠溶胶囊（20mg）通过一致性评价。该产品借助悦康药业缓控释制剂技术平台－膜控型缓控释技术、高端药用辅料研发技术平台等研发平台，在生产过程中使用了奥美拉唑肠溶胶囊及其制备方法等多种专利，于2015年获得国家科学技术进步奖二等奖。

启示

作为未来中国医药工作者，必须把发扬祖国医药事业、创造有价值的新药当作己任！

【用途】本品为无活性的前药，因其碱性很强，所以能选择性地分布于胃壁细胞的胞膜和微管囊泡上的低pH酸性环境中，经H^+催化重排为活性物质，与H^+/K^+-ATP酶结合，使酶失活，抑制胃酸分泌。

【贮藏】遮光，密封，在干燥、冷处保存。

考点

掌握西咪替丁、法莫替丁、奥美拉唑的化学性质和贮藏。

第四节　胃肠促动药

一、概述

胃肠动力障碍会导致反流症状、反流性食管炎、消化不良、肠梗阻等临床常见病。促胃肠动力药通过增加胃肠推进性运动，增强胃肠道收缩，促进胃肠排空，降低细菌滞留时间，减少溃疡创面感染的机会，减轻食物对胃窦部G细胞和胃壁细胞的刺激，抑制胃酸的分泌，改善功能性消化不良。

胃肠推进性蠕动受神经、体液等因素调节，乙酰胆碱、多巴胺、5-羟色胺等神经递质起到重要作用。胃肠促动药按作用机制可分为多巴胺D受体拮抗剂、5-HT受体激动剂和胃动素受体激动剂。

胃肠促动药按化学结构可分为苯并咪唑类、苯甲酰胺类、苯并呋喃酰胺类及吲哚烷胺类。

二、典型药物

多潘立酮 Domperidone

化学名为5-氯-1-［1-［3-（2,3-二氢-2-氧代-1H-苯并咪唑-1-基）丙基］4-哌啶基］-2,3-二氢-1H-苯并咪唑-2-酮。

【性状】本品为白色或类白色粉末。几乎不溶于水，溶于二甲基甲酰胺，微溶于乙醇和甲醇。熔点为242.5℃。

【化学性质】本品含苯并咪唑和哌啶基，故碱性较强。

🔗 知识链接 ···

多潘立酮的工艺改进

目前已报道的多潘立酮合成工艺主要有两种，一种以1-（3-氯丙基)-2,3-二氢-1H-苯并咪唑-2-酮与5-氯-1-（哌啶-4-基）-1,3-二氢-2H-苯并咪唑-2-酮为原料，在4-甲基-2-戊酮中反应24小时，收率为30%；另一种以1-（3-胺丙基）苯并咪唑-2-酮与5-氯-1-（哌啶-4-基)-1,3-二氢-2H-苯并咪唑-2-酮为原料，在硝基甲烷中反应32小时，收率为51%。两种工艺制得的多潘立酮都呈类白色，收率、纯度均较低，所含杂质较多，而且存在反应时间较长、后处理烦琐等缺点。

王宁、崔建兰等在合成目标化合物时，发现氧气会氧化一部分产物，导致产物收率、纯度降低。他们利用高压釜作为反应容器，在氮气氛围下进行长时间保护反应，极大提高了产物的质量，而且通过对合成工艺各因素的改善，采用混合溶剂法将多潘立酮收率从文献方法的30%提高到67.2%，反应时间从24小时缩短为10.5小时。此外，他们对后处理工艺也进行了改善，通过在二甲基亚砜（DMSO）中加入活性炭脱色，观察到明显的脱色效果，纯度提高，色度由类白色变为纯白，简化了后处理工艺，具有良好的工业前景。

【用途】本品为作用较强的外周D_2（多巴胺）受体拮抗剂，有促进胃动力及镇吐作用。使胃排空速率加快，并抑制各种原因所致的恶心、呕吐。用于由胃排空延缓、胃食管反流、慢性胃炎、食管炎引起的消化不良症状，治疗恶心、呕吐疾病症状；并抑制各种原因恶心、呕吐；用于缓解胃肠动力障碍。

本品的极性较大，不能透过血脑屏障，故较少有甲氧氯普胺的锥体外系症状。

【贮藏】避光，密闭保存。

🔖 考点

了解促胃肠动力药的分类及作用。

第五节 止吐药

一、概述

止吐药是指防止或减轻恶心和呕吐的药物。止吐药通过不同环节抑制呕吐反应，包括以下几类：①吩噻嗪类药物，如氯丙嗪，主要抑制催吐化学感受区，对各种呕吐均有效；②抗组胺药，常用于晕动病呕吐，如苯海拉明；③抗胆碱能药，如东莨菪碱。其他还有甲氧氯普胺（胃复安）、多潘立酮（吗丁啉）等。甲氧氯普胺是第一个用于临床的多巴胺D_2受体拮抗剂类促胃动力药，也是一种止吐药，对中枢及外周多巴胺D_2受体均有拮抗活性，但容易引起锥体外系反应。

二、典型药物

甲氧氯普胺 Metoclopramide

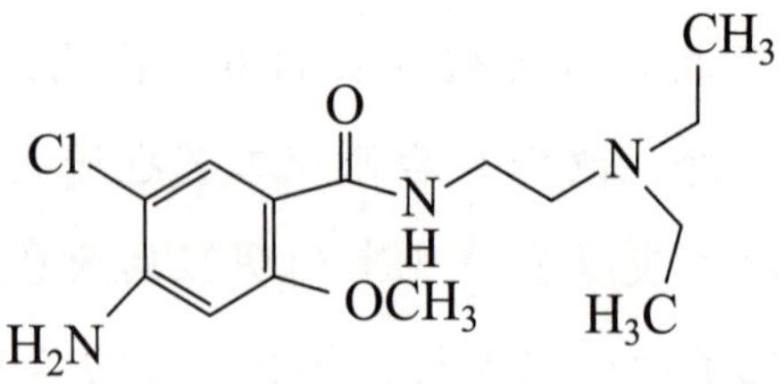

本品化学名为 N-[（2-二乙氨基）乙基]-4-氨基-2-甲氧基-5-氯-苯甲酰胺。

【性状】本品为白色结晶性粉末；无臭，味苦。在三氯甲烷中溶解，在乙醇或丙酮中略溶，在乙醚中极微溶解，在水中几乎不溶；在酸性溶液中溶解。熔点为 147~151℃。

【化学性质】本品有芳伯氨基，易氧化，也可以发生重氮化-偶合反应。

【用途】本品为作用较强的中枢及外周 D_2（多巴胺）受体拮抗剂，有促进胃动力及镇吐作用。使胃排空速率加快，并能抑制各种原因所致的恶心、呕吐。

【贮藏】避光，密闭保存。

📖 考点

了解甲氧氯普胺的作用。

第六节　泌尿系统疾病用药

一、利尿药

利尿药直接作用于肾脏的不同部位，影响肾小管和集合管对 Na^+、Cl^- 等电解质、水的重吸收，促进电解质和水，特别是 Na^+ 的排出，增加肾脏对尿的排泄速度，使尿量增加。常用利尿药根据化学结构可分为 α、β-不饱和酮类、磺酰胺类及苯并噻嗪类、醛甾酮类、含氮杂环类。

利尿药的作用部位

利尿药的主要靶器官是肾脏，它通过影响肾单位对钠离子及其他离子的重吸收而发挥药理作用。每个肾脏大约有一百万个能够独立进行尿生成的肾单位，每个肾单位由肾小球和肾小管组成。肾小球是一团特殊的毛细血管网，肾小管从解剖和功能上又可分为近曲小管、髓袢和远曲小管。尿的生成过程包括肾小球滤过、肾小管与集合管的重吸收与分泌三个过程。肾单位的每个组成部分以不同的方式来完成肾脏的基本功能，因此它们也就成为了不同类型的利尿药的作用靶点。

氢氯噻嗪 Hydrochlorothiazide

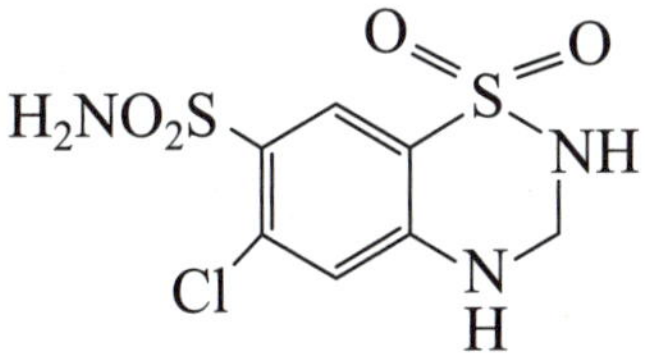

化学名为6-氯-3,4-二氢-2H-1,2,4-苯并噻二嗪-7-磺酰胺-1,1-二氧化物。

【性状】本品为白色结晶性粉末，无臭，味微苦。可溶于丙酮，微溶于乙醇，不溶于水、氯仿或乙醚，溶于氢氧化钠溶液。熔点为265~273℃，熔融时同时分解。

【化学性质】本品在氢氧化钠溶液中加热易水解，生成的水解产物其一具有芳香第一伯胺基，故可发生重氮化-偶合反应；其二为甲醛，可与变色酸缩合，生成蓝紫色化合物。

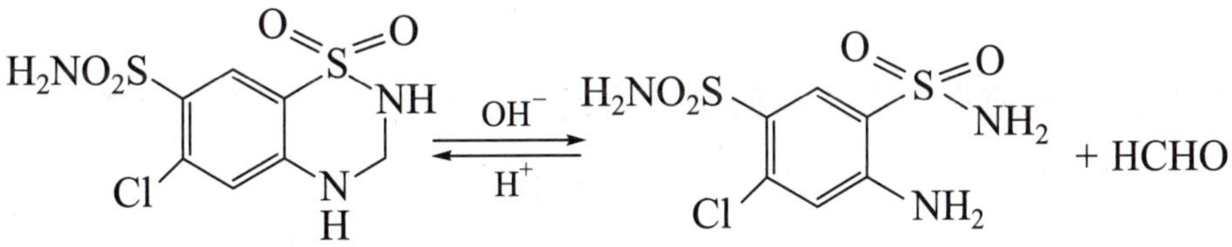

❓ **课堂活动**

用什么化学方法鉴别氢氯噻嗪比较好？它有什么特殊基团？

【用途】本品兼有利尿作用和降压作用。但长期、大剂量使用可引起低钾血症，应注意补钾或与保钾利尿药合用。

【贮藏】遮光，密封保存。

螺内酯 Spironolactone

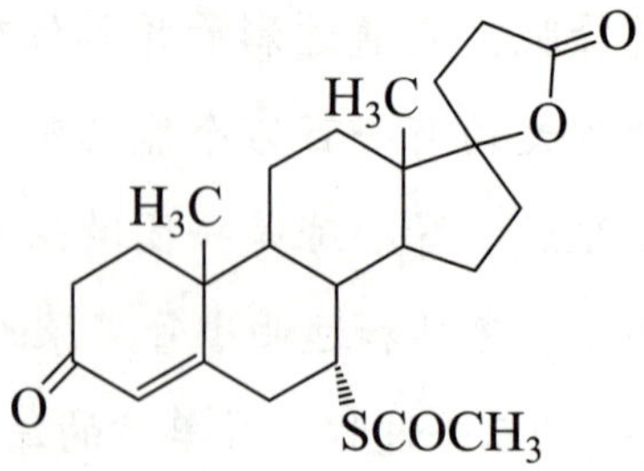

化学名为17β-羟基-3-氧代-7α-（乙酰硫基）-17α-孕甾-4-烯-21-羧酸-γ-内酯。

【性状】本品为白色或类白色的细微结晶性粉末，有轻微的硫醇臭；极易溶于三氯甲烷，易溶于苯、乙酸乙酯，溶于乙醇，难溶于水。熔点为203~209℃，熔融时同时分解。

【化学性质】本品分子结构中具有甾环，加硫酸后，溶液显橙黄色并有强烈的黄绿色荧光。

本品分子结构中含有机硫，经硫酸加热破坏，产生硫化氢气体，遇湿润的醋酸铅试纸显暗黑色。

【用途】本品为低效能利尿药，临床上用于醛固酮增多而引起的顽固性水肿。长期单独使用可致高钾血症及男性雌性化。常与其他利尿药合用以提高疗效。

【贮藏】遮光，密封保存。

二、脱水药

脱水药是指能迅速提高血浆渗透压，使组织脱水的药物。由于此类物质在肾排泄时有渗透性利尿作用，又称渗透性利尿药。脱水药的共同特点是：①静脉注射后不易从毛细血管扩散进入组织；②在肾小球内可自由滤过，不易被肾小管重吸收；③在体内不被或少被代谢。

甘露醇 Mannitol

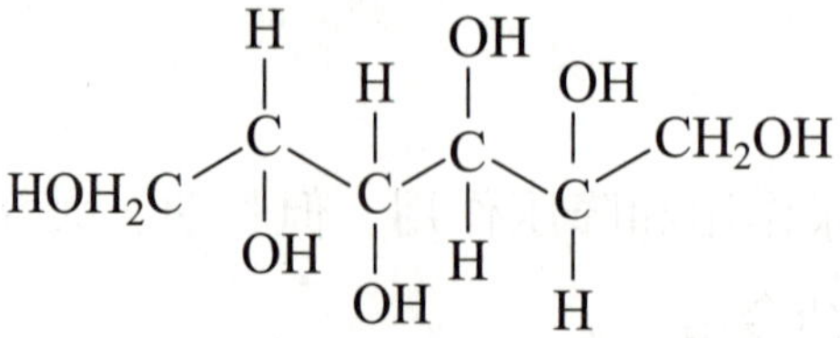

化学名为D-甘露糖醇。

【性状】本品为白色结晶性粉末，无臭，味甜。易溶于水，略溶于乙醇，几乎不溶于乙醚。熔点为166～170℃。

【化学性质】本品的饱和水溶液与三氯化铁试液及氢氧化钠试液作用，即生成棕黄色沉淀，振摇不消失；滴加过量的氢氧化钠试液，因形成配位化合物而溶解成棕色溶液。

【用途】本品20%的高渗水溶液静脉给药后，能迅速提高血浆渗透压，使组织内、脑脊液、房水中过多的水转移至血液而呈脱水作用。为治疗脑水肿、降低颅内压的首选药，也可用于降低眼压，治疗青光眼，早期应用可预防或治疗急性肾功能衰竭。

【贮藏】密闭保存。

 考点

掌握氢氯噻嗪、螺内酯、甘露醇的化学性质和贮藏。

第七节　组胺和抗组胺药

过敏性疾病致病原因与组胺有关。组胺广泛存在于自然界多种植物、动物、微生物体内。它是由组氨酸在脱羧酶催化下脱羧而成，H_1 受体兴奋可引起过敏反应，拮抗组胺与受体间的作用可防治过敏与消化性溃疡疾病。

$$
\begin{array}{c}
\underset{\text{N}}{\overset{\text{N}}{\underset{\text{H}}{\bigcirc}}}\quad \text{CH}_2\text{CH}-\text{R}\atop\qquad\quad|\atop\qquad\ \ \text{NH}_2
\end{array}
\quad
\begin{array}{l}
\text{R=H}\qquad\quad\text{组胺}\\
\text{R=COOH}\quad\text{组氨酸}
\end{array}
$$

过敏性疾病是目前较常见的多发疾病，其致病因素及疾病机制很复杂，但最终都与体内的过敏介质——组胺、白三烯、缓激肽有直接关系。阻断这些介质的作用就有抗过敏的活性。因此抗过敏药分为组胺 H_1 受体拮抗剂、过敏介质释放抑制剂、白三烯拮抗剂和缓激肽拮抗剂。本节重点介绍 H_1 受体拮抗剂。

H_1 受体拮抗剂按化学结构不同可分为氨基醚类、乙二胺类、三环类、丙胺类、哌嗪类和哌啶类。

非镇静H₁受体拮抗剂的结构改造

针对第一代H₁受体拮抗剂脂溶性较高，易通过血脑屏障进入中枢，产生中枢抑制和镇静的副作用，以及由于对H₁受体选择性不够强，常不同程度地呈现出抗肾上腺素、抗5-羟色胺、抗胆碱、镇痛、局部麻醉等副作用的缺点，寻找限制进入中枢和提高对H₁受体的选择性的新型抗组胺药，发展了非镇静H₁受体拮抗剂。前述的氨基醚类和丙胺类大部分都属于镇静H₁受体拮抗剂。人们通过引入亲水性基团使药物难以通过血脑屏障进入中枢，克服镇静作用。而有些药物则是对外周H₁受体有较高的选择性，避免中枢副作用。比如哌啶类选择性外周H₁受体拮抗剂，以及少数三环类和哌嗪类药物。

一、氨基醚类

苯海拉明具有较好的抗组胺活性，但有嗜睡、神经过敏、镇静等副作用，其与8-氯茶碱形成复盐茶苯海明，为临床常用抗晕止吐药。本类药物尚有司他斯汀、氯马斯汀等。氯马斯汀为无嗜睡作用的H₁受体拮抗剂。

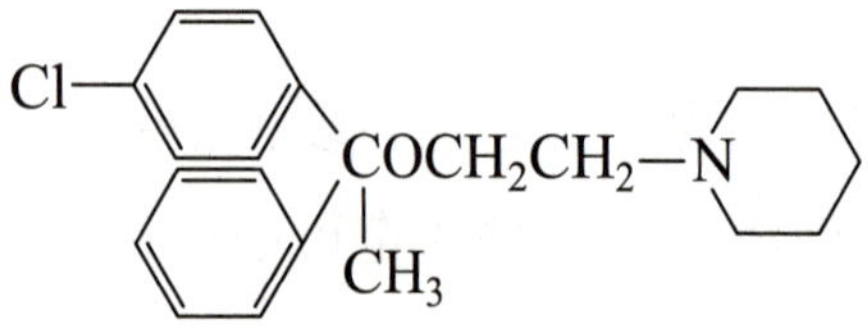

司他斯汀 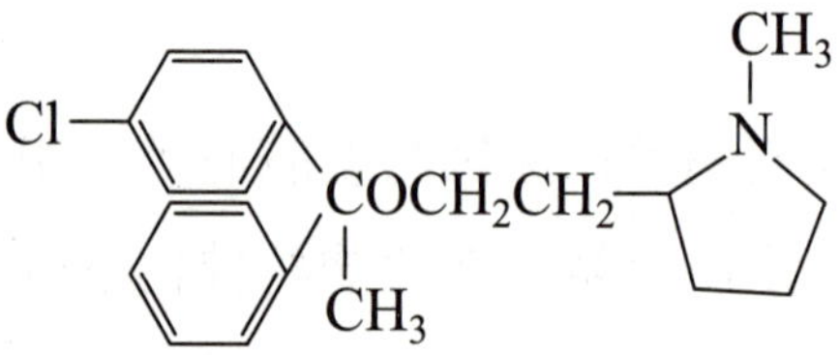　　　　　　　　　　　氯马斯汀

盐酸苯海拉明 Diphenhydramine Hydrochloride

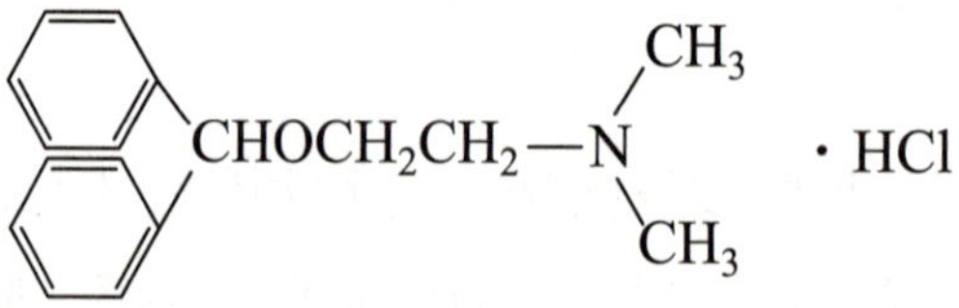

化学名为 *N, N*-二甲基-2-（二苯基甲氧基）乙胺盐酸盐。

【性状】本品为白色结晶性粉末。无臭，味苦，随后舌有麻痹感。极易溶解于水，易溶于乙醇或三氯甲烷，略溶于丙酮，极微溶解于乙醚或苯。熔点为167~171℃。

【化学性质】苯海拉明虽为醚类化合物，但因本身结构特点，比一般的醚易受酸的催化而分解，生成二苯甲醇和二甲氨基乙醇。由于二苯甲醇的水溶性低，冷却凝固为白色蜡状，使本品的澄明度受到影响。当存在二苯甲醇杂质时遇光不稳定，可被氧化变色。

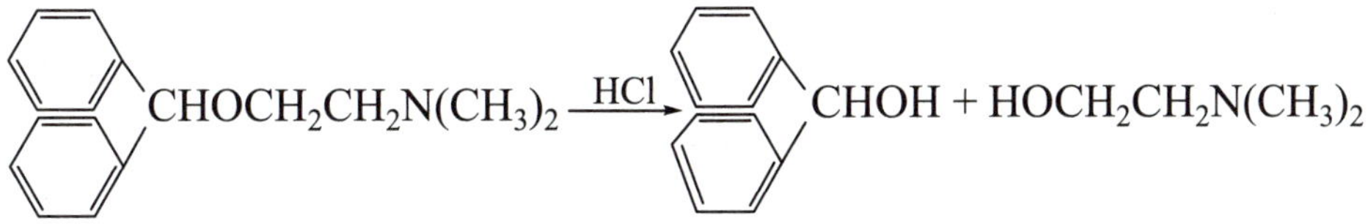

$$\text{CHOCH}_2\text{CH}_2\text{N(CH}_3)_2 \xrightarrow{\text{HCl}} \text{CHOH} + \text{HOCH}_2\text{CH}_2\text{N(CH}_3)_2$$

> **❓ 课堂活动**
>
> 用什么化学方法可以让苯海拉明的水溶液产生白色乳浊，加热沸腾，析出油状液体，放冷，凝固成白色蜡状固体，这白色蜡状固体是什么？

本品遇硫酸初显黄色，随即变成橙红色，加水稀释即成白色乳浊液。

本品结构中的无机氯离子与硝酸银试液作用生成白色凝乳状沉淀，显氯化物的鉴别反应。

【用途】本品为抗组胺药。临床上适用于皮肤、黏膜的过敏性疾病，并有镇静和镇吐作用，故常用于乘车、船引起的恶心、呕吐等。

【贮藏】密封保存。

二、乙二胺类

本类和氨基醚类抗组胺药的结构十分相似，乙二胺类中的两个氮原子，分别构成杂环，仍为有效抗组胺药。曲吡那敏为本类药物。

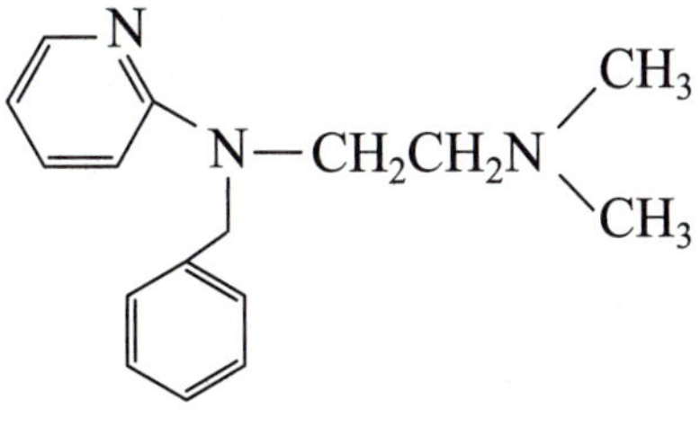

曲吡那敏

三、丙胺类

将氨基醚的氧原子或乙二胺的氮原子改为碳原子，即得丙胺类 H_1 受体拮抗剂。本类药物氯苯那敏、阿伐斯汀等，后者为无镇静作用的H_1受体拮抗剂。

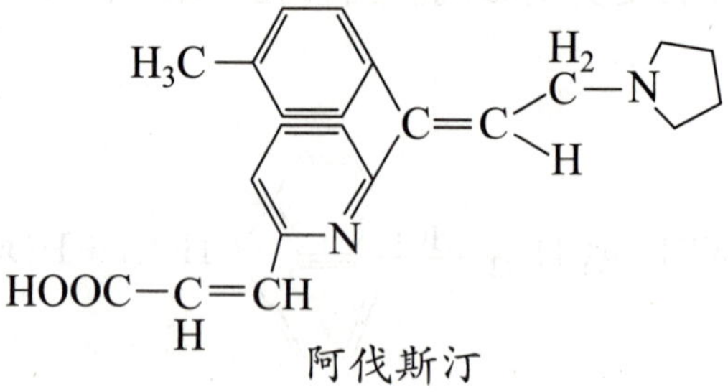

阿伐斯汀

马来酸氯苯那敏 Chlorphenamine Maleate

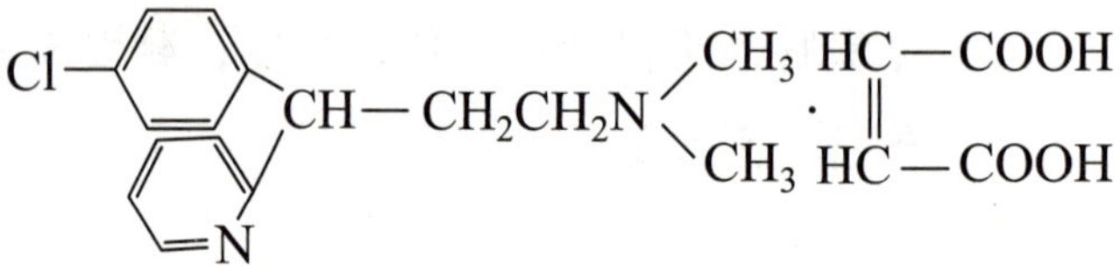

化学名为N,N-二甲基-γ-（4-氯苯基）-2-吡啶丙胺顺丁烯二酸盐。

【性状】本品为白色结晶性粉末。无臭，味苦。易溶于水、乙醇或三氯甲烷，微溶于乙醚。熔点为131.5~135℃。本品分子结构中含有一个手性碳原子，有旋光异构体，药用品为外消旋体。

【化学性质】本品分子结构中有一个手性碳原子，具有旋光异构体，S构型右旋体的活性强于R构型左旋体，药用品为其外消旋体。

本品加稀硫酸后，加高锰酸钾试液，红色褪去，系马来酸中不饱和键发生反应，生成二羟基丁二酸所致。

🔗 **知识链接**

氯苯那敏工艺合成的改进

杨林丽、曾晓萍等优化得到了一条合成氯苯那敏的新工艺路线，总收率为35.2%，且所得中间体和终产物均无须采用柱色谱纯化，所有中间体经萃取纯化后直接用粗品投入下一步反应中即可。将氯苯那敏粗品与马来酸在异丙醇中成盐，过滤析出的沉淀，再经碱化游离可得到纯度较高的氯苯那敏，最后再重复前一步氯苯那敏与马来酸成盐的操作，即可得到目标产物马来酸氯苯那敏，纯度可达99.5%以上。

本品含有双键、吡啶环，对光不稳定，所以应遮光保存。

【用途】本品为抗组胺药。具有抗组胺作用较强、用量少、副作用小等特点。临床上主要用于治疗过敏性鼻炎、皮肤黏膜的过敏、荨麻疹、血管舒张性鼻炎、花粉症、接触性皮炎等，以及药物和食物引起的过敏性疾病等。

【贮藏】遮光、密封保存。

 课堂活动

用什么化学方法可以区别盐酸苯海拉明与马来酸氯苯那敏？

四、三环类

将乙二胺类、氨基醚类和丙胺类的两个芳环通过一个或两个原子相连则成为三环类抗过敏药，代表药物有异丙嗪、赛庚啶、氯雷他定、酮替芬等。赛庚啶除具有抗组胺作用外，还具有抗5-羟色胺的作用，酮替芬除了有H_1受体拮抗作用外，更重要的是还有过敏介质释放抑制作用，多用于哮喘的预防和治疗。

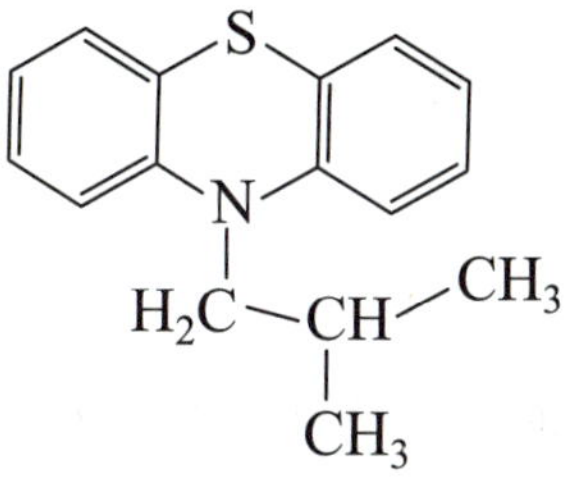

异丙嗪 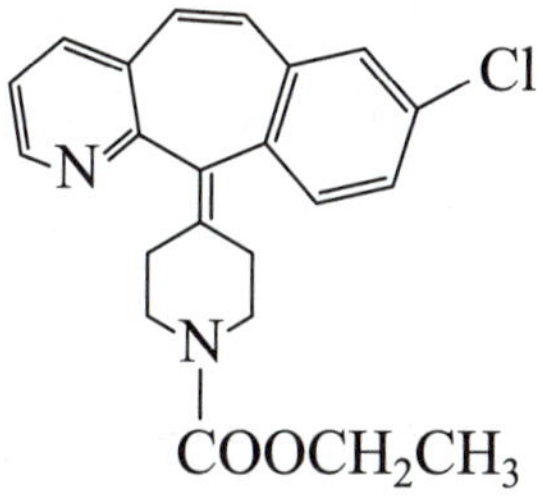　　　　氯雷他定 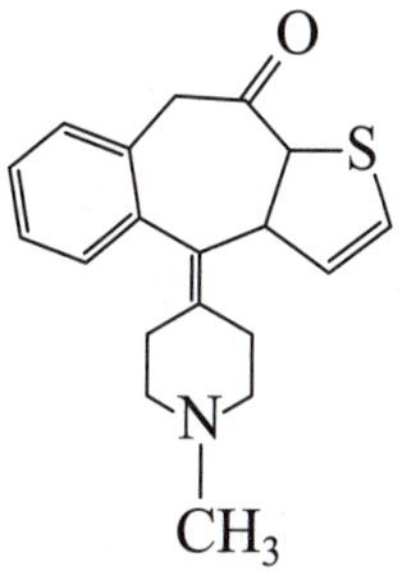　　　　酮替芬

氯雷他定 Loratadine

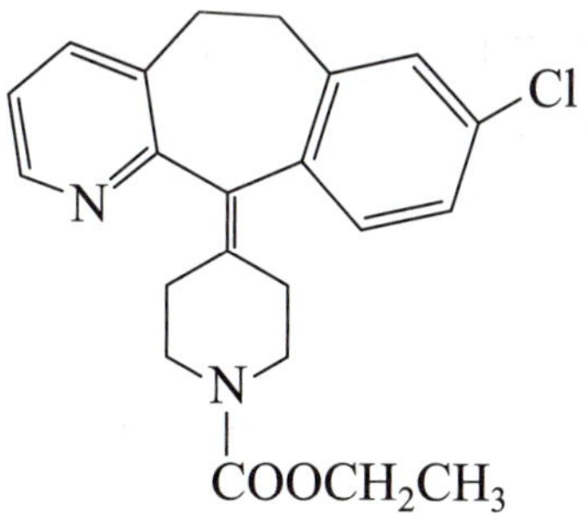

化学名为4-（8-氯-5,6-二氢-11H-苯并［5,6］环庚基［1,2-β］并吡啶-11-烯）-1-哌啶羧酸乙酯。

【性状】本品为白色或类白色结晶性粉末；无臭。本品在甲醇、乙醇或丙酮中易溶；在盐酸溶液中略溶；在水中几乎不溶。本品的熔点为133~137℃。

【化学性质】本品为苯并环庚基并吡啶化合物，比异丙嗪的吩噻嗪环稳定。而甲酸乙酯基团易在碱性条件下水解。

▶ 课程思政

氯雷他定合成工艺改进成功

氯雷他定（Loratadine），化学名为4-（8-氯-5,6-二氢-11H-苯并［5,6］环庚基［1,2-β］并吡啶-11-烯）-1-哌啶羧酸乙酯，是由美国先灵葆雅（Schering Plough）研发的一种抗过敏药物，其作用机制为与组胺竞争组胺受体，阻断免疫系统诱导的变态反应，起到抗过敏的作用。氯雷他定临床疗效好，使用安全，在我国有很高的市场占有率，一直作为临床一线的抗过敏药物使用。因此，开发一个成熟稳定的氯雷他定合成工艺对降低此类药物成本，保证我国公民身体健康、提高居民生活质量有重要意义。

姚忠全、杜伟宏等对前人报道的条件进行优化，创造性地加入了氯苯对硼酸/硫酸/对甲苯磺酸体系进行分散，改善了严重的磺化副反应，将反应收率从59%提高到了81%。为氯雷他定的工业生产提供一种温和、经济、环保的制备方法，为其进一步开发利用打下了良好的基础。

启示

我们要学习前辈药学工作者的精益求精和不断进取的精神，学做药，做好药！

【用途】本品为三环类抗组胺药，具有选择性地拮抗外周组胺H_1受体的作用。其抗组胺作用起效快、效强、持久。本品无镇静作用，用于过敏性鼻炎、急性或慢性荨麻疹、过敏性结膜炎、花粉症及其他过敏性皮肤病。

【贮藏】遮光、密封保存。

● 考点

掌握苯海拉明、氯苯那敏的化学性质和贮藏，了解氯雷他定的药物用途以及H_1受体拮抗剂的分类。

五、哌嗪类

乙二胺类药物的两个氮原子再用一个乙基环合起来，就得到哌嗪类药物。1987年上市的西替利嗪，以其高效、长效、低毒及非镇静性特点成为本类的代表药物。

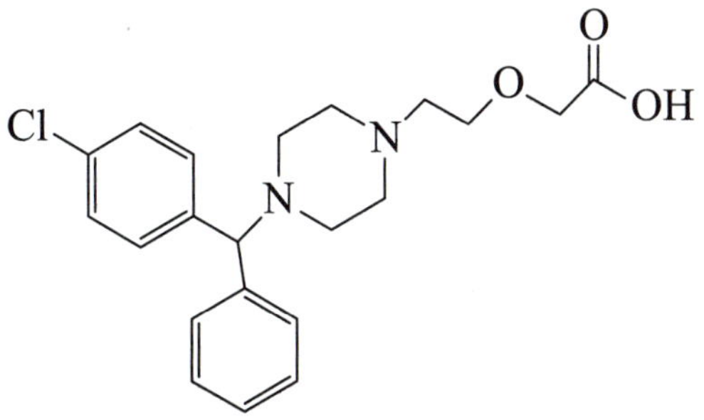

西替利嗪

六、哌啶类

本类是目前非镇静性抗组胺药的主要类型。如特非那啶，抗组胺作用强，选择性高，几乎无中枢神经抑制作用，用于治疗常年性或季节性鼻炎和过敏性皮肤病，效果良好；阿司咪唑为强效 H_1 受体拮抗剂，其作用时间长，不良反应少，适用于过敏性鼻炎、过敏性结膜炎、慢性荨麻疹及其他过敏反应症状。

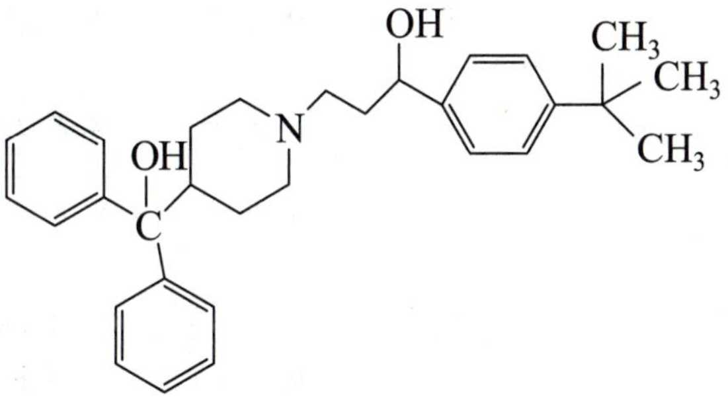

特非那啶

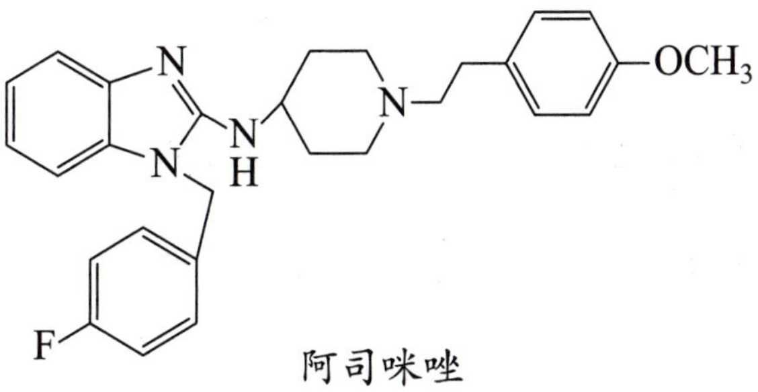

阿司咪唑

镇咳药 ─┬─ 中枢性镇咳药 ─── 磷酸可待因 ─── 与硫酸共热后,由于醚键断裂后生成酚,遇三氯化铁生成蓝紫色络合物

└─ 外周性镇咳药 ─── 苯佐那酯 ─── 有较强的局部麻醉作用

祛痰药 ─┬─ 痰液稀释药 ─── 愈创甘油醚

└─ 黏痰溶解药 ─┬─ 盐酸溴己新 ─── 显芳伯氨基的鉴别反应

├─ 盐酸氨溴索 ─── 经氧瓶燃烧法进行破坏后显溴化物的鉴别反应

└─ 乙酰半胱氨酸 ─── 有类似蒜的臭气

呼吸、消化、泌尿和免疫系统疾病用药

抗溃疡药 ─┬─ H_2受体拮抗剂 ─┬─ 咪唑类 ─── 西咪替丁 ─── 经灼烧放出硫化氢气体使湿润的醋酸铅试纸变黑

├─ 呋喃类 ─── 雷尼替丁

├─ 噻唑类 ─── 法莫替丁

└─ 哌啶类 ─── 罗沙替丁

└─ 质子泵抑制剂 ─┬─ 奥美拉唑 ─── 本品为无活性的前药,经H^+催化重排为活性物质

├─ 泮托拉唑

└─ 兰索拉唑

促胃肠动力药 ─── 多潘立酮

止吐药 ─── 甲氧氯普胺

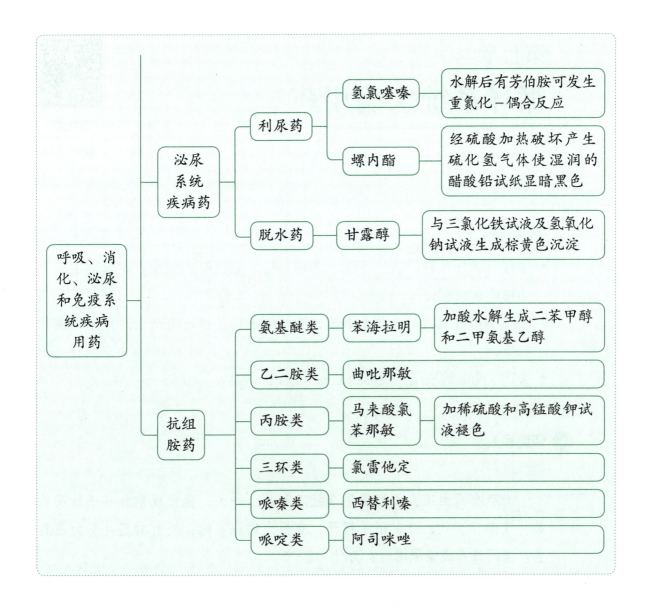

•·····思考题······

简答题

1. 简述 H_2 受体拮抗剂的分类和这类药物的鉴别反应。

2. 如何用化学方法区别磷酸可待因与盐酸吗啡？

3. 从结构分析盐酸苯海拉明不稳定的原因，请分析如何鉴别其水解产物？

4. 氢氯噻嗪水解后，可以用什么化学方法鉴别。

（梁永坚）

第七章
循环系统疾病用药

学习目标

- **掌握** 卡托普利、氯贝丁酯、非诺贝特、硝酸异山梨酯、硝苯地平的化学性质和贮藏。
- **熟悉** 普鲁卡因胺、普萘洛尔、胺碘酮、华法林、地高辛的化学性质和贮藏。
- **关注** 药品的质量，培养药品安全意识。

情境导入

情境描述：

老李有高血压，长期服用卡托普利片。一天，他发现前些日子购买的药片受潮、变软，可以用手捏开，有很大的蒜臭味，还有的药片变为浅黄色。请问该药还能服用吗？为什么？

学前导语：

卡托普利片的主要成分卡托普利含巯基，易发生自动氧化反应，生成二硫化物，稳定性较差，在空气中逐渐变为淡黄色。

心血管系统药物主要作用于心脏或血管系统，能改善心脏功能，调整循环系统各部分的血液分配。根据药物治疗疾病的类型不同，可分为抗高血压药、降血脂药、抗心律失常药、抗心绞痛药四类。

第一节　抗高血压药

高血压是指体循环动脉血压高于正常血压，可引起头痛、头昏、心悸、失眠等症状。高血压的并发症为出血性脑卒中、心肌梗死、心力衰竭和脑血栓等，并可导致患者死亡和肢体瘫痪。利用抗高血压药能降低血压，减轻高血压引起的多种症状和预防并发症的发生。

血压高低主要取决于心排血量和外周血管阻力两个因素。抗高血压药通过影响其中的一个或两个因素而起到降压作用。目前临床常用的药物有：中枢性抗高血压药、作用于交感神经系统的抗高血压药、血管紧张素转化酶抑制剂、α_1 受体阻滞药。

一、中枢性抗高血压药

中枢性抗高血压药物，是中枢 α_1 肾上腺素受体和咪唑啉受体的激动剂，通过抑制交感神经冲动的传出，导致血压下降。常用药物有盐酸可乐定、甲基多巴等。

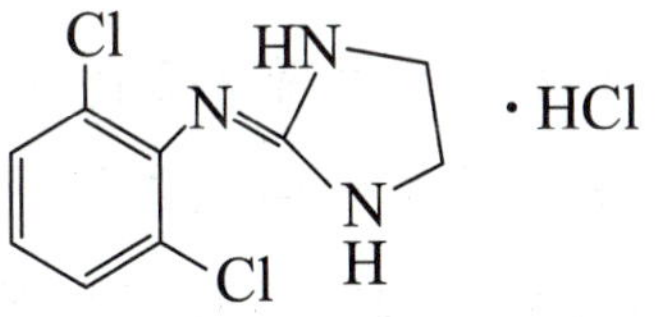

盐酸可乐定 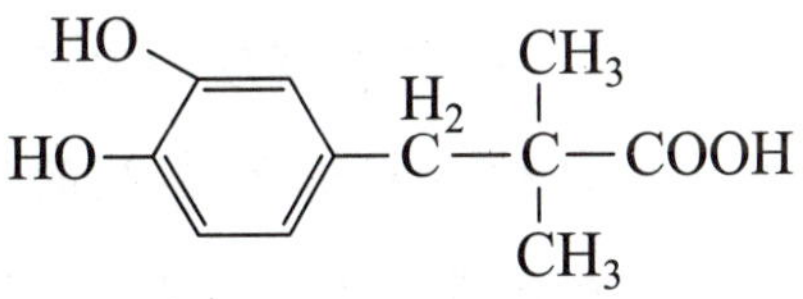　　　　　　　甲基多巴

二、作用于交感神经系统的抗高血压药

作用于交感神经末梢的药物，既能使交感神经末梢囊泡的交感神经递质释放增加，又可以阻止交感神经递质进入囊泡，导致神经末梢递质耗竭而温和持久降压，如含吲哚环的利血平（利舍平）和含胍基的胍乙啶。

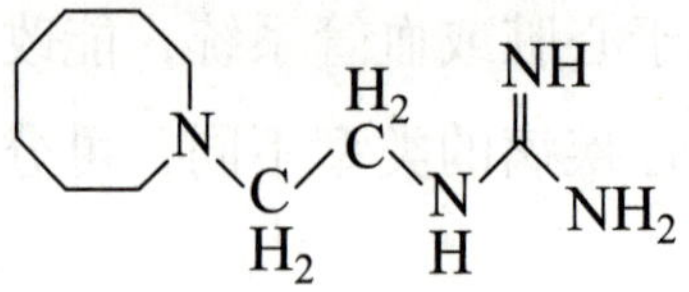

胍乙啶

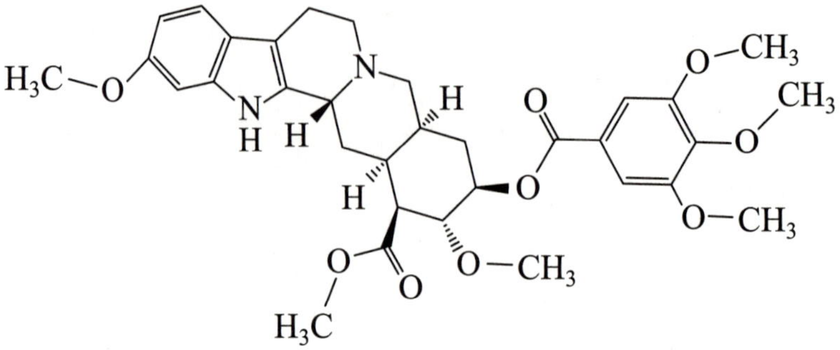

利血平

三、血管紧张素转化酶抑制剂

血管紧张素转化酶抑制剂（angiotensin converting enzyme inhibitor，ACEI）主要通过抑制血管紧张素转化酶而抑制血管紧张素的生成，从而产生降血压作用。主要包括卡托普利、依那普利等。

🔗 知识链接

卡托普利的研究过程

1971年从一种巴西毒蛇的蛇毒中分离纯化出九肽替普罗肽（teprotide），结构为谷–色–脯–精–脯–亮–脯–脯，有趣的是这些蛇毒肽及50多个类似物中，凡是C末端亮–脯–脯–色–丙–脯、苯丙–丙–脯的多肽，均对ACE作用有最大抑制作用。但替普罗肽口服无效，为了寻找结构简单而更稳定的药物，通过对ACE作用部位分析和蛇毒肽的研究，又受到羧肽酶A抑制剂研究的启发，先合成出琥珀酰脯氨酸，对ACE有特异性抑制作用，但作用很弱，进一步合成了一系列衍生物以研究构效关系，结果是具有高抑制活性的都是模拟C末端的二肽结构。其中D构型甲基琥珀酰脯氨酸的活性增强了15~20倍。由于推断该酶有一锌离子，用对锌亲和力更大的一些功能基团取代羧基，得到另一类ACE的抑制剂——巯基烷酰基脯氨酸，对ACEI的抑制活性又可增大1 000倍。D-3-巯基-2-甲基丙酰-L-脯氨酸（captopril，卡托普利），活性超过替普罗肽，卡托普利于1981年在美国上市，成为第一个上市的ACEI，这是合理药物设计最成功的例子之一。

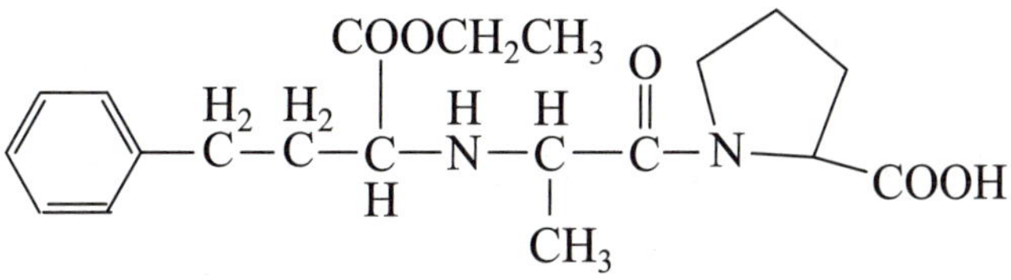

依那普利

卡托普利 Captopril

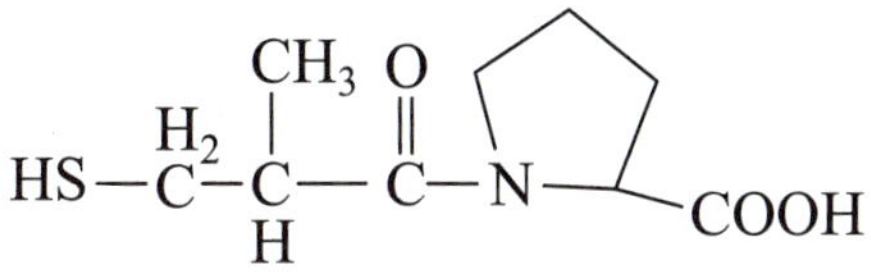

化学名为1-[(2*S*)-2-甲基-3-巯基-1-氧代丙基]-*L*-脯氨酸。

【性状】本品为白色或类白色结晶性粉末。有类似蒜的特臭，味咸。易溶于甲醇、乙醇和三氯甲烷，在水中溶解。本品具有旋光性。

【化学性质】本品结构中含—SH，具有还原性，见光或在水溶液中，可发生自动氧化反应，生成二硫化物。加入螯合剂或抗氧剂可延缓氧化。

本品与亚硝酸钠和硫酸反应，与亚硝酸发生酯化反应生成红色的亚硝酰硫醇酯。

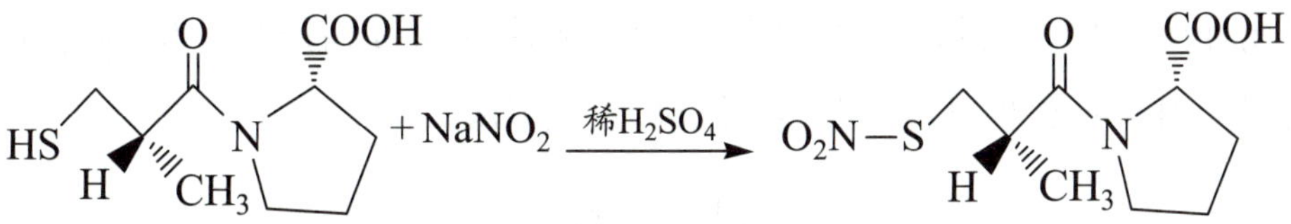

？ **课堂活动**

卡托普利容易被氧化，主要是有什么特殊基团？怎样避免被氧化？

【用途】本品用于高血压和充血性心力衰竭。常与小剂量利尿药合用，可提高降压效果。

📖 **考点**

掌握卡托普利的化学性质和用途，保存条件。了解抗高血压药的分类。

【贮藏】遮光，密封保存。

四、血管紧张素Ⅱ受体拮抗剂

血管紧张素Ⅱ受体拮抗剂（AT1受体亚型拮抗剂）作为降压作用最直接的药物，临床上可用于治疗高血压和充血性心力衰竭，副作用轻微且短暂。氯沙坦是第一个血管紧张素Ⅱ受体拮抗剂类的抗高血压药物。

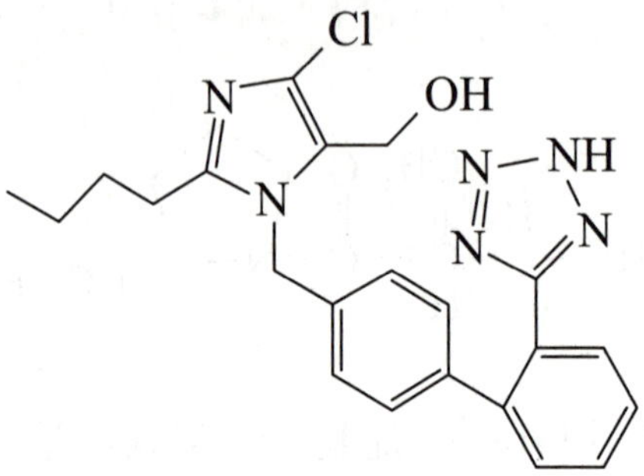

氯沙坦

五、利尿抗高血压药

噻嗪类药物为最常用的中效利尿药和抗高血压药，该类药物不会引起直立性低血压并能增加其他抗高血压药的效能和减少其他抗高血压药的体液潴留等不良反应，也可用于尿崩症的治疗。而苯氧乙酸类则多为强效利尿抗高血压药，但耳毒性的发生率较高，久用会引起永久性耳聋。代表药物有依他尼酸。

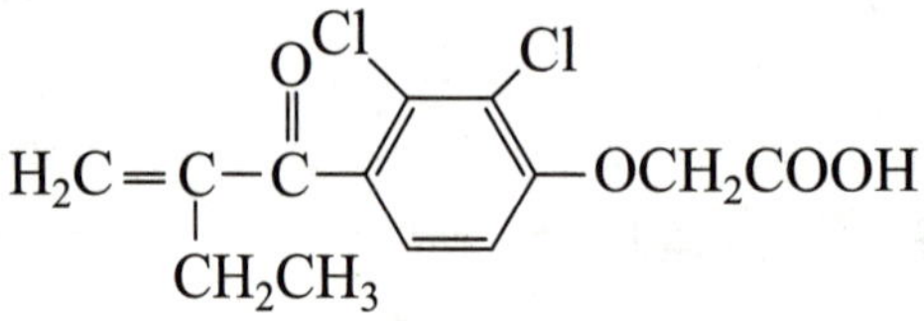

依他尼酸

第二节　降血脂药

降血脂药主要是影响胆固醇、三酰甘油的合成与代谢而发挥作用。调节血脂是预防和消除动脉粥样硬化的关键。

根据作用效果不同，调血脂药可分为两大类：羟甲戊二酰辅酶A（HMG-CoA）还原酶抑制剂、影响胆固醇和三酰甘油代谢药。

高血脂与动脉粥样硬化

血脂包括胆固醇、胆固醇酯、三酰甘油、磷脂及它们与载脂蛋白形成的各种可溶性脂蛋白：乳糜微粒（chylomicron，CM）、极低密度脂蛋白（very low density lipoprotein，VLDL）、低密度脂蛋白（low density lipoprotein，LDL）、高密度脂蛋白（high-density lipoprotein，HDL）。血浆中各种脂质和脂蛋白以基本恒定的浓度维持相互间的平衡，若比例失调，则表示脂质代谢紊乱。人体高脂血症主要是VLDL和LDL增多。动脉硬化是动脉管壁增厚、变硬、管腔缩小等各种退行性和增生性病变。动脉粥样硬化是动脉硬化的最常见类型，是心肌梗死和脑梗死的主要病因。动脉粥样硬化的发生与高脂血症有直接关系。

一、羟甲戊二酰辅酶 A 还原酶抑制剂

血浆中胆固醇的来源有两种途径：内源性和外源性。外源性主要来源于食物，可通过调节饮食来控制胆固醇的摄入量；内源性的则在肝脏合成，由乙酸经26步生物合成步骤完成，其中羟甲戊二酰辅酶A还原酶是该合成过程中的限速酶，若抑制此酶，则内源性胆固醇合成减少。本类药物主要是2-甲基丁酸萘酯衍生物，包括洛伐他汀、辛伐他汀等。

他汀类药物共同的不良反应

肌毒性是他汀类药物共同的不良反应，特别是当与贝特类药物（如非诺贝特、吉非贝齐等）联用时，致横纹肌溶解的危险性会增加。如由拜尔公司开发的西立伐他汀，上市仅8个月，销售额就达到七亿美元，世界范围内约有600万人使用过该产品，有52例患者死亡，与其严重的肌损伤不良反应有关，因此拜尔公司于2001年8月不得不在全球范围内停止销售西立伐他汀的所有制剂。

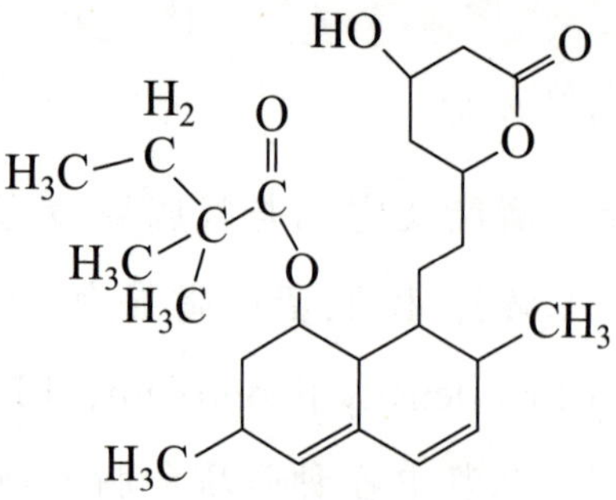

辛伐他汀

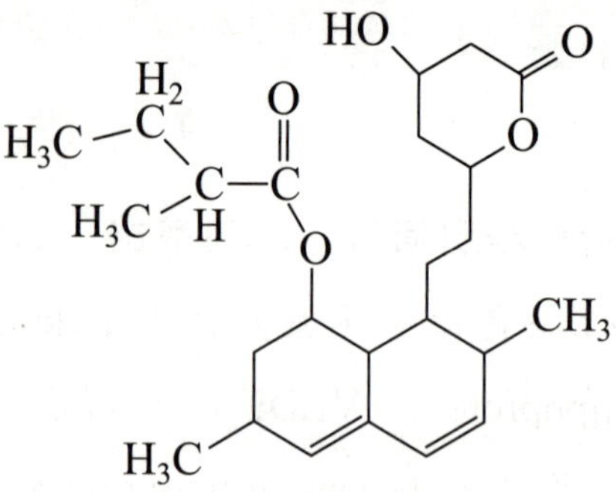

洛伐他汀

二、苯氧乙酸类药物

影响胆固醇和三酰甘油代谢药物有苯氧烷酸类如氯贝丁酯、非诺贝特、吉非贝齐等及其他类。

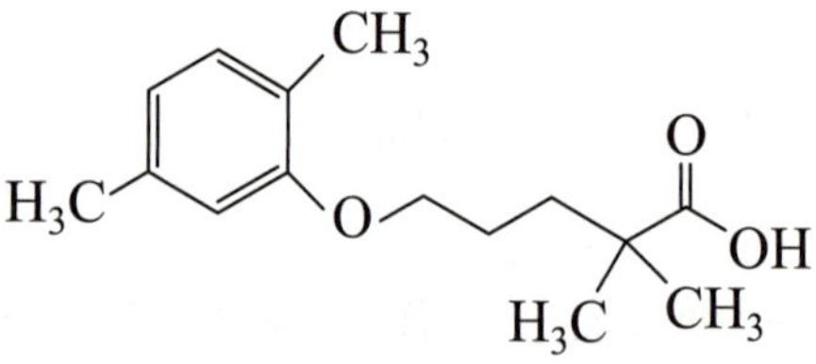

吉非贝齐

氯贝丁酯 Clofibrate

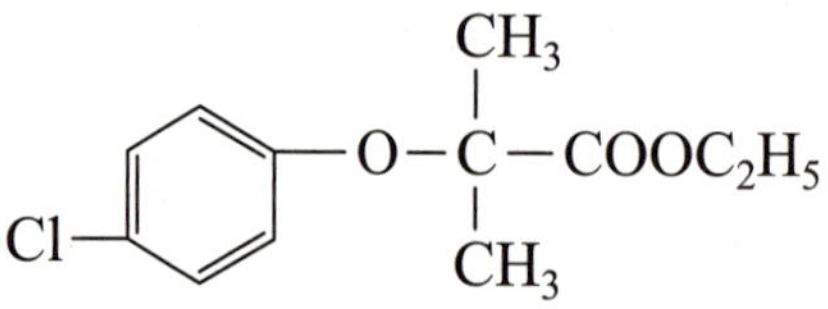

化学名为2-甲基-2-（4-氯苯氧基）丙酸乙酯。

【性状】本品为无色或微黄色澄明油状液体，味初辛辣后变甜，有特殊臭味。易溶于乙醇、丙酮、三氯甲烷、乙醚、石油醚，不溶于水。光照后颜色加深，需避光保存。

【化学性质】本品具有酯的性质，在碱性条件下与羟胺生成异羟肟酸钾，再经酸化后，加1%的三氯化铁水溶液生成异羟肟酸铁，显紫色。

本品水解后生成对氯苯氧异丁酸和乙醇，前者为白色结晶，熔点为118~119℃。乙醇与次碘酸钠作用，生成黄色的三碘甲烷固体。

❓ 课堂活动

氯贝丁酯在什么条件下水解？可用什么化学方法鉴别它？

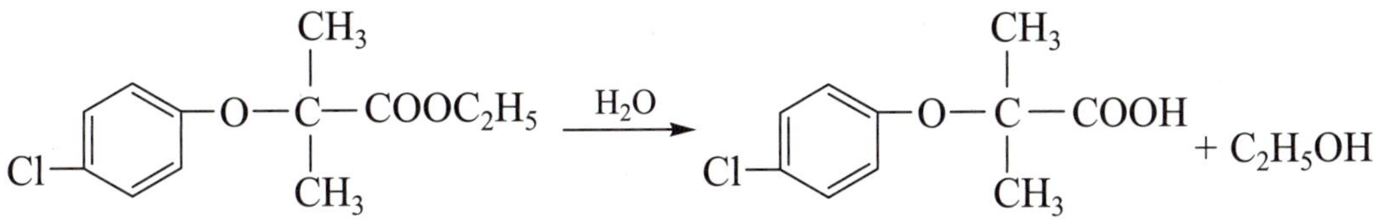

【用途】本品具有明显的降低三酰甘油作用，尤以降低极低密度脂蛋白（VLDL）为主。用于治疗高脂血症、尿崩症。

【贮藏】遮光，密封保存。

非诺贝特 Fenofibrate

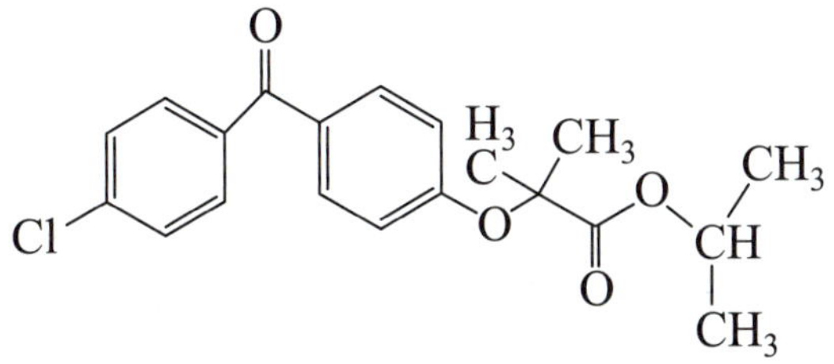

化学名为2-甲基-2-〔4-（4-氯苯甲酰基）苯氧基〕丙酸异丙酯。

【性状】本品为白色或类白色结晶性粉末，无臭，无味。极易溶于三氯甲烷，易溶于丙酮或乙醚，略溶于乙醇，几乎不溶于水。

【化学性质】本品结构中含有有机氯原子，用氧瓶燃烧法进行有机破坏后，以4%氢氧化钠溶液吸收，再加稀硫酸酸化，放冷，溶液显氯化物性质的反应。

本品分子结构中虽含有酯键，但因空间位阻较大，酯键相对稳定。若与醇制氢氧化钾共热也可使其水解。

【用途】非诺贝特口服利用度高，主要用来降低患者的三酰甘油以达到降低总胆固醇的目的。可用于各型高脂蛋白血症，也可用于高脂血症伴有糖尿病、高血压病的患者。

【贮藏】遮光，密封保存。

📖 **考点**

1. 掌握氯贝丁酯的化学性质和用途，保存条件。
2. 了解非诺贝物的用途以及降血脂药的分类。

三、烟酸类药物

近年来，烟酸类药物因其剂型的改进和烟酸衍生物的出现，以及烟酸类因具有增加HDL-C和降低甘油三酯的作用而受到关注。但由于烟酸的副作用较大，患者难以耐受，其临床应用受到限制。

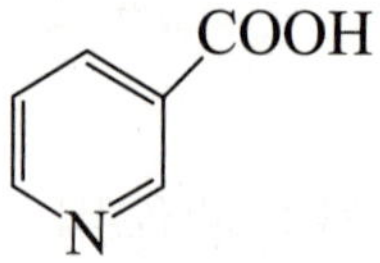

$$\text{烟酸}$$

第三节　抗心律失常药

心律失常是指心跳频率和节律的异常，是心血管系统常见的临床病症。一般按心律失常时心搏频率的快慢将心律失常分为两类：缓慢型心律失常和快速型心律失常。本节主要介绍快速型心律失常治疗药物。

本类药物按作用机制可分为四类：钠通道阻滞剂、β受体拮抗剂、延长动作电位时程药、钙通道阻滞剂（见"第四节抗心绞痛药"的"钙通道阻滞剂"）。

一、钠通道阻滞剂

钠通道阻滞剂主要是能抑制Na^+内流，抑制心肌细胞动作电位振幅及超射幅度，减慢传导，延长有效不应期，因而具有很好的抗心律失常作用，代表药物有盐酸普鲁卡因胺、盐酸美西律等。

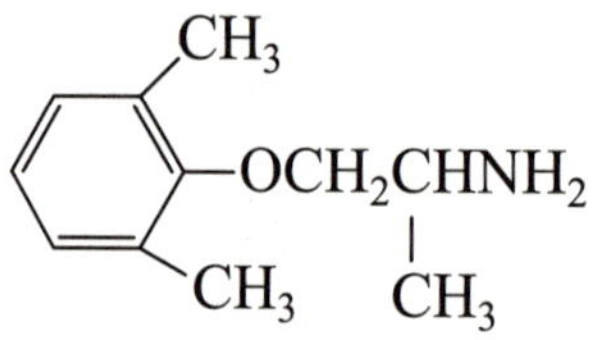

$$\text{美西律}$$

盐酸普鲁卡因胺 Procainamide Hydrochloride

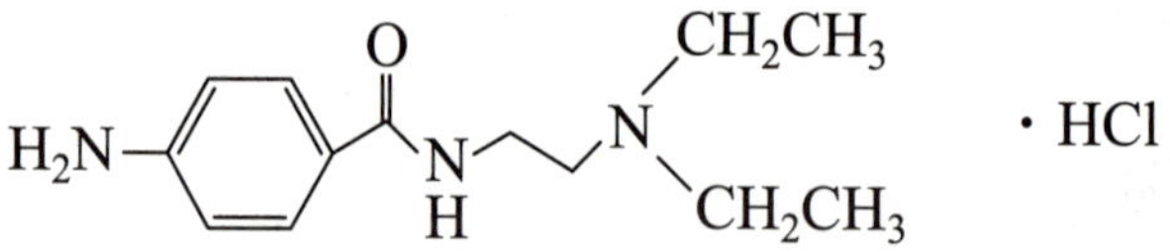

化学名为4-氨基-N-［2-（二乙基氨基）乙基］苯甲酰胺。

【性状】本品为白色无臭结晶性粉末，易吸潮。易溶于水，溶于乙醇、丙二醇，略溶于三氯甲烷、丙酮。熔点为165~169℃。

【化学性质】本品为结构中具有芳伯氨基，可发生重氮化－偶合反应显红色；易被空气中的氧气等氧化变色，在配制注射剂时可加入亚硫酸氢钠作为抗氧剂。

 课堂活动

盐酸普鲁卡因胺有什么特殊基团？怎么鉴别该药？

本品结构中的芳酰胺用过氧化氢处理转变为异羟肟酸，再与三氯化铁反应生成异羟肟酸铁而显紫红色。

本品在酸性水溶液中或长期放置后水解为对氨基苯甲酸和二乙氨基乙胺，但比普鲁卡因稳定，在贮藏期间易氧化变色。

本品水溶液显氯化物的性质反应。

【用途】本品为适用于阵发性心动过速、期前收缩、房颤等。

【贮藏】遮光，密封保存。

二、β-肾上腺素受体拮抗剂

β受体的全称是肾上腺能β受体。β受体拮抗剂能竞争性地与受体结合，对抗交感神经递质和拟肾上腺素药的β型作用，使心率减慢、心收缩力减弱、心排血量减少、心肌耗氧量下降。临床上主要用于治疗心律失常，缓解心绞痛和降低血压等。近20年来的临床研究表明，β受体拮抗剂能明显改善充血性心力衰竭患者的心功能和临床症状，降低死亡率和延长生命。代表药物有普萘洛尔和美托洛尔。

美托洛尔

盐酸普萘洛尔 Propranolol Hydrochloride

化学名为1-异丙基氨基-3-（1-萘氧基）-2-丙醇盐酸盐。

【性状】本品为白色结晶性粉末。无臭、味微甜而后苦。溶于水、乙醇，微溶于三氯甲烷，水溶液为弱酸性。熔点为161~165℃。

【化学性质】本品结构中有一氨基丙醇侧链，属于芳氧丙醇胺类化合物，具有碱性，与盐酸成盐。分子中含有一手性碳原子，为S构型，为左旋体，活性强。药用品为外消旋体。

本品对热稳定，遇光易变质。对酸不稳定，在酸性溶液中，侧链氧化分解。其水溶液与硅钨酸试液反应呈淡红色沉淀。

【用途】本品为非选择性β受体拮抗剂。临床上常用于治疗多种原因引起的心律失常，也可用于心绞痛、高血压的治疗。由于拮抗β_2受体可引起支气管痉挛。本品禁用于支气管哮喘的患者。

【贮藏】遮光，密封保存。

三、钾通道阻滞剂

本类药物又称为延长动作电位时程药或复极化抑制药，当心肌细胞的钾通道被阻滞时，K^+外流速率减慢，使心律失常消失，恢复窦性心律。主要有盐酸胺碘酮、索他洛尔等。

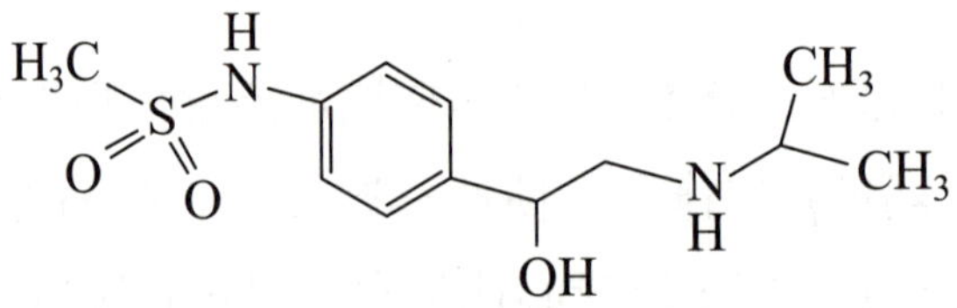

索他洛尔

盐酸胺碘酮 Amiodarone Hydrochloride

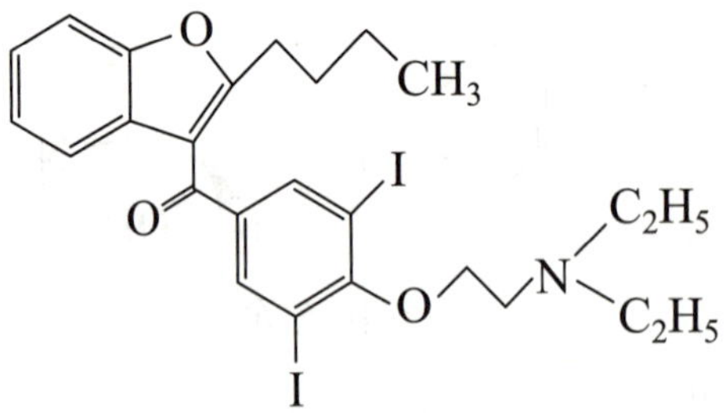

化学名为2-丁基-3-苯并呋喃基-4-[2-（二乙氨基）乙氧基]-3,5-二碘苯基甲酮盐酸盐。

【性状】本品为白色或类白色结晶性粉末。无臭、无味。易溶于三氯甲烷、甲醇，溶于乙醇，微溶于丙酮，难溶于水。熔点为158~162℃。

【化学性质】本品结构中的羰基可和2,4-二硝基苯肼反应生成黄色的苯腙衍生物沉淀。本品与硫酸共热，有紫色的碘蒸气产生。

【用途】本品为广谱抗心律失常药。适用于成人或儿童因各种原因引起的室上性和室性心律失常。

【贮藏】遮光，密闭保存。

📖 **考点**

掌握普鲁卡因胺的化学性质和用途，保存条件。了解普萘洛尔、胺碘酮的药物用途以及抗心律失常药的分类。

四、钙通道阻滞剂

钙通道阻滞剂是在细胞膜生物通道水平上选择性地阻滞Ca^{2+}经细胞膜上的钙离子通道进入细胞内，减少细胞内Ca^{2+}浓度的药物。钙通道阻滞剂有选择性和非选择性的区分，这与钙离子通道存在多种类型（如L、N、PQ、R、T等）以及它们在各种组织器官的分布及其生理特性均有密切关系。L-型钙通道最为重要，存在于心肌、血管平滑肌和其他组织中，是细胞兴奋时钙内流的主要途径。L-型钙通道是目前临床上常用选择性钙通道阻滞剂如1,4-二氢吡啶类、苯并硫氮䓬类、苯烷基胺类等药物作用的靶点（详情请见本章第四节中的"钙通道阻滞剂"）。

第四节　抗心绞痛药

心绞痛是冠心病的重要临床症状之一，其发病原因是心肌缺血，使心肌需氧和供氧之间失去平衡。目前抗心绞痛药主要是减轻心脏负荷，降低心肌耗氧或是扩张冠状动脉，促进形成侧支循环，以增加心肌的供氧量而达到缓解和治疗目的。

抗心绞痛药主要有以下几类：硝酸酯及亚硝酸酯类、β受体拮抗剂、钙通道阻滞剂及其他类。本节主要讨论前三类药物。

一、硝酸酯类及亚硝酸酯类

目前临床常用的有硝酸甘油、硝酸异山梨酯等。这类药物以扩张静脉为主，降低心肌氧耗，从而缓解心绞痛症状；同时又能在体内释放NO这种血管舒张因子，从而扩张冠脉，适用于各型心绞痛。

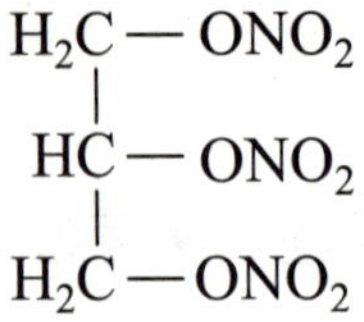

$$H_2C-ONO_2$$
$$|$$
$$HC-ONO_2$$
$$|$$
$$H_2C-ONO_2$$

硝酸甘油

🔗 知识链接

硝酸酯类药物的耐受性

连续使用硝酸酯类药物易产生耐受性。这是由于硝酸酯类药物在体内需被巯基还原成亚硝酸酯类化合物，才能产生扩血管作用，当产生耐受性后，继续使用硝酸酯类药物，将不产生扩血管作用，此时组织中醇含量有所下降，但应用亚硝酸酯类药物仍然有效，当给予硫化物还原剂时，则能迅速翻转这一耐受现象。应用硝酸酯类化合物时，如同时给予可保护体内巯醇类的化合物1,4-二巯基-2,3-丁二醇，就不易产生耐药性。在正常情况下，硝酸酯的作用比亚硝酸异戊酯强，这主要是由于前者较易吸收。

硝酸异山梨酯 Isosorbide Dinitrate

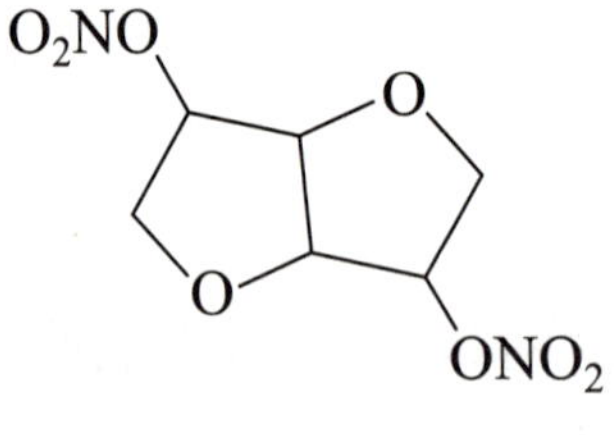

化学名为1,4:3,6-二脱水-2,5-O-硝基-D-山梨醇。

【性状】本品为白色结晶性粉末。微溶于水，易溶于乙醇、三氯甲烷、丙酮。

【化学性质】本品干燥品较稳定，但在酸、碱溶液中容易水解。遇热或撞击易爆炸，故一般配成10%乙醇溶液运输或贮藏。

本品水溶液加入硫酸，再缓缓加入硫酸亚铁试液，液层接界面显棕色。

【用途】本品具有扩张冠脉作用，是长效抗心绞痛药。临床用于心绞痛、心肌梗死等的缓解和预防。

【贮藏】遮光，密闭保存。

二、钙通道阻滞剂

本类药物扩张血管，解除痉挛，又减弱心肌收缩力，减慢心率，降低心肌耗氧量，适用于各型心绞痛。钙通道阻滞剂按化学结构可分为二氢吡啶类、苯烷胺类、苯并硫氮杂䓬类和二苯哌嗪类。

（一）二氢吡啶类

这类药物是目前临床上特异性最高、作用最强的一类钙通道阻滞剂。常用的有硝苯地平、尼莫地平、尼群地平等。

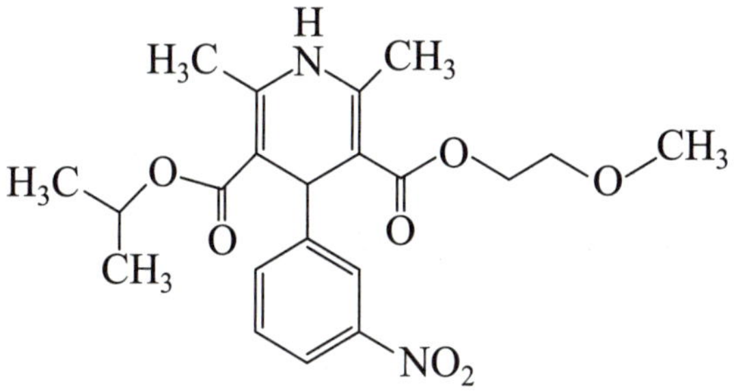

尼莫地平

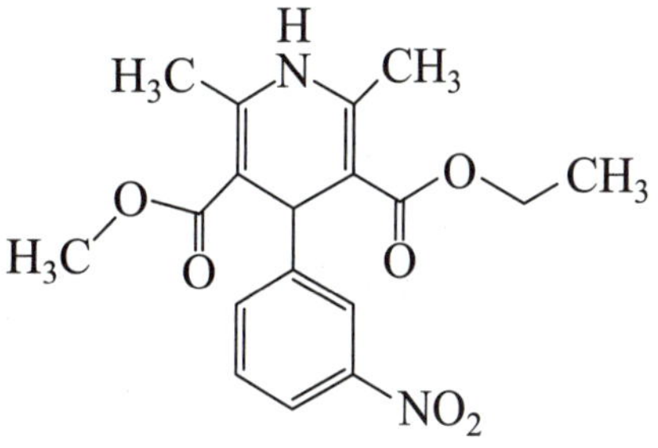

尼群地平

硝苯地平 Nifedipine

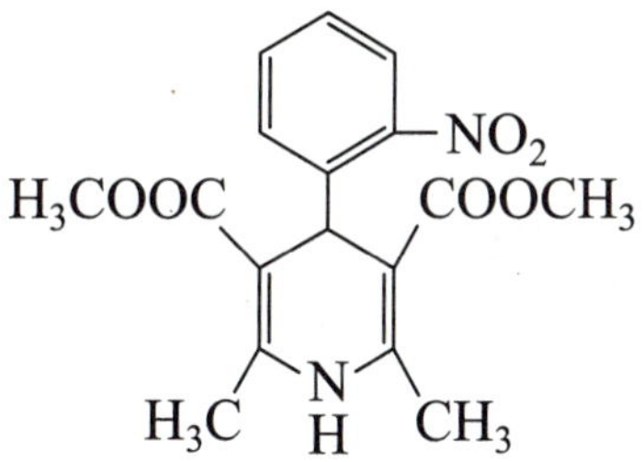

化学名为2,6-二甲基-4-（2-硝基苯基）-1,4-二氢-3,5-吡啶二甲酸二甲酯。

【性状】本品为黄色无臭无味的结晶性粉末。极易溶于丙酮、三氯甲烷，溶于乙酸乙酯，微溶于甲醇、乙醇，几乎不溶于水。熔点为172~174℃。

【化学性质】本品具有硝基苯化合物的鉴别反应，遇氢氧化钠溶液显橙红色。

本品在光照和氧化剂存在条件下，发生光歧化反应，分别生成硝基吡啶类和亚硝基吡啶类的降解产物，对人体有害，故在生产、使用和贮藏中要避光、密封。

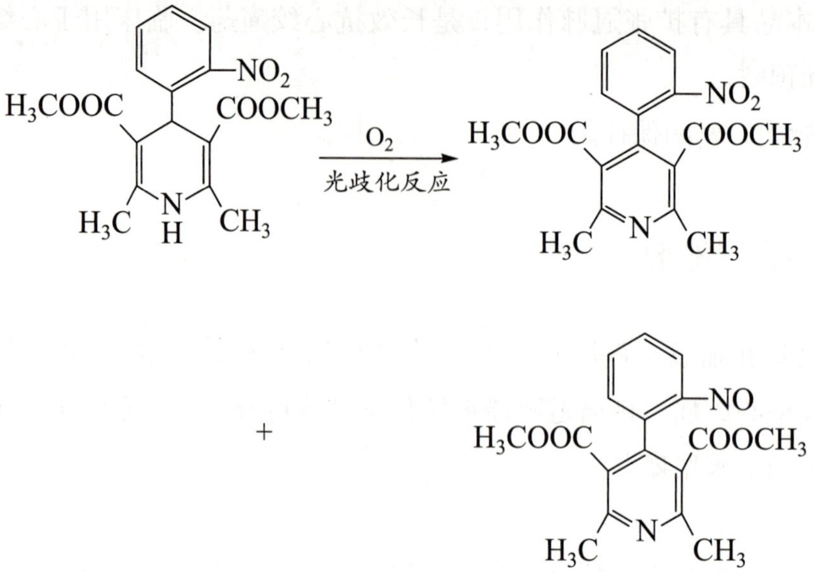

❓ **课堂活动**

在运输和贮藏硝苯地平药物时，应注意哪些问题？

【用途】临床主要用于预防和治疗冠心病、心绞痛，对顽固性、重度高血压有一定疗效。

【贮藏】遮光，密封保存。

（二）苯烷胺类

苯烷胺的结构是一个碱性的中心N原子通过连接两个烷基而构成的。本类药物主要有维拉帕米。

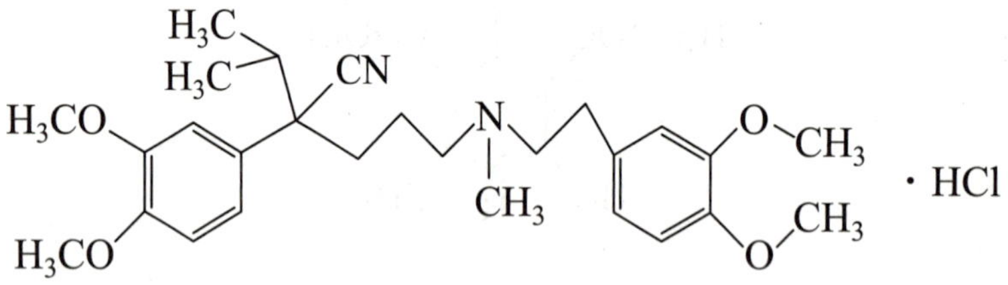

盐酸维拉帕米

（三）苯并硫氮杂䓬类

本类药物是一种高度特异性的钙通道阻滞剂。代表药物有地尔硫䓬。临床主要用于抗心绞痛、抗心律失常和老年人高血压治疗等。

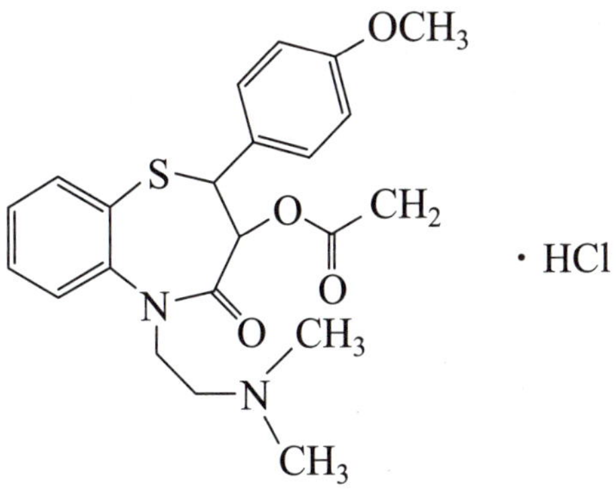

地尔硫革

（四）二苯哌嗪类

该类药物对血管平滑肌有直接扩张作用，能显著改善脑循环和冠状循环。主要有氟桂利嗪。

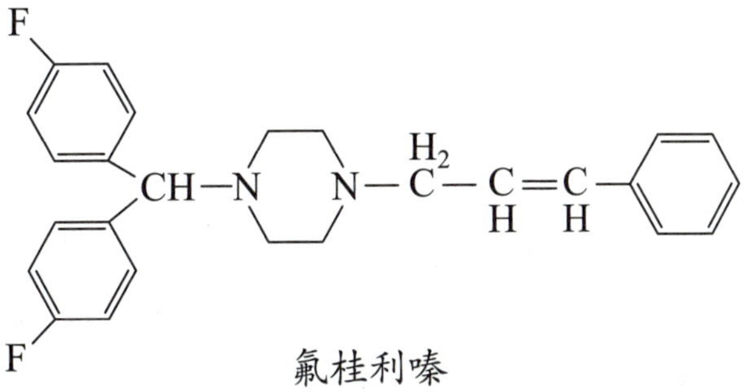

氟桂利嗪

🔘 **考点**

掌握硝酸异山梨酯、硝苯地平的化学性质和用途，保存条件。了解抗心绞痛药的分类。

第五节　抗血栓药

血管形成血栓是产生冠脉血栓（冠心病）和脑血栓等血管病的主要原因，发病率呈不断上升的趋势，尤其是心肌梗死和脑梗死已分别成为当前致死率、致残率最高的疾病。血栓形成是这些疾病的病因，因此防止血栓形成是预防这类疾病的有效措施。

正常机体血液中血栓的形成与分解是一个动态平衡，当出现血小板在损伤的血管壁表面上的黏附和聚集、血流淤滞、凝血因子的激活促使凝血酶的形成、纤溶活性低下等情况，这时血浆中可溶性纤维蛋白原就变成不溶性纤维蛋白，即导致血栓形成；同时血液中的纤维蛋白溶酶原激活物可将纤维蛋白溶酶原变成纤维蛋白溶酶，纤维蛋白溶酶又可将不溶性纤维蛋白分解成为可溶性分解产物，即把血栓溶解。异常的血液凝固和血栓形成可导致多种血栓性疾病，在血栓形成过程中，血小板是血栓形成的必需物质，故抑制血小板聚集药，在血栓病的预防和治疗中发挥着重要的作用；而凝血因子及凝血酶在血栓形成过程则起着核心作用，因而凝血酶和凝血因子抑制剂也成为有效的抗凝血药；而纤维蛋白溶酶能降解血栓中的纤维蛋白，使血栓溶解，故只要能直接或间接激活纤维蛋白溶酶原的药物，则成为溶栓药。抗血栓药根据其作用机制不同，可分为抗血小板药、抗凝血药和溶血栓药三大类。本节只介绍抗血小板药和抗凝血药中常见的药物。

一、抗凝血药

香豆素类化合物华法林、双香豆素、醋硝香豆素化学结构均与维生素 K 结构相似，而维生素 K 能催化凝血因子 II、VII、IX、X 转变为活化型，使有关酶原的谷氨酸侧链羧化成为 γ-羧基谷氨酸基团，从而形成 Ca^{2+} 结合点，再与血浆 Ca^{2+} 结合后这些凝血因子才具凝血活性，华法林能阻止维生素 K 代谢，致使维生素 K 缺乏，导致上述 4 种凝血因子合成减少，故华法林也称维生素 K 拮抗剂。

利伐沙班是 2008 年首次上市的口服抗凝血药，可用于防治深静脉血栓及肺动脉血栓的形成。

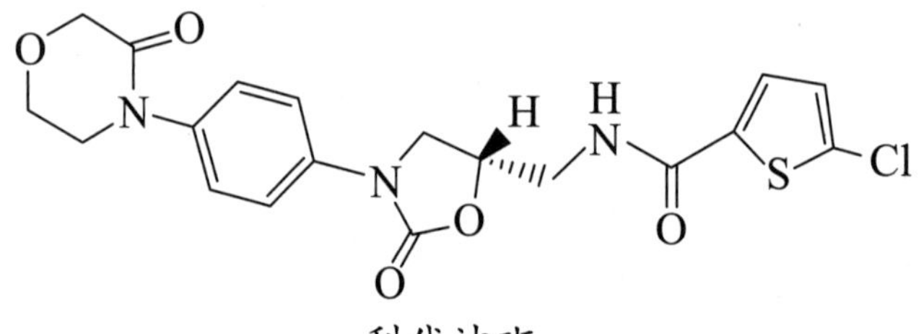

利伐沙班

华法林钠 Warfarin Sodium

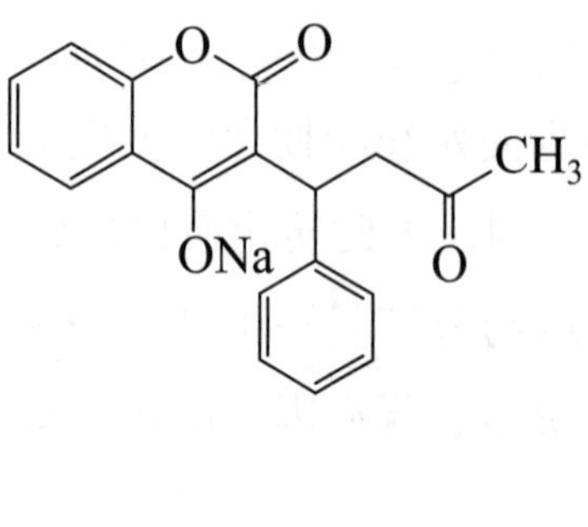

化学名为3-（α-丙酮基苄基）-4-羟基香豆素钠盐。

【性状】本品为白色结晶性粉末，无臭。在水中极易溶解，在乙醇中易溶，在三氯甲烷或乙醚中几乎不溶。

【化学性质】华法林加水溶解后，加入硝酸滤过，滤液加重铬酸钾液，振摇，数分钟后溶液显淡绿蓝色。华法林结构中虽含有一个手性碳，但药用为外消旋体。在体内的代谢则因构型不同而有所别，S构型异构体经丙酮侧链还原而代谢，代谢物经尿液排泄。而R构型异构体则在母核7位上进行羟化，羟化产物进入胆汁，随粪便排出体外。

【用途】本品可用于治疗急性心肌梗死肺栓塞及人工心脏瓣膜手术等发生的血栓栓塞性疾病。治疗血栓栓塞性疾病，先用作用快的肝素，再用华法林维持治疗。

【贮藏】遮光，密闭保存。

🔗 **知识链接** ⋯⋯⋯⋯⋯⋯⋯⋯⋯⋯⋯⋯⋯⋯⋯⋯⋯⋯⋯⋯⋯⋯⋯⋯⋯⋯⋯⋯⋯⋯⋯⋯⋯⋯

华法林与其他药物在体内的相互作用

由于华法林主要经肝脏细胞色素P450（CYP）酶系代谢，故能抑制CYP活性的药物如胺碘、甲硝唑、氯霉素、西咪替丁、奥美拉唑、氟康唑和选择性5-羟色胺再摄取抑制剂等药物，均可使华法林的代谢减慢，半衰期延长，抗凝作用增强；反之亦然。因而使用华法林钠时应特别注意与其他药物的相互作用。

📓 **考点** ⋯⋯⋯⋯⋯⋯⋯⋯⋯⋯⋯⋯⋯⋯⋯⋯⋯⋯⋯⋯⋯⋯⋯⋯⋯⋯⋯⋯⋯⋯⋯⋯⋯⋯⋯⋯

了解华法林的药物用途以及抗凝血药的分类。
⋯⋯

二、抗血小板药

抗血小板药物可抑制血小板的黏附、聚集和释放功能，阻抑血栓形成，按其作用机制大体可分为：抑制血小板花生四烯酸代谢的药物、增加血小板内cAMP的药物、抑制腺苷二磷酸（adenosine diphosphate，ADP）活化血小板的药物和阻断血小板膜上纤维蛋白原受体的药物。

抑制血小板花生四烯酸代谢的药物阿司匹林（aspirin）作为解热镇痛药使用至今已有百多年历史，1954年才发现它可延长出血时间，1971年发现其有抑制PG合成作用，近年来才作为抗血小板药用于预防血栓栓塞性疾病。

阿司匹林作为解热镇痛药老药新用，是平时广泛应用的抗血小板药。增加血小板内cAMP的药物双嘧达莫也是抗血小板老药新用的药物，它是一个有着对称结构的嘧啶衍生物，原本是治疗冠心病心绞痛的冠脉扩张药，后来发现它能增高血小板内cAMP，降低血小板内Ca^{2+}浓度而有效地抑制血小板聚集，现临床上主要用于防止血栓栓塞性疾病及缺血性心脏病。

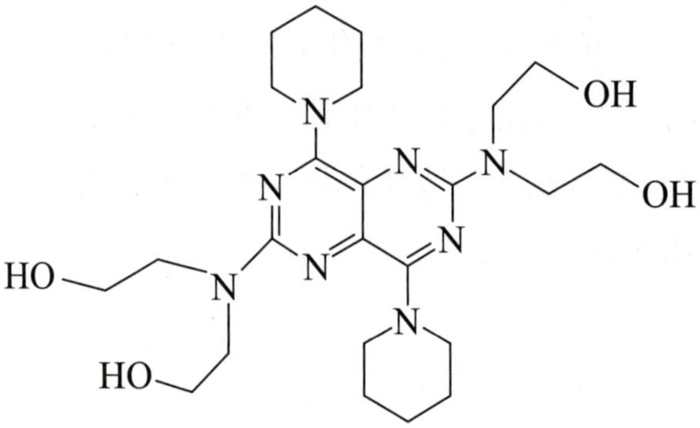

双嘧达莫

抑制ADP活化血小板的药物噻氯匹定是噻吩并四氢吡啶类衍生物，能拮抗ADP受体，抑制各种实验性血栓形成，缺点是会导致中性粒细胞减少，将连接两个环的亚甲基上的一个氢原子用羧基取代，并将羧基成酯，即引入手性碳原子得氯吡格雷，副作用比噻氯匹定小。

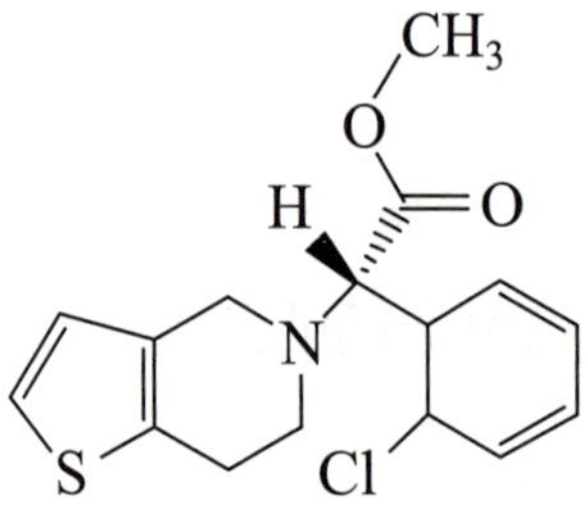

氯吡格雷

第六节 强心药

强心药是指能选择性增强心肌收缩力，临床上主要用于治疗充血性心力衰竭的药物，故强心药又可称为正性肌力药。由于多种疾病可造成心力衰竭，且病理过程尚未完全阐明，给强心药的研究开发带来一定困难。目前临床上可用于治疗充血性心力衰竭的药物种类很多，各类药物的结构和作用机制也迥然不同，有些药物如硝酸酯类、血管紧张素转化酶抑制剂等前面已介绍，除此之外，还有钙敏化药、磷酸二酯酶抑制剂、多巴胺类非特异性β受体激动剂及强心苷类等，对它们的化学结构类型尚总结不出一定的规律。地高辛为使用历史悠久的经典的强心药。

一、强心苷类

人类使用强心苷类植物治病的历史相当悠久。早在2 000多年前，古罗马人就用海葱提取物治疗水肿。后来，欧洲人曾用洋地黄叶外用治疗炎症、脓肿，内服利尿、下泻并治头痛、痉挛。15世纪就有人使用洋地黄制剂治疗心力衰竭。直至1785年英国医师W. Withering才首次正式报道洋地黄治疗水肿有效，并间接提及其对心脏作用，但没有将消除水肿作用与心脏疾病联系起来。1814年F. L. Kreysig首次认为洋地黄对心脏和血管有直接作用。19世纪中叶，洋地黄曾被广泛用于治疗多种疾病，如发热、出汗、炎症等。由于提取分离技术的发展，使人类可以得到纯的强心苷。20世纪初，洋地黄用于治疗心房颤动，20年代才发展成为治疗充血性心力衰竭的主要药物，20世纪50年代发现其对细胞膜Na^+/K^+-ATP酶有抑制作用，20世纪60年代才阐明其增强心肌收缩力的作用机制。

地高辛 Digoxin

化学名为3β-[[O-2, 6-二脱氧-β-D-核-己吡喃糖基-（1→4）-O-2, 6-二脱氧-β-D-核-己吡喃糖基-（1→4）-2, 6-二脱氧-β-D-核-己吡喃糖基]氧代]-12β, 14β-二羟基-5β-心甾-20（22）烯内酯。

【化学性质】地高辛属于强心甾烯类，由苷元和糖苷基两部分组成，其药理活性主要由苷元部分决定，即甾核C-17位连接的是五元不饱和内酯环。本品是强心苷类药物的典型代表，它是直接从毛花洋地黄的叶中提取得到的。本品加入含三氯化铁的冰醋酸溶液溶解后，沿管壁缓缓加入硫酸，分成两液层，接界处显棕色，放置后，上层显靛蓝色。

【用途】本品为用于各种急性和慢性心功能不全以及室上性心动过速、心房颤动和扑动等。通常口服，对严重心力衰竭患者则采用静脉注射。

📋 **考点**

了解地高辛的药物用途以及强心药的分类。

【贮藏】密闭保存。

二、磷酸二酯酶抑制剂

本类药物通过抑制磷酸二酯酶，阻碍心肌细胞内的cAMP降解，高浓度的cAMP激活多种蛋白酶，使心肌膜上钙通道开放，Ca^{2+}内流，达到正性肌力作用。代表药物有氨力农和米力农。

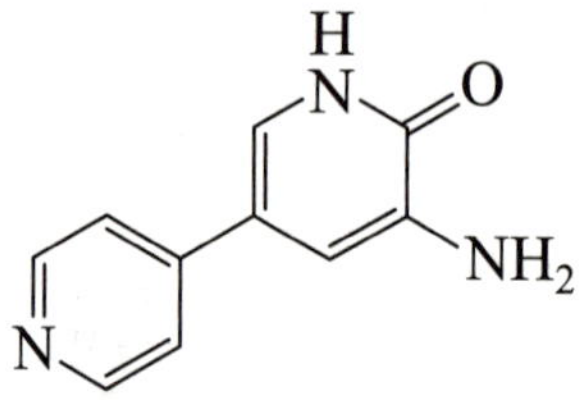

氨力农

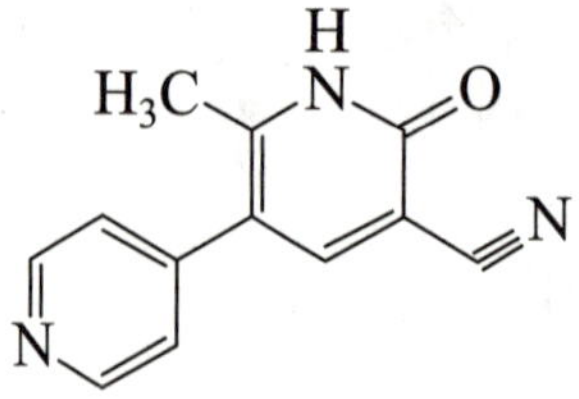

米力农

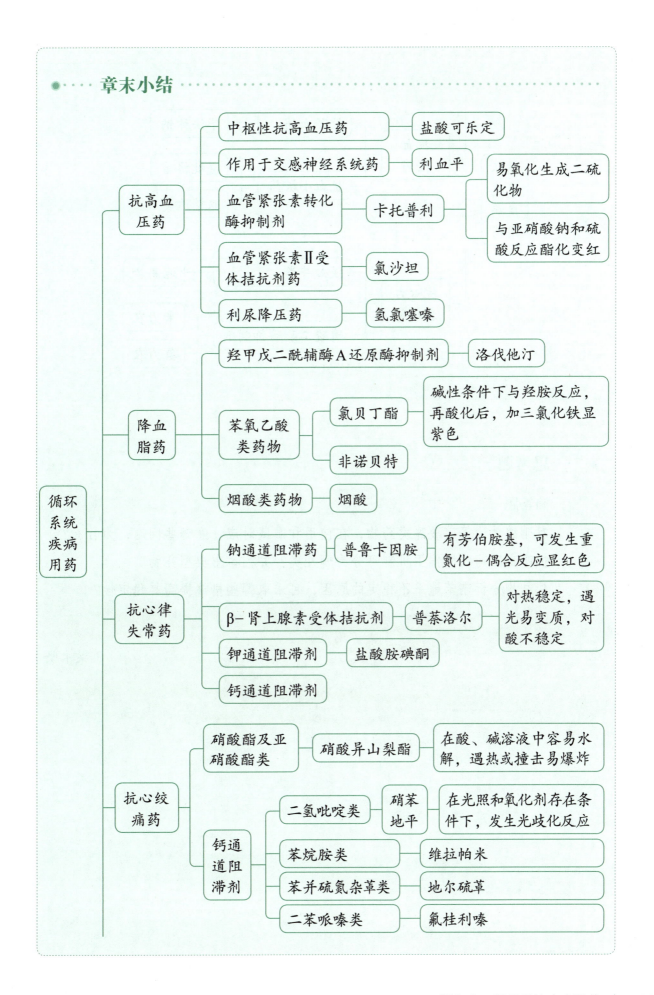

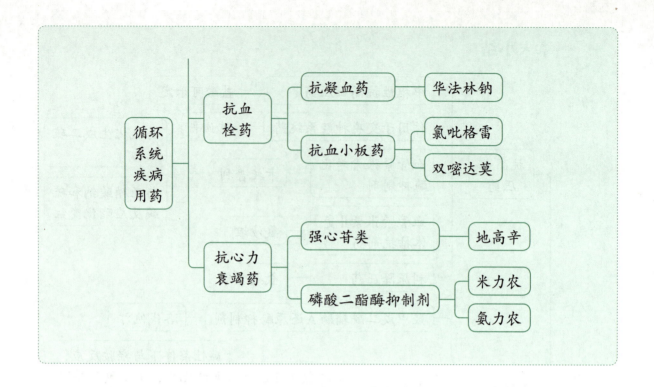

● ····· 思考题 ···

简答题

1. 对硝酸甘油等硝酸酯类药物，在使用和贮藏时应注意哪些问题，为什么？

2. 抗高血压药物按作用机制可分为哪几类？并列举出典型药物。

3. 从结构分析硝苯地平不稳定的原因，可采取哪些措施提高其稳定性？

（梁永坚）

第八章
内分泌系统疾病用药

学习目标

- 掌握　雌二醇、己烯雌酚、苯丙酸诺龙、黄体酮、炔诺酮、醋酸甲地孕酮、醋酸地塞米松、醋酸氢化可的松、胰岛素的化学性质和贮藏。
- 熟悉　米非司酮、炔雌醇、格列本脲、盐酸二甲双胍、阿卡波糖、阿仑膦酸钠的用途和贮藏。
- 了解　其他药物的化学性质和贮藏。
- 学会应用该类药物的理化性质解决药物的调剂、贮藏保管及临床使用等实际问题，培养学生养成耐心给患者进行用药指导和服务的意识，具备良好的职业道德规范。

情境导入

情境描述：

　　处于更年期的张女士，为了弥补体内雌激素水平的不足，私下到药店购买雌二醇服用，服药一段时间后，感觉乳房胀痛、腹部酸胀有下坠感，于是到药店向某中职学校的实习生小李咨询，小李根据所学知识，结合张女士的症状表现，判定张女士的症状是因为雌激素使用不当，因此，他给张女士科普了关于雌激素类药物的使用方法和注意事项等方面的知识，同时建议张女士到正规医院进行检查，在医师的指导下正确使用雌激素类药物。

学前导语：

　　用药服务是今后药剂工作的重要内容，从药物基本知识开始，到每种疾病的合理用药，需要掌握药物的相关知识。本章主要学习类固醇激素药、降血糖药、骨代谢药的药物化学基本知识和药理学相关知识，掌握以上药物的基本使用技能。

内分泌系统（endocrine system）是一种整合性的调节机制，通过分泌特殊的化学物质——激素来实现对有机体的控制与调节，并与神经系统相辅相成，共同调节机体的生长发育和各种代谢，维持内环境稳定，影响行为和控制生殖等。

激素（hormone）又称为荷尔蒙，是由高分化的内分泌细胞产生并直接分泌入血的化学物质，对人类的繁殖、生长、发育、代谢，其他各种生理功能、行为变化以及适应内外环境等都起着重要的调节作用。

课堂活动

激素对人体健康有很大的影响，缺乏或过多都会引发各种疾病。
1. 生长激素分泌过多、过少分别会引起什么疾病？
2. 胰岛素分泌不足会导致什么疾病？

第一节　类固醇激素类药

具有甾体结构的激素统称为类固醇激素（又称为甾体激素）。类固醇激素具有极重要的医药价值，在维持生命、调节生理功能、影响发育、调节免疫等方面有重要作用。

一、概述

（一）概念和作用

类固醇激素是由内分泌腺或内分泌细胞分泌的高效生物活性物质，在体内作为信使传递信息，通过调节各种组织细胞的代谢活动来影响人体的生理活动，是人体的重要物质。它在保持机体内平衡和正常生理活动、促进性器官的发育、维持生殖系统的功能、治疗皮肤病及控制生育等方面发挥着广泛的作用，是临床常用药物。

（二）类固醇激素类药物的化学结构及分类

类固醇激素类药物主要分为两类：肾上腺皮质激素和性激素。按化学结构可分三类：雌甾烷类、雄甾烷类和孕甾烷类。其中性激素中的雌性激素属于雌甾烷类；雄性激素属于雄甾烷类；孕激素和肾上腺皮质激素属孕甾烷类。

类固醇激素结构中都含有甾体母核，其基本结构为环戊烷并多氢菲结构，含有 A、B、C、D 四个环，其中 A、B、C 环为六元环，D 环为五元环。甾体母核上各碳原子的编号如下：

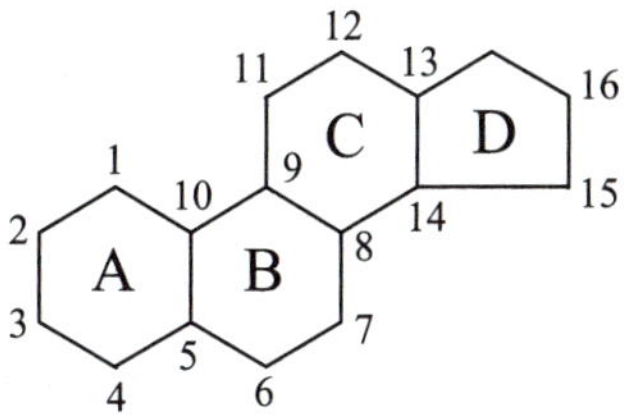

通常 A/B 环和 C/D 环稠合处各有一个甲基，D 环 17 位有一个侧链。"甾"字形象地表现了这一点，"田"字表示四个环，"田"上三折表示三个取代基。

甾体药物在结构上的差异：C-10 位有无角甲基；取代基的种类、位置和数目；双键的位置和数目。

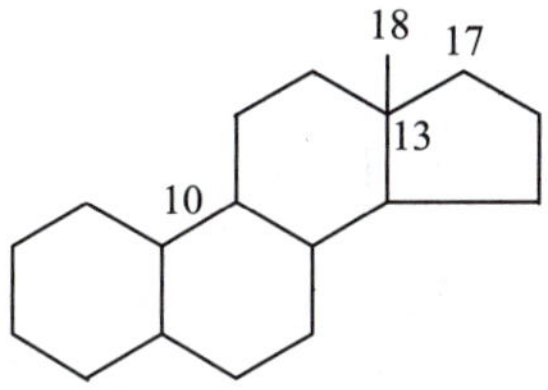

雌甾烷 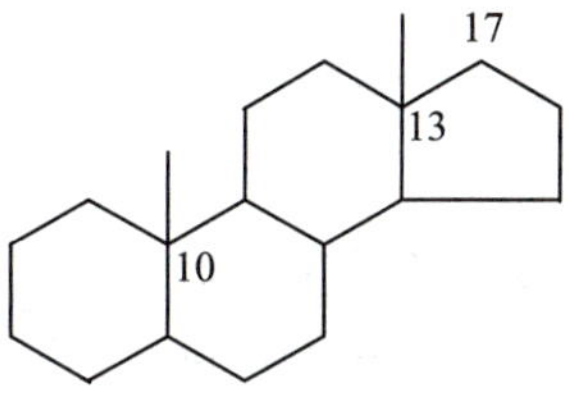   雄甾烷 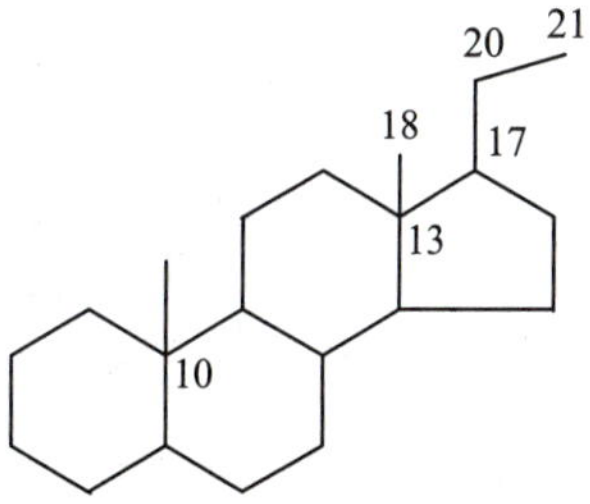   孕甾烷

雌甾烷：C-13 位上有甲基取代。

雄甾烷：C-10 位及 C-13 位上有甲基取代。

孕甾烷：C-10 位及 C-13 位上有甲基取代，C-17 位有二碳侧链。

（三）类固醇激素类药物共有的化学性质

1. 呈色反应　类固醇激素在与强酸的呈色反应中，与硫酸的呈色反应应用较广。部分常见类固醇激素药物与硫酸的呈色反应详见表 8-1。

表 8-1　常见甾体药物的浓硫酸显色反应

药物	呈色	荧光	加水稀释后
炔雌醇	橙红色	黄绿色	絮状玫瑰红↓
炔雌醚	橙红色	黄绿色	红色↓
炔孕酮	红色	亮红色	黄褐色↓
甲睾酮	淡黄色	黄绿色	淡黄绿色荧光

药物	呈色	荧光	加水稀释后
地塞米松	淡红棕色（5分钟内）	无	颜色消失
氢化可的松	棕黄～红色（5分钟）	绿色	黄色至橙黄色，并微带绿色荧光

2. 官能团的呈色反应

（1）羰基的显色反应：位于C-3位或C-20位的酮羰基，可与羰基试剂（硫酸苯肼、异烟肼等）显色，如氢化可的松。

（2）甲基酮的显色反应：孕激素类药物具有甲基酮结构，在弱碱性条件下可与亚硝基铁氰化钠反应，呈蓝紫色，如黄体酮。

（3）17α-醇酮基显色反应：糖皮质激素类药物一般具有17α-醇酮基结构，在一定条件下与碱性酒石酸铜发生反应，生成红色沉淀，如醋酸地塞米松。

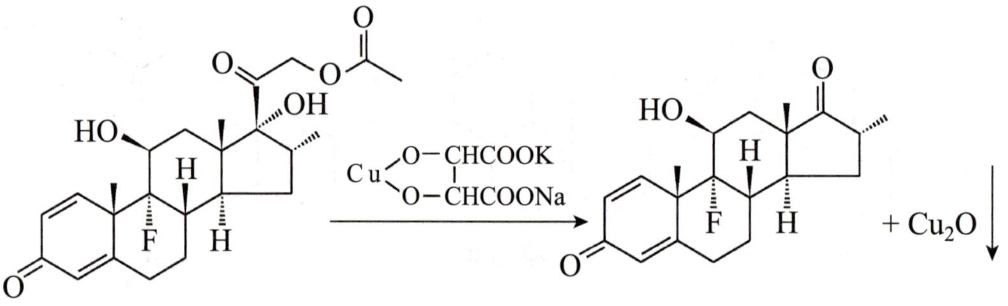

3. 末端炔基的沉淀反应

含有末端炔基的甾体药物能与硝酸银生成白色沉淀，如炔雌醇、炔诺酮等。

课堂活动

类固醇激素类药物按化学结构可分为哪几类？

考点

类固醇激素的基本结构和一般性质。

二、雌激素类药

雌激素（estrogen）可分类为甾体雌激素及非甾体雌激素两大类。

（一）甾体雌激素

这类药物主要包括有雌酮、雌三醇和雌二醇这些天然雌激素，三者在体内可相互转化，天然雌激素口服几乎无效，作用时间短，其原因是它们被肠道的微生物降解，或者能在肠道被吸收一部分，但又在肝脏被迅速代谢。为克服上述缺点，经结构改造后合成了一系列活性很强并可口服的衍生物，如炔雌醇等。

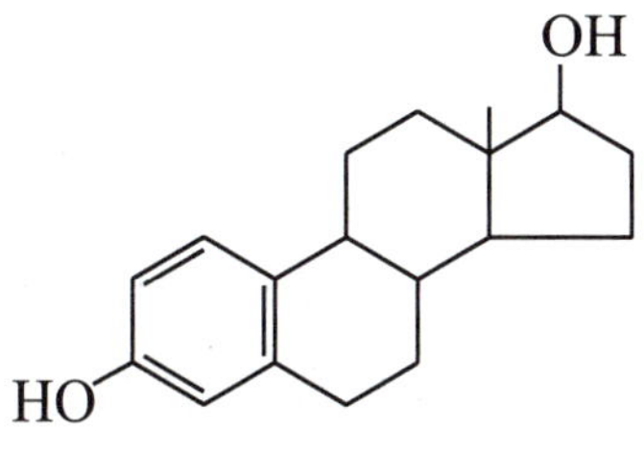

雌二醇 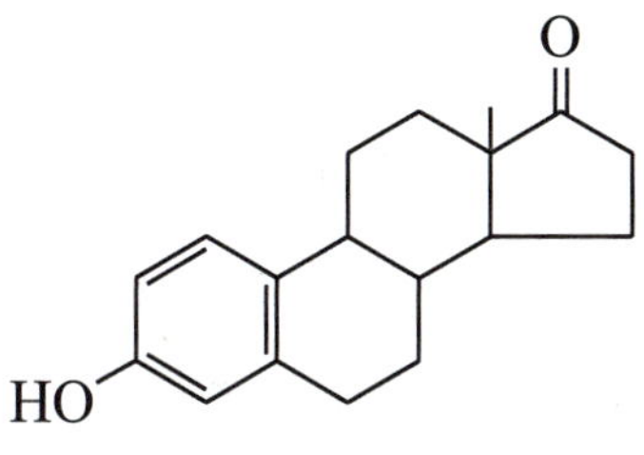　　　　　　　　　　雌酮 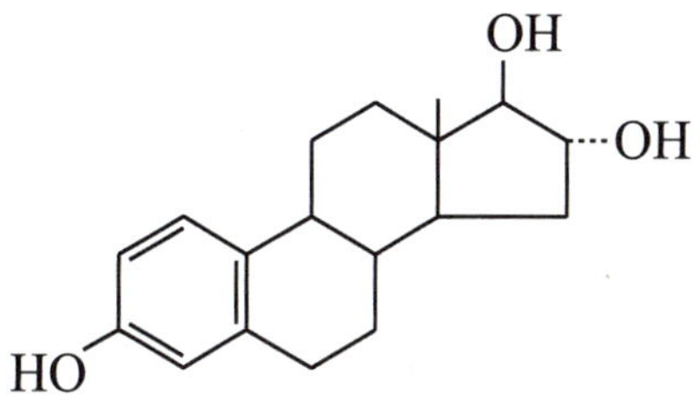　　　　　　　　　　雌三醇

雌二醇在胃肠道及肝脏中迅速失活，因此口服无效。若在雌二醇的17α-位引入乙炔基制成炔雌醇，使空间位阻增加，从而阻碍肝脏中的酶对药物的代谢破坏，并抵御胃肠道中微生物的降解作用，则可口服，且口服活性是雌二醇的10～20倍。若将炔雌醇的3-羟基进一步醚化，如环戊醚化后得到炔雌醚，则不但保留了口服活性，醚化后产物的脂溶性增加，药物贮存在人体脂肪中缓慢释放，作用时间可达数日。

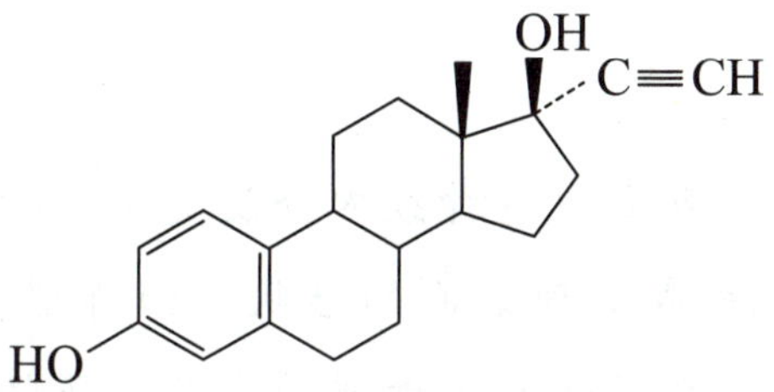

炔雌醇 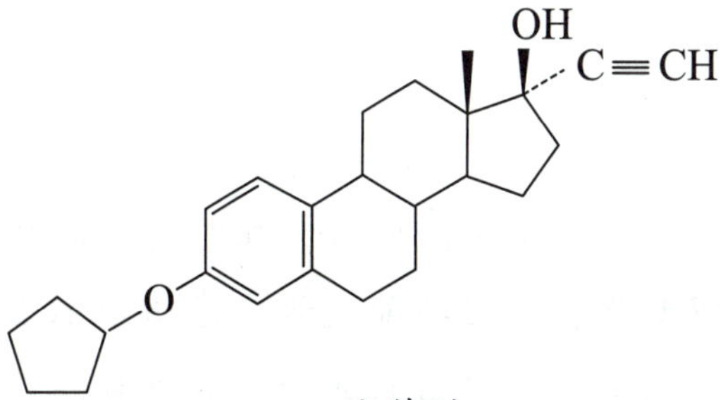　　　　　　　　　　　　　　炔雌醚

🔗 **知识链接**

雌激素的作用

雌激素是最早发现的类固醇激素，由卵巢分泌，其生理作用为促进女性性器官的发育成熟和维持第二性征；与孕激素一起在月经周期、妊娠、泌乳等方面发挥作用。临床用于治疗女性性功能疾病、更年期综合征、骨质疏松症、乳腺癌及前列腺癌等，并常与孕激素组成复方避孕药。

雌二醇 Estradiol

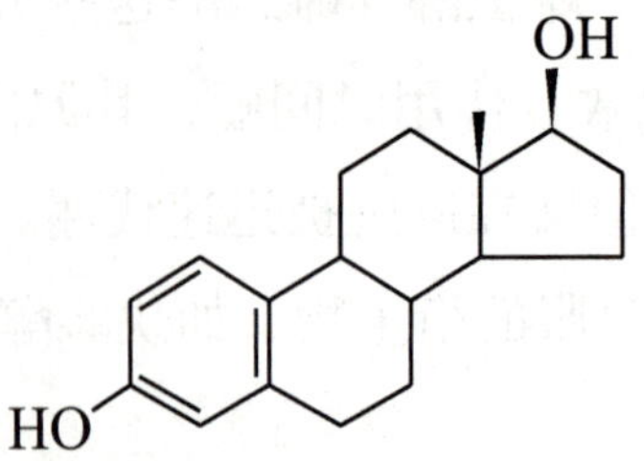

化学名为雌甾-1, 3, 5 (10) -三烯-3, 17β-二醇。

【性状】本品为白色结晶性粉末，有吸湿性；无臭。在二氧六环或丙酮中溶解，在乙醇中略溶，在水中不溶。在碱性水溶液中可溶解，在植物油中亦可部分溶解。

【化学性质】本品与硫酸作用显黄绿色荧光，加三氯化铁呈草绿色，再加水稀释，则变为红色。

本品的氢氧化钠溶液与苯甲酰氯反应生成苯甲酸酯。

【用途】本品临床上主要用于治疗卵巢功能不全雌激素低下所引起的疾病。如子宫发育不全、功能性子宫出血、月经不调等。

【贮藏】遮光，密封保存。

▶ 课程思政 ··

人文关怀

更年期综合征由女性卵巢功能衰弱所致，患者出现神经内分泌变化、心理变化、神经功能失调，患者往往伴随着精神或心理方面的症状，如抑郁、失眠等，严重影响患者生活质量。随着医护人员医学人文素质的提升，医师在诊疗更年期综合征患者的时候，除了给予药物方面的治疗，还会进行一定的心理疏导，心理疏导结合药物治疗的形式对于更年期综合征患者的治疗效果非常显著，获得一致好评。

启示

树立人文关怀的理念，注重人文素质的培养。

（二）非甾体雌激素

己烯雌酚为人工合成的非甾体雌激素，属二苯乙烯类化合物，其药理作用与雌二醇相同，但活性更强。口服有效，多制成口服片剂或油针剂应用。

己烯雌酚 Diethylstilbestrol

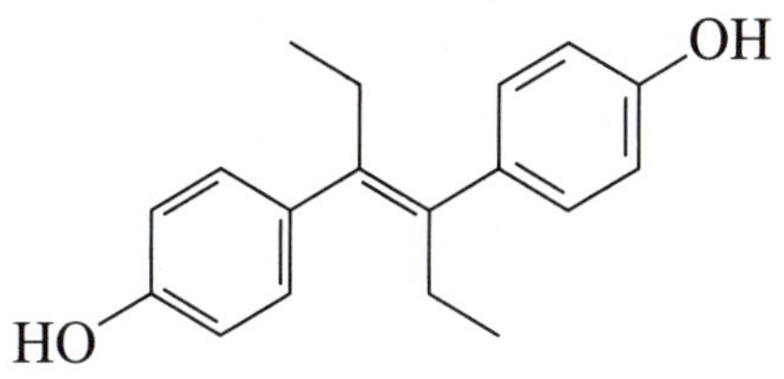

化学名为（E）-4,4′-（1,2-二乙基-1,2-亚乙烯基）双苯酚。

【性状】本品为白色结晶或结晶性粉末；几乎无臭。在甲醇中易溶，乙醇、乙醚或脂肪油中溶解，在三氯甲烷中微溶，在水中几乎不溶；在稀氢氧化钠溶液中溶解。

【化学性质】本品加硫酸溶解后显橙黄色，加水稀释颜色即消失。本品分子中具有酚羟基，遇光易氧化变质。本品分子中含有酚羟基，用稀乙醇溶解后，与三氯化铁溶液反应，生成绿色配合物缓慢变成黄色。

【用途】本品主要用于卵巢功能不全或垂体功能异常引起的月经紊乱，也可大剂量用于治疗前列腺癌。

【贮藏】遮光，密封保存。

考点

天然雌激素口服无效的原因，甾体雌激素的主要结构特征。

三、雄激素及蛋白同化激素类药

雄甾烷类药物主要包括雄性激素和蛋白同化激素。

（一）雄性激素

雄激素（androgens）是维持雄性生殖器官及第二性征发育的物质，主要由睾丸间质细胞合成和分泌，有少量雄性激素是由肾上腺皮质、卵巢和胎盘分泌，它能促进男性生殖器官的发育，维持生殖功能及第二性征发育、成熟。雄性激素同时具有蛋白同化作用，能促进蛋白质合成代谢，增强肌肉力量，促进骨质形成。临床上常用的有甲睾酮、达那唑等。

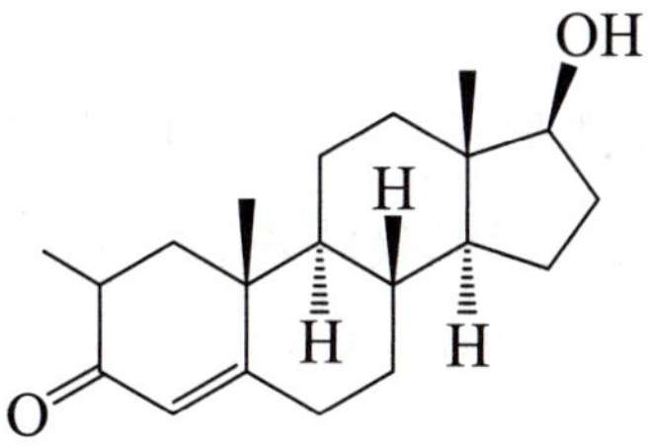

甲睾酮

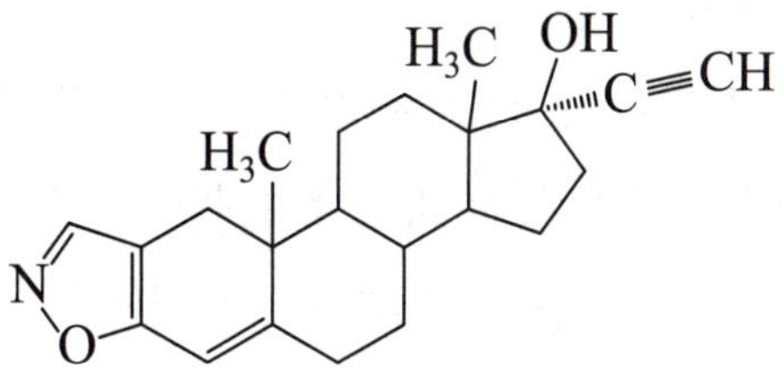

达那唑

（二）蛋白同化激素

蛋白同化激素能促进蛋白质的合成、抑制蛋白质的代谢，故能促进肌肉的增长。是由天然来源的雄性激素经结构改造，降低雄激素活性，提高蛋白同化活性而得到的半合成激素类药物。临床主要用于治疗病后虚弱及营养不良，如苯丙酸诺龙。

🔗 **知识链接**

蛋白同化激素

蛋白同化激素在临床主要用于创伤、手术和长期不活动引起蛋白质吸收和合成不足的慢性消耗性疾病以及极度虚弱的患者。近年来，蛋白同化激素在运动员中的使用引起世界关注。国际体育组织规定禁止使用，但仍屡禁不止，甚至偶有滥用现象，过量使用蛋白同化激素会影响两性的生育能力，增加冠心病发生的危险，甚至发生猝死，这不仅成为医学上的难题，也是一个重要的社会问题。

苯丙酸诺龙 Nandrolone Phenylpropionate

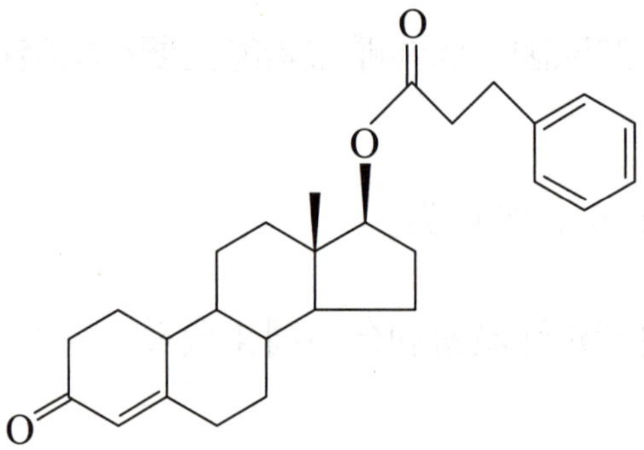

化学名为17β-羟基雌甾-4-烯-3-酮-3-苯丙酸酯。

【性状】本品为白色或类白色结晶性粉末；有特殊臭。本品在乙醇中溶解，在植物油中略溶，在水中几乎不溶。本品的熔点为93~99℃。

【化学性质】本品甲醇溶液可与盐酸羟基脲缩合，生成缩氨基脲衍生物，熔点约182℃，熔融时分解。

【用途】本品可促进体内蛋白质的合成代谢及骨钙蓄积。临床可用于恶性肿瘤手术前后，骨折后不愈合和严重的骨质疏松症；早产儿，营养吸收不良，慢性腹泻和某些消耗性疾病；垂体性侏儒症、功能性子宫出血、子宫肌瘤以及不宜手术的乳腺癌。

【贮藏】遮光，密封保存。

四、孕激素类药

孕激素（progestins）又称"女性激素"，是由卵巢的黄体细胞分泌，以黄体酮（又称孕酮）为主的一类激素。可促进子宫内膜腺体增长，为接纳受精卵做好准备，又有保胎作用，与雌激素一起共同维持性周期及保持怀孕等。临床主要用于预防先兆流产、治疗子宫内膜异位症等妇科疾病。

天然孕激素黄体酮由雌性动物卵泡排卵后形成的黄体分泌，妊娠后改由胎盘分泌，黄体酮具有维持妊娠和正常月经的功能，同时还具有妊娠期间抑制排卵的作用，是天然的避孕药。黄体酮口服易代谢失活，仅能注射给药。对黄体酮进一步修饰得到口服黄体酮类合成孕激素醋酸甲羟孕酮、醋酸甲地孕酮、醋酸氯地孕酮。

黄体酮 Progesterone

化学名为孕甾 -4- 烯 -3, 20- 二酮。

【性状】本品为白色或类白色结晶性粉末；无臭，无味。在三氯甲烷中极易溶解，在乙醇、乙醚或植物油中溶解，在水中不溶。

【化学性质】本品与异烟肼反应缩合生成黄色的异烟腙。本品对碱和光较敏感，须避光，密闭保存。

本品 C-17 位的甲基酮在碳酸钠及醋酸铵的存在下，能与亚硝基铁氰化钠反应生成蓝紫色复合物。此反应为黄体酮的专属性反应，其他常用的甾体药物仅呈浅橙色或无色。

【用途】本品口服无效，仅能肌内注射给药。具有保胎作用，常用于先兆流产、习惯性流产、子宫功能性出血、月经失调及痛经等。与雌激素类药物合用能抑制排卵，可作避孕药。

【贮藏】遮光，密封保存。

醋酸甲地孕酮 Megestrol Acetate

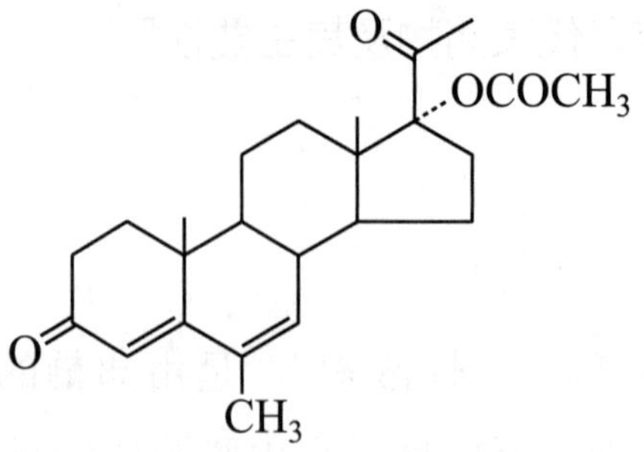

化学名为 6-甲基 -17α-羟基孕甾 -4, 6-二烯 -3, 20-二酮 -17-醋酸酯。

【性状】本品为白色或类白色的结晶性粉末；无臭，无味。在三氯甲烷中易溶，在丙酮或醋酸乙酯中溶解，在乙醇中略溶，在乙醚中微溶，在水中不溶。

【化学性质】本品加乙醇制氢氧化钾试液，水浴加热，冷却，加硫酸煮沸，即产生醋酸乙酯的香气。

本品遇硫酸铁铵溶液呈黄绿色至绿色。

【用途】本品无雌激素、雄激素或同化激素活性。为高效口服孕激素，注射也有效，可通过皮肤、黏膜吸收。常常是各种长效、缓释、局部使用的避孕药的主药。

【贮藏】遮光，密封保存。

炔诺酮 Norethisterone

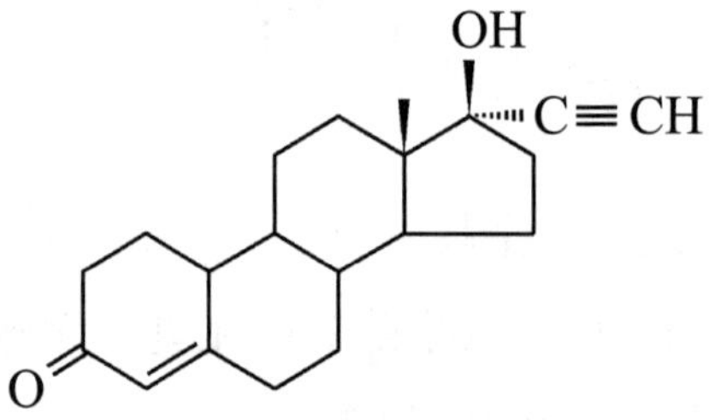

化学名为 17β-羟基 -19-去甲 -17α-孕甾 -4-烯 -20-炔 -3-酮。

【性状】本品为白色或类白色粉末或结晶性粉末；无臭，味微苦。在三氯甲烷中溶解，在乙醇中微溶，丙酮中略溶，在水中不溶。

【化学性质】本品的乙醇溶液遇硝酸银试液，产生白色炔诺酮银盐沉淀。

本品与盐酸羟胺及醋酸钠共热生成炔诺酮肟，熔点为115℃。

【用途】本品为口服强效的C-19位去甲基睾酮的衍生物，其抑制排卵作用比黄体酮、炔孕酮都强，有轻度雄激素和雌激素活性。本品临床用于治疗功能性子宫出血、妇女不育症、子宫内膜异位等，并与炔雌醇合用作为短效口服避孕药。

【贮藏】遮光，密封保存。

孕激素类药物的结构特征及主要代表药物。

五、肾上腺皮质激素类药

肾上腺皮质激素（adrenocorticotropic hormones）是肾上腺皮质受腺垂体分泌的促肾上腺皮质激素（adrenocorticotropic hormone，ACTH）刺激所产生的一类激素。按其生理功能，可分为盐皮质激素（影响体内水盐代谢）和糖皮质激素（影响体内糖代谢）。本节主要讨论糖皮质激素类的重点药物醋酸地塞米松和醋酸氢化可的松。

醋酸氢化可的松 Hydrocortisone Acetate

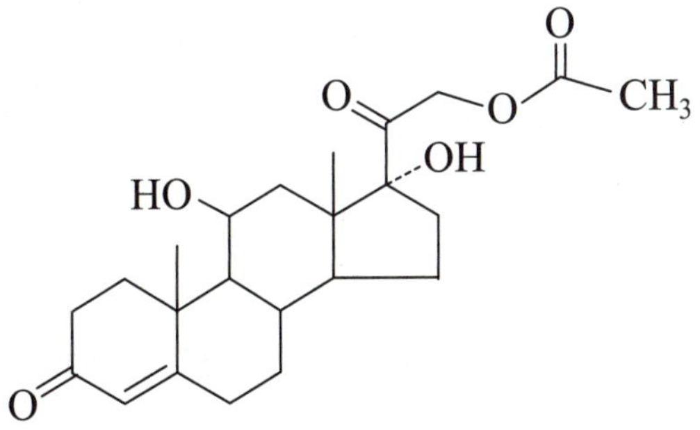

化学名为 11β, 17α, 21-三羟基孕甾-4-烯-3,20-二酮-21-醋酸酯。

【性状】本品为白色或类白色的结晶性粉末；无臭。在乙醇或三氯甲烷中微溶，在水中不溶。

【化学性质】本品具右旋光性。本品溶于硫酸后即显黄色至棕黄色并带绿色荧光。

本品与乙醇制氢氧化钾试液一起加热，C-21 位醋酸酯结构被水解，再与硫酸一起加热即发生乙酸乙酯香味。

【用途】本品为天然糖皮质激素，抗炎作用强于可的松，还具有免疫抑制作用、抗休克作用。临床用于肾上腺皮质功能减退症，严重感染并发的毒血症，自身免疫性疾病，过敏性疾病等。

【贮藏】遮光，密封保存。

醋酸地塞米松 Dexamethasone Acetate

醋酸地塞米松引入 9α—F 的同时引入 16α—CH_3 可降低钠潴留作用，地塞米松抗炎作用增强，钠潴留作用轻微，为临床上常用的抗炎皮质激素。

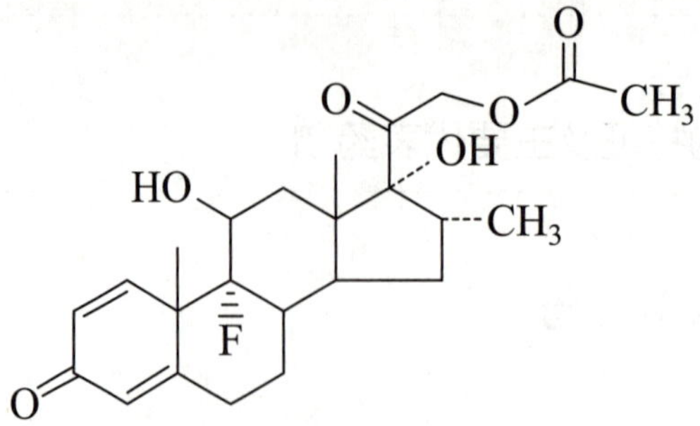

化学名为16α-甲基-11β, 17α, 21-三羟基-9α-氟孕甾-1, 4-二烯-3, 20-二酮-21-醋酸酯。

【性状】本品为白色或类白色的结晶或结晶性粉末，无臭，味微苦；在丙酮中易溶，甲醇或无水乙醇中溶解，水中不溶。

【化学性质】本品有右旋光性。与乙醇制氢氧化钾试液一起加热，C-21位醋酸酯结构被水解，再与硫酸一起加热即产生乙酸乙酯香味。

本品结构中C-17位有还原性的α-醇酮基结构，在甲醇溶液中与碱性酒石酸铜试液反应，生成橙红色氧化亚铜（Cu_2O）沉淀。

本品用氧瓶燃烧法进行有机破坏后，显氟离子鉴别反应（有机破坏后经氢氧化钠溶液吸收，生成氟化钠，加茜素氟蓝试液，12%醋酸钠的稀醋酸溶液及硝酸亚铈试液即显蓝紫色）。

【用途】本品用途与醋酸氢化可的松相同，抗炎作用增强约25倍，几乎无钠潴留作用。

【贮藏】遮光，密封保存。

📖 考点 --------

醋酸地塞米松的结构特点、理化性质和主要用途。

🔗 知识链接 --------

糖皮质激素的"四抗"

糖皮质激素的药理作用主要可归纳为"四抗"，即抗炎、抗免疫、抗毒和抗休克作用。

抗炎：对各种原因引起的炎症都有抑制作用。主要用于改善炎症早期的红、肿、热、痛等症状，炎症后期防止粘连和瘢痕形成。

抗免疫：对细胞和体液免疫均抑制，但对细胞免疫的抑制作用更强，后者在大剂量时才明显。

抗毒：表现为针对内毒素解热，改善中毒症状，但不能中和内毒素，对外毒素损害亦无保护作用。

抗休克：超大剂量可对抗各种严重休克，特别是中毒性休克。

此外，糖皮质激素对血液与造血系统、中枢神经系统等也有广泛的影响。

六、避孕药

避孕药一般指女性用避孕药，多由甾体类的雌激素和孕激素配伍而成，也有单方的孕激素及一些非甾体药物。抗孕激素指的是与孕激素竞争受体并拮抗其活性的化合物。1982年，第一个抗孕激素米非司酮被报道，它能干扰早孕并终止妊娠，可作为非手术性抗早孕药。口服甾体避孕药是通过阻断生殖过程的某个环节，以达到避孕或终止妊娠目的的一类药物。目前临床中常用的口服甾体避孕药多为孕激素和雌激素的复合物。

炔雌醇 Ethinylestradiol

化学名为3-羟基-19-去甲-17α-孕甾-1,3,5（10）-三烯-20-炔-17-醇。

【性状】本品为白色或类白色结晶性粉末；无臭。在乙醇、丙酮、二氧六环和乙醚中易溶，在三氯甲烷中溶解，在水中不溶。由于分子中存在酚羟基，可溶于氢氧化钠水溶液中。熔点为180~186℃。

【化学性质】本品分子中存在乙炔基，其乙醇溶液遇硝酸银试液产生白色的炔雌醇银沉淀。

本品在硫酸中显橙红色，在反射光照射下出现黄绿色荧光，加水稀释后呈现玫瑰红色絮状沉淀。

【用途】本品为口服避孕药中最常用的雌激素，临床上主要用于治疗月经紊乱、功能性子宫出血、绝经综合征、子宫发育不全等症；与孕激素合用有抑制排卵协同作用，能增强避孕效果；可与炔诺酮或甲地孕酮配伍制成口服避孕药。

【贮藏】遮光，密封保存。

米非司酮 Mifepristone

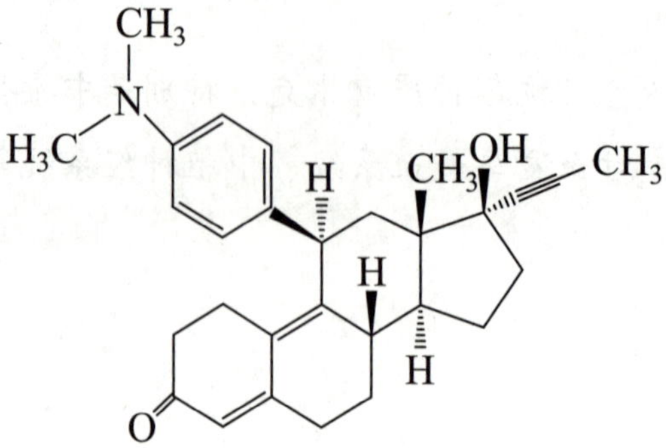

化学名为11β-[4-(N,N-二甲氨基)-1-苯基]-17β-羟基-17α-(1-丙炔基)-雌甾-4,9-二烯-3-酮。

【性状】本品为淡黄色结晶性粉末；无臭，无味。熔点为192~196℃。在甲醇或二氯甲烷中易溶，在乙醇或乙酸乙酯中溶解，在水中几乎不溶。

【用途】本品主要用于抗早孕，也可用于紧急避孕。

🔗 知识链接

药物流产

口服米非司酮和米索前列醇2种药物使早期妊娠终止是药物流产的一种流产方法。应用药物使妊娠终止是近20年来的新发展，近年来已广泛应用于临床。在药物流产过程中，米非司酮使子宫蜕膜变性坏死、宫颈软化，米索前列醇使子宫兴奋、子宫收缩，促使胚胎排出。当然，药物流产也存在较多的风险，比如流产失败、失血过多危及性命以及其他副作用等，所以应慎重使用。

第二节 降血糖药

糖尿病是一种常见疾病，是以血糖增高为特征的代谢紊乱性内分泌疾病，可出现"三多一少"（多尿、多饮、多食、体重减少，出现疲乏和消瘦）等症状，严重时可发生酮症酸中毒，并能诱发多种并发症。

糖尿病与胰岛素

糖尿病分为1型糖尿病和2型糖尿病。其中1型糖尿病多发生于青少年，患者胰岛素分泌缺乏，必须依赖胰岛素治疗维持生命；2型糖尿病多见于中老年人，其胰岛素的分泌量并不低甚至还偏高，病因是机体对胰岛素不敏感（即胰岛素抵抗）。

胰岛素是由人体胰腺β细胞分泌的身体内唯一的降血糖激素。胰岛素抵抗是指体内组织对胰岛素的敏感性降低，外周组织如肌肉、脂肪对胰岛素促进葡萄糖摄取的作用发生了抵抗。

糖尿病目前不能根治，但可以良好地控制。如果在医师指导下正确运用好现在的3类基本疗法，包括饮食、运动、降血糖药物的综合疗法，进行终身治疗，绝大多数患者可以同正常人一样生活和工作。

降血糖药通过减少机体对糖的摄取或加快糖代谢，从而使血糖下降。

目前常用的降血糖药物主要包括：①胰岛素及其类似物；②胰岛素分泌促进剂，包括磺酰脲类、非磺酰脲类；③胰岛素增敏剂，包括双胍类二甲双胍、噻唑烷二酮类；④α-葡萄糖苷酶抑制剂；⑤其他类降血糖药，包括CLP-1受体激动剂、DDP-4酶抑制剂。

一、胰岛素及其类似物

胰岛素是胰脏β细胞受内源或外源性物质如葡萄糖、乳糖、核糖、精氨酸和胰高血糖素等激动而分泌的一种蛋白激素，是治疗糖尿病的有效药物。

（一）分类
临床常用的胰岛素品种繁多，可按各种方法分类。

1. 根据胰岛素的来源不同分类 分为人胰岛素、牛胰岛素和猪胰岛素。

人胰岛素含有16种51个氨基酸，由21个氨基酸的A肽链与30个氨基酸的B肽链以2个二硫键联结而成。人胰岛素并非从人的胰腺提取而来，而是通过基因工程生产的，纯度更高，副作用更少，但价格较贵。

传统胰岛素是由猪胰脏、牛胰脏或猪牛胰脏混合物中提取的，只经过一步重结晶的纯化过程，但目前胰岛素的制备工艺有很大改进，随着单组分猪胰岛素的出现，普通结晶的胰岛素已逐渐被淘汰。

牛胰岛素是自牛胰腺提取而来，分子结构有三个氨基酸与人胰岛素不同，疗效稍差，容易发生过敏或胰岛素抵抗。动物胰岛素唯一的优点就是价格便宜。

猪胰岛素是自猪胰腺提取而来，分子中仅有一个氨基酸与人胰岛素不同，因此疗效比牛胰岛素好，副作用也比牛胰岛素少。目前国产胰岛素多属猪胰岛素。

2. 根据胰岛素的作用时间长短不同分类

（1）短效胰岛素：目前主要有动物来源和重组人胰岛素来源两种，是指将结晶型胰岛素制成酸性或中性pH的溶液，外观为无色透明溶液，未经添加剂处理或结构修饰，不能延长胰岛素的作用时间，又称可溶性胰岛素、正规胰岛素、中性胰岛素。最常用的一种普通胰岛素，皮下注射后的起效时间为20~30分钟，作用高峰为2~4小时，持续时间5~8小时。

（2）中效胰岛素：乳白色浑浊液体，起效时间为1.5~4小时，作用高峰6~10小时，持续时间约12~14小时，最常见的有低精蛋白锌胰岛素。

（3）长效胰岛素：乳白色浑浊液体，起效时间3~4小时，作用高峰14~20小时，持续时间约24~36小时，主要有精蛋白锌胰岛素。

（二）胰岛素的性质及贮藏

本品为白色或类白色的结晶粉末，在水、乙醇中几乎不溶；酸碱两性，易溶于稀酸或稀碱溶液，在酸性pH 2.5~3.5中较稳定，在碱性溶液中易被破坏。

本品是蛋白质类药物，可被蛋白酶水解，因此易被消化液中的酶破坏，故口服无效，必须注射。

未开瓶使用的胰岛素应在2~8℃条件下冷藏密闭避光保存。已开瓶使用的胰岛素注射液可在室温（最高25℃）最长保存4周，使用中的胰岛素笔芯不要放进冰箱里，可与胰岛素笔一起使用或随身携带。在室温最长保存4周。冷冻后的胰岛素不可使用。

（三）胰岛素降糖机制

1. 加速葡萄糖的利用　胰岛素能促进葡萄糖通过细胞膜而进行糖酵解，在氧供应充沛的条件下，再经三羧酸循环氧化为二氧化碳和水，释放能量。也可促进葡萄糖转变为糖原贮积于肌肉及肝脏，加速糖原的生成作用。

2. 抑制葡萄糖的合成　在肝脏中，磷酸化酶可受胰高血糖素、肾上腺素及受交感神经刺激腺苷环化酶催化三磷酸腺苷形成较多的环腺苷酸而激活，促进糖原分解为葡萄糖-1-磷酸。胰岛素能拮抗胰高血糖素及肾上腺素的作用，使三磷酸腺苷转化为环磷腺苷的作用减弱，从而抑制肝糖原分解。

● 考点
胰岛素的理化性质、储存与应用。

二、促进胰岛素分泌类

胰岛素分泌促进剂通过促进胰岛素分泌而发挥作用，是一线降血糖药，包括磺酰脲类以及非磺酰脲类。

（一）磺酰脲类

1955年磺酰脲类化合物磺胺丁脲首先作为降血糖药物使用，但因有骨髓抑制及肝毒性而停用。此后第一代不良反应小而较安全的口服磺酰脲类降血糖药相继出现，广泛应用于临床，如甲苯磺丁脲等。至20世纪70年代研制出一大批降糖作用较好、不良反应较少，而且用量较小的第二代磺酰脲类口服降血糖药，如格列本脲、格列吡嗪、格列齐特等。20世纪80年代又出现了第三代磺酰脲类口服降血糖药格列美脲。

格列本脲 Glibenclamide

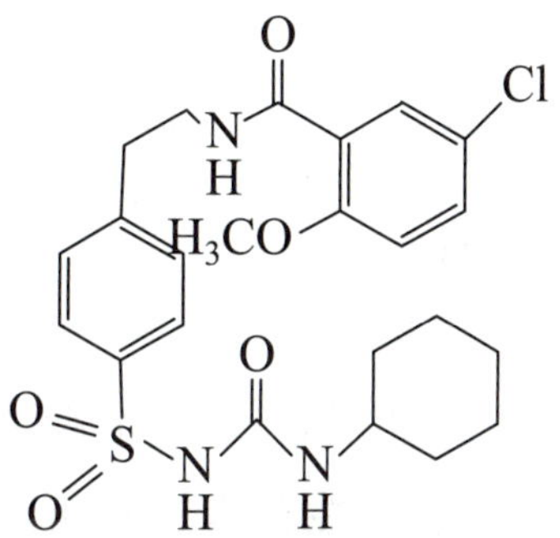

化学名为 N-［2-［4-［［［（环己氨基）羰基］氨基］磺酰基］苯基］乙基］-2-甲氧基-5-氯苯甲酰胺。

【性状】本品为白色结晶性粉末，几乎无臭，无味。微溶于甲醇或乙醇，不溶于水。熔点为170~174℃，熔融时同时溶解。

【化学性质】本品在室温条件下比较稳定，但对湿度比较敏感。其结构中脲部分不稳定，在酸性溶液中受热易水解，水解过程与其他磺酰脲类相似。

【用途】本品为第二代磺酰脲类口服降血糖药中的第一个代表药物，属于强效降血糖药。用于治疗饮食不能控制的中、重度2型糖尿病患者，不适用于治疗老年患者，因为易引起低血糖。

【贮藏】密闭保存。

📋 考点

格列本脲的结构类型、结构特点和用途。

❓ 课堂活动

格列本脲具有什么样的化学性质？为什么具有这样的性质？

（二）非磺酰脲类

非磺酰脲类降血糖药的化学结构与磺酰脲类降血糖药不同，但其作用机制相似，能刺激胰腺释放胰岛素，使血糖水平快速降低。主要药物有瑞格列奈、那格列奈。那格列奈的心脏毒性较瑞格列奈小，起效迅速，作用时间短，对血糖水平更敏感。

那格列奈 Nateglinide

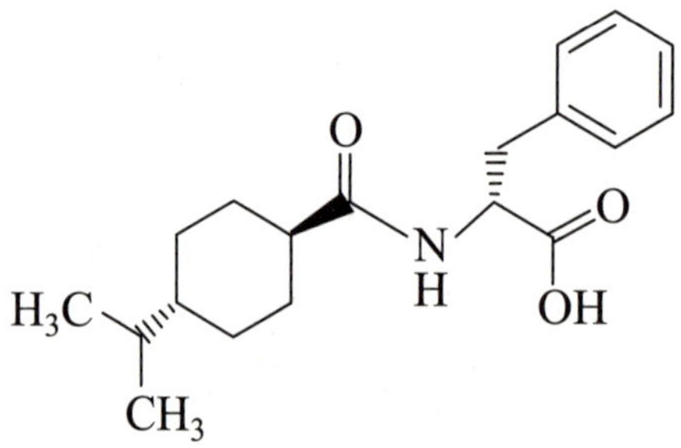

化学名为（-）-N-［（反-4-异丙基环己基）羰基］-D-苯丙氨酸。

【性状】本品为白色或类白色结晶性粉末；味苦。在甲醇、乙醇、丙酮中易溶，在乙腈中略溶，在水中几乎不溶。熔点为136~141℃。

【用途】本品为D-苯丙氨酸衍生物，其降糖作用是其前体D-苯丙氨酸的50倍。作为胰岛素促分泌剂，那格列奈具有安全性高、起效迅速、作用时间短、对血糖水平敏感、对代谢抑制具耐受力和反复应用无去敏作用的特点，被称为"胰岛素分泌模式调节剂"或"餐时血糖调节剂"，通常在餐前10分钟内服药。

由于其基本结构为氨基酸，所以毒性很低。不良反应有轻度低血糖，视觉异常，腹痛、腹泻、恶心、呕吐和便秘等胃肠道症状，少见肝功能异常及皮肤过敏反应。

三、胰岛素增敏剂类

胰岛素增敏剂又称"胰岛素增敏因子"，它是过氧化物酶体增殖物激活受体（peroxisome proliferator-activated receptor，PPARY）的激动剂，使细胞膜上的胰岛素受体对胰岛素的敏感性增加，促进细胞对葡萄糖的利用。

🔗 知识链接 ··········

胰岛素抵抗

胰岛素抵抗是指各种原因使胰岛素促进葡萄糖摄取和利用的效率下降，机体代偿性地分泌过多的胰岛素而产生高胰岛素血症，以维持血糖的稳定。胰岛素抵抗易导致代谢综合征和2型糖尿病。20世纪50年代Yallow等应用放射免疫分析技术测定血浆胰岛素浓度，发现血浆胰岛素水平较低的患者胰岛素敏感性较高，而血浆胰岛素较高的人对胰岛素不敏感，由此提出了胰岛素抵抗的概念。

胰岛素抵抗是导致2型糖尿病的主要原因，胰岛素增敏剂可有效改善胰岛素抵抗状态，促使胰岛素正常发挥作用。胰岛素增敏剂包括双胍类、噻唑烷二酮类。被广泛应用于2型糖尿病的治疗。

盐酸二甲双胍 Metformin Hydrochloride

化学名为1,1-二甲基双胍盐酸盐。

【性状】本品为白色结晶或结晶性粉末；无臭。熔点为220~225℃。易溶于水，微溶于乙醇，不溶于丙酮、三氯甲烷和乙醚中。

【化学性质】本品显氯化物的性质。

【用途】本品不促进胰岛素分泌，主要为促进脂肪组织摄取葡萄糖，使肌肉组织无氧酵解增加，增加葡萄糖的利用，拮抗胰岛素因子，减少葡萄糖经消化道吸收，使血糖降低。用于成人非1型糖尿病及部分1型糖尿病。

【贮藏】密封保存。

四、α-葡萄糖苷酶抑制剂

α-葡萄糖苷酶抑制剂虽然不能增加胰岛素分泌，但能抑制小肠的糖苷酶，降低食物中的淀粉、蔗糖等碳水化合物分解成葡萄糖的速度，延缓葡萄糖的肠道吸收，从而降低餐后高血糖。本类药物均为糖或糖的衍生物，主要包括阿卡波糖、伏格列波糖等。

阿卡波糖 Acarbose

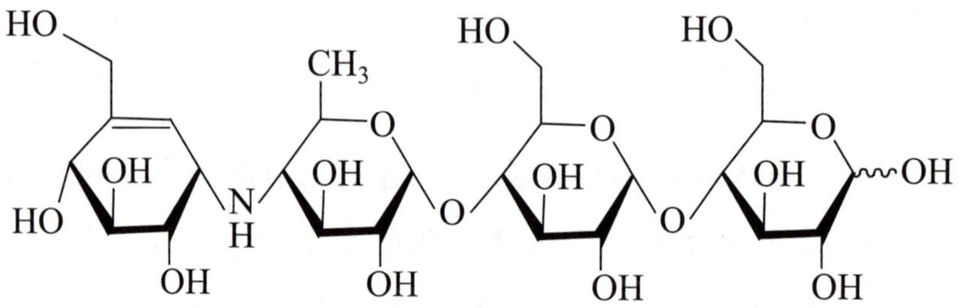

化学名为 O-4,6-双去氧-4[[($1S$,$4R$,$5S$,$6S$)-4,5,6-三羟基-3-（羟基甲基）环己烯-2-基]氨基]-α-D-吡喃葡糖基-（1→4）-O-α-D-吡喃葡糖基-（1→4）-D-吡喃葡糖。

【性状】本品为白色至淡黄色无定形粉末；无臭。在水中极易溶解，在乙醇中极易溶解，在丙酮或乙腈中不溶。

【用途】本品是一种新型口服降血糖药。在肠道内竞争性地抑制葡萄糖苷水解酶，抑制多糖及蔗糖分解成葡萄糖，使糖的吸收相应减缓，使餐后血糖降低。本品一般单用，或与其他口服降血糖药、胰岛素合用，用于治疗胰岛素依赖型或非依赖型糖尿病。

第三节　骨代谢调节药

骨质疏松症（osteoporosis，OP）是一种全身性代谢性骨病，其特征是骨量下降和骨的微细结构破坏，表现为骨的脆性增加，易发生骨折，并引起其他并发症。随着人口的老龄化加重，骨质疏松症目前在世界上已成为一个较大的社会问题，严重影响高龄人群的健康和寿命。根据骨质疏松症的发病机制，防治骨质疏松症的药物可分为两类，一类是骨吸收抑制剂，包括双膦酸盐、降钙素等；另一类是骨形成促进剂，包括甲状旁腺激素、钙剂与维生素 D_3 等。

一、骨吸收抑制剂

治疗骨质疏松症的药物大多是骨吸收抑制剂。骨吸收抑制剂主要通过抑制破骨细胞形成或其生物活性，通过减缓或阻止破骨细胞的活动以达到抑制骨吸收的目的。主要包括双膦酸盐、降钙素和雌激素受体调节剂3类。

（一）双膦酸盐

双膦酸盐类药物是具有明确骨靶向性的化合物，既可单独用于治疗OP，也可作为载体分子与各种药物联合使用以提高防治OP的效果。双膦酸盐类药物分子中的磷酸根基团与羟基磷石灰有良好的螯合活性和亲和性，能牢固地吸附于骨表面，抑制溶解，同时抑制软组织的钙化和骨的重吸收。临床研究证实，双膦酸盐类药物对抑制破骨细胞重吸收、增加骨质量、减少骨折发生率具有显著疗效，是近20年来发展最为迅速的抗骨吸收药物。

阿仑膦酸钠 Alendronate sodium

化学名（4-氨基-1-羟基亚丁基）-1,1-二膦酸单钠盐三水化合物。

【性状】本品为白色结晶性粉末。在水中略溶，在热水中溶解，在乙醇或丙酮中不溶；在氢氧化钠试液中易溶。

【用途】本品为骨吸收抑制药，与骨内的羟基磷灰石有强亲和力，可抑制破骨细胞的活性，减缓骨吸收，防止骨丢失，同时抗骨吸收的活性强，无抑制骨矿化的作用。

本品口服后主要在小肠吸收，吸收差，生物利用度仅为0.5%~1%。吸收后的药物20%~60%被骨组织迅速摄取，未被吸收的以原形经肾脏排出。

本品主要用于治疗绝经后妇女骨质疏松症。

（二）降钙素

【性状】本品为白色粉末。易溶于水及碱性溶液，不溶于丙酮、乙醇、三氯甲烷和乙醚。

【用途】本品为参与钙及骨质代谢的一种多肽类激素。对破骨组织细胞有急性抑制作用，能减少体内钙由骨向血中的迁移量。主要用于绝经后骨质疏松症，老年骨质疏松症，也可用于乳腺癌、肺或肾癌、骨髓瘤和其他恶性肿瘤骨转移所致的大量的骨溶解和高钙血症。

（三）雌激素受体调节剂

雌激素对维护和促进女性内分泌系统及骨骼生长系统等具有重要的调节作用。雌激素水平降低是引发骨质疏松的重要原因之一。雌激素替代疗法（estrogen replacement therapy，ERT）所用的药物和选择性雌激素受体调节剂（selective estrogen receptor modulator，SERM）等是防治骨质疏松症的临床主要药物。前者包括己烯雌酚、尼尔雌醇以及植物雌激素如依普黄酮等；后者包括他莫昔芬等。

依普黄酮 Ipriflavone

化学名为7-异丙氧基-3-苯基-4H-1-苯并吡喃-4-酮。

【性状】本品为白色或类白色结晶或结晶性粉末；无臭。易溶于N,N-二甲基甲酰胺或三氯甲烷，溶于丙酮或乙酸乙酯，微溶于无水乙醇或乙醚，几不溶于水。

【用途】本品是一种异黄酮衍生物，属植物雌激素类药物，具有雌激素样的抗骨质疏松特性，适用于改善原发性骨质疏松症的症状，提高骨量减少者的骨密度。

二、骨形成促进剂

骨形成促进剂的作用机制是促进骨骼的生长和重建，其代表药物包括甲状旁腺激素（PTH）、钙剂与维生素D_3等。其中甲状旁腺激素能增加成骨细胞数目和活性，通过引导骨内衬细胞转化为成骨细胞，而不需要刺激前体细胞的增殖，其还可阻止成骨细胞凋亡，在临床试验中得到良好的效果。

（一）甲状旁腺激素

甲状旁腺激素（parathyroid hormone，PTH）为多肽类激素，包含84个氨基酸残基，由甲状腺主细胞分泌，能调节体内钙和磷的代谢，促使血钙水平升高、血磷水平下降，诱导Ca^{2+}从基质中释放，维持钙代谢的长期稳定，具有激活成骨细胞和抑制破骨细胞的双重作用。

（二）钙剂与维生素D_3

钙剂治疗骨质疏松已经有多年的历史，近几年发现作为有机钙的氨基酸螯合钙治疗老年妇女骨质疏松症的有效率达90.6%，明显高于其他类型的钙剂，其优点主要表现在生物利用度高，其以生物螯合物的形式稳定性好，溶解度、吸收度高，不易被植物中的草酸结合，而且副作用较少。

肠道Ca^{2+}吸收不良是骨质疏松的重要发病原因之一，而维生素D_3可以促进肠道对Ca^{2+}的吸收并可促进肾脏对钙、磷的重吸收。

◎ 点滴积累

防治骨质疏松症药物包括骨吸收抑制剂和骨形成促进剂。

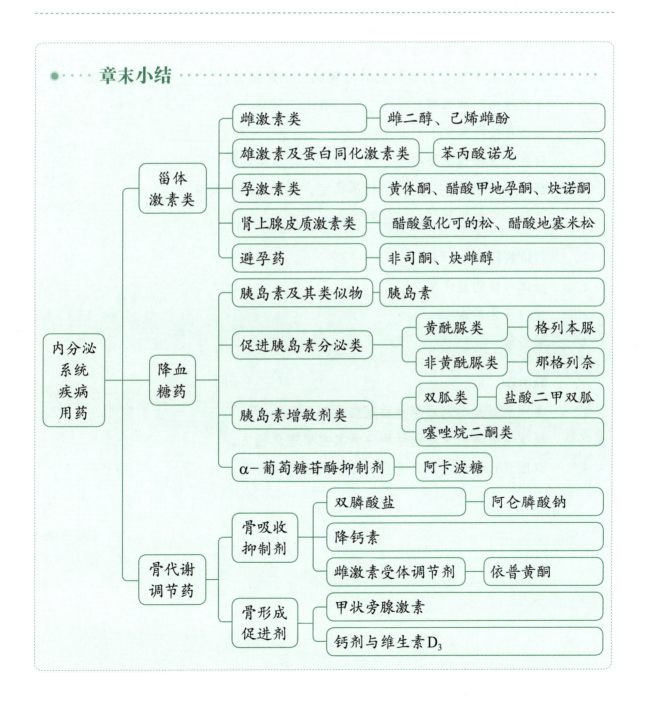

章末小结

内分泌系统疾病用药
- 甾体激素类
  - 雌激素类 —— 雌二醇、己烯雌酚
  - 雄激素及蛋白同化激素类 —— 苯丙酸诺龙
  - 孕激素类 —— 黄体酮、醋酸甲地孕酮、炔诺酮
  - 肾上腺皮质激素类 —— 醋酸氢化可的松、醋酸地塞米松
  - 避孕药 —— 非司酮、炔雌醇
- 降血糖药
  - 胰岛素及其类似物 —— 胰岛素
  - 促进胰岛素分泌类
    - 黄酰脲类 —— 格列本脲
    - 非黄酰脲类 —— 那格列奈
  - 胰岛素增敏剂类
    - 双胍类 —— 盐酸二甲双胍
    - 噻唑烷二酮类
  - α-葡萄糖苷酶抑制剂 —— 阿卡波糖
- 骨代谢调节药
  - 骨吸收抑制剂
    - 双膦酸盐 —— 阿仑膦酸钠
    - 降钙素
    - 雌激素受体调节剂 —— 依普黄酮
  - 骨形成促进剂
    - 甲状旁腺激素
    - 钙剂与维生素D_3

一、填空题

1. 甾体药物的基本母核共有三种，分别是_____、_____和_____。

2. 炔雌醇结构中存在_____，其乙醇溶液遇_____产生白色的炔雌醇银沉淀。

3. 孕甾烷类药物包括_____和_____；雄激素和蛋白同化激素属于_____甾烷类衍生物；雌激素属于_____甾烷类衍生物。

4. 黄体酮结构中的_____，在碳酸钠及醋酸铵的存在下，能与亚硝基铁氰化钠反应生成蓝紫色复合物。

5. 醋酸地塞米松与乙醇制氢氧化钾试液一起加热，_____结构被水解，再与硫酸一起加热即发生_____香味。

6. 胰岛素按照来源不同分为_____、_____和_____。

7. 口服降血糖药主要有_____和_____类药物。

8. 格列本脲中的_____结构不稳定，易发生水解反应。

9. 盐酸二甲双胍显_____的性质。

二、名词解释

1. 甾体母核的显色反应

2. 蛋白同化激素

3. 胰岛素

三、简答题

1. 类固醇激素类药物的性质反应有哪些？

2. 根据醋酸地塞米松的结构分析其主要理化性质。

3. 口服降血糖药主要有哪些？写出主要的代表药。

（布正兴）

第九章
抗生素类药

学习目标

- 掌握　青霉素钠、阿莫西林、头孢氨苄、头孢呋辛钠、头孢曲松钠的基本结构、化学性质及青霉素类和头孢类β-内酰胺类抗生素构效关系和贮藏。

- 熟悉　克拉维酸钾、氨曲南、硫酸链霉素、红霉素、阿奇霉素、盐酸土霉素的结构特点。

- 了解　硫酸链霉素、硫酸卡那霉素、硫酸奈替米星、阿米卡星、麦迪霉素、盐酸米诺环素、盐酸多西环素、氯霉素、林可霉素、磷霉素钠等抗生素的结构特点及贮藏。

- 了解　抗生素的来源及新进展，能应用各类抗生素典型药物的理化性质解决该类药物的制剂调配、鉴别、贮藏保管及临床应用问题。

- 了解　药物稳定性、合理用药等相关知识，建立生命健康安全意识，树立正确职业道德。

情境导入

情境描述：

　　很多抗战时期影视作品中都有药物"盘尼西林"的出现，像电影《盘尼西林1944》，讲述了抗日战争时期，敌我双方围绕"盘尼西林"展开激烈的争夺，甚至不惜牺牲性命也要抢回它。这种名叫"盘尼西林"的药品，在当时的价值堪比黄金。对于前线战士来说，只要有一小支盘尼西林，那就意味着获救的希望。

学前导语：

　　盘尼西林究竟是什么？它为何如此重要？为什么没有口服剂型，只能注射给药？

抗生素为某些微生物的代谢产物或其半合成衍生物，在小剂量情况下能抑制微生物的生长和存活，而对宿主细胞不产生严重的毒性，抗生素在医学使用中非常广泛，药品里含有"霉素""西林""头孢"等字样的，一般都是抗生素。以下所指的抗生素主要是能抑制病原微生物的生长，临床上用于大多数细菌感染性疾病治疗的药物。

　　抗生素种类繁多，结构复杂。本章以结构类型（作用机制）分类，重点介绍β-内酰胺类（抑制细菌细胞壁的合成）、氨基糖苷类（干扰蛋白质的合成）、大环内酯类（干扰蛋白质的合成）、四环素类（干扰蛋白质的合成）及其他抗生素。

第一节　β-内酰胺类抗生素

　　β-内酰胺类抗生素是一类含有β-内酰胺环（四元环）的抗生素，通过与细菌细胞壁合成有关的青霉素结合蛋白形成共价键结合，抑制粘肽转肽酶的活性，破坏细菌细胞壁的合成，抑制细菌的生长，选择性极好，为最重要的一类抗感染药物。

🔗 知识链接

β-内酰胺环

　　有机化学中，羧基与氨基脱去一分子水形成的键为酰胺键。那么，何为β-内酰胺环？

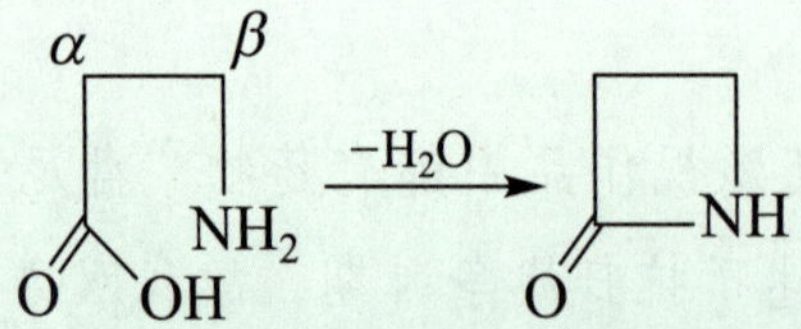

　　与羧基相连的第一个碳原子为α碳原子，第二个碳原子为β碳原子。同一分子的羧基与β位碳原子上取代的氨基反应，分子内脱去一分子水，形成的酰胺为β-内酰胺环，为四元环结构。

　　根据结构与作用特点，β-内酰胺类抗生素分类如下：

```
                              ┌ 天然青霉素
                    ┌ 青霉素类 ┤
                    │         └ 半合成青霉素
                    │
β-内酰胺类抗生素 ┤ 头孢类   第一代—第五代头孢菌素
                    │         ┌ 单环β-内酰胺类
                    │         │
                    └ 其他类  ┤ 青霉烯类
                              │
                              └ β-内酰胺酶抑制剂
```

β-内酰胺环为该类抗生素发挥生物活性的必需基团，在所有β-内酰胺类抗生素中青霉素及头孢菌素两类抗生素占主导地位，其结构特征为：

青霉素类　　　　　　　　　　头孢菌素类

1. 两类药物分子均含有β-内酰胺环，青霉素为β-内酰胺环与氢化噻唑环骈合的结构，而头孢菌素则为β-内酰胺环与氢化噻嗪环骈合的结构。

2. 两类药物分子均含有羧基，具有酸性，均连接在2位，能与碱金属如钾、钠形成水溶性盐或与普鲁卡因等有机碱形成有机盐，其有机盐可使药物稳定性提高。

3. 两类药物分子均含有多个手性碳原子，具有旋光性。

4. 两类药物分子均含有可与各种酰基取代形成半合成β-内酰胺类抗生素的氨基，具有碱性，青霉素族在6位，而头孢菌素族抗生素在7位，分别被称为6-氨基青霉烷酸（6-APA）和7-氨基头孢烷酸（7-ACA）。6-APA和7-ACA是β-内酰胺类抗生素保持其生物活性的基本结构，通过对两类药物6位和7位侧链不同酰基的引入，可调节其抗菌谱、对酶的作用方式、抗菌作用强度及理化性质。

▶ 课程思政

青霉素注射剂量为何80年提高20万倍？

1942年，青霉素在美国开始生产，注射100单位，疗效就很好，当时正值二战时期，挽救了无数士兵的生命。可是现在，注射200万～2 000万单位，剂量提高了约20万倍，才有疗效。这是为什么呢？因为细菌的耐药性增强了，必须加大剂量才能杀灭细菌。细菌的耐药性为什么增强了？随着80年来滥用剂量逐渐增加，细菌的耐药性也逐渐增加。

日常生活中，很多人感冒发热会向医师要求吃消炎药、输液，认为这样"好得快"，更有甚者认为抗生素就是感冒药，感冒以后习惯性在药店买一点抗生素。实际上，90%的感冒属于病毒感染，没有特效药物，此时用抗生素，既没必要，又是滥用，是典型的抗生素滥用。

青霉素作用靶点在细胞壁，动物细胞没有细胞壁，所以副作用小，但也不可以无限量增加剂量，大剂量使用会产生青霉素脑病。如服用抗生素的疗程不够，许多人习惯于"想吃就吃，想停就停"，由于自行缩短疗程，也会使细菌耐药性一代更比一代强，及至强到什么抗菌药也杀灭不了它，就被称为"超级细菌"，最终无药可用，也是一种滥用。世界卫生组织发布报告指出，抗生素的耐药性已对人类健康造成严重威胁。

启示

防止抗生素滥用，减少细菌耐药的产生，帮助公众树立科学用药、合理用药观念非常必要。

一、青霉素类

青霉素是霉菌属的青霉菌所产生的一类抗生素总称，天然青霉素有7种，临床上使用的天然青霉素是青霉素G和青霉素V。

（一）天然青霉素

通常指青霉素G，也被称为苄基青霉素，有3个手性碳原子，其立体构型为2S，5R，6R，是第一个在临床上使用的抗生素，临床用钠盐、钾盐。

青霉素钠 Benzylpenicillin Sodium

化学名为（2S，5R，6R）-3，3-二甲基-6-（2-苯乙酰氨基）-7-氧代-4-硫杂-1-氮杂双环［3.2.0］庚烷-2-甲酸钠盐。

【性状】本品为白色结晶性粉末；无臭或微有特异性臭；有引湿性；干燥品对热较稳定，可在室温保存；本品在水中极易溶解，在乙醇中溶解，在脂肪油或液状石蜡中不溶。

【化学性质】

遇酸、碱或氧化剂等即迅速失效　β-内酰胺环是本品结构中最不稳定的部分，在酸、碱条件下或β-内酰胺酶存在下，均易发生水解开环。本品水溶液性质极不稳定，室温下放置几小时可使效价降低，过敏物质青霉噻唑、青霉烯酸等成倍增加，故常制成粉针剂，现用现配。本品水溶液在pH 6~6.8时较稳定，葡萄糖注射液偏酸性，生理盐水的pH偏中性，一般用生理盐水配制。

（1）在不同的酸性条件下分解产生青霉二酸，青霉醛和青霉胺而失去抗菌活性。

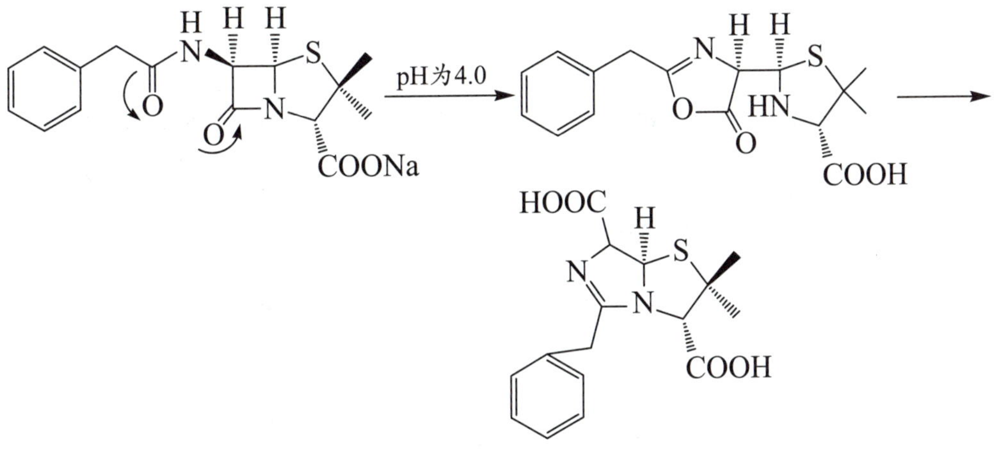

青霉二酸

青霉二酸，该化合物为不溶于水的白色沉淀，但溶于有机溶剂，可用于鉴别。

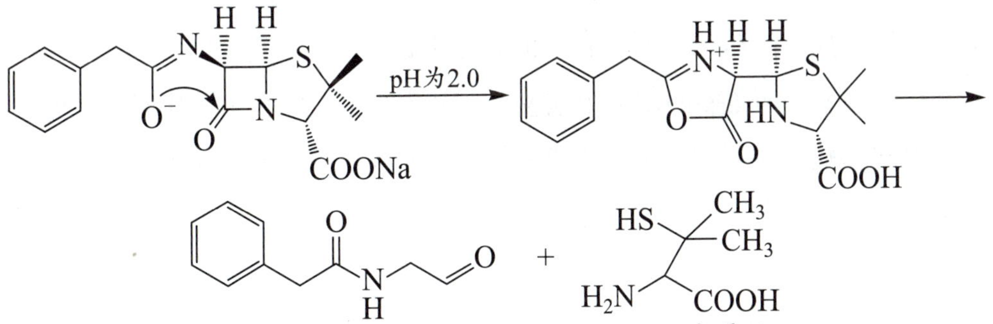

青霉醛　+　青霉胺

（2）在碱性条件下或β-内酰胺酶存在下，青霉素可分解成青霉酸，进一步脱羧成青霉噻唑酸，在二氯化汞作用下裂解成青霉醛和青霉胺而失效，其他亲核试剂如醇、胺作用与其相似。金属离子（铜、铅、汞、银等），温度和氧化剂可加速分解反应，应用本品时，以上因素都要加以注意。

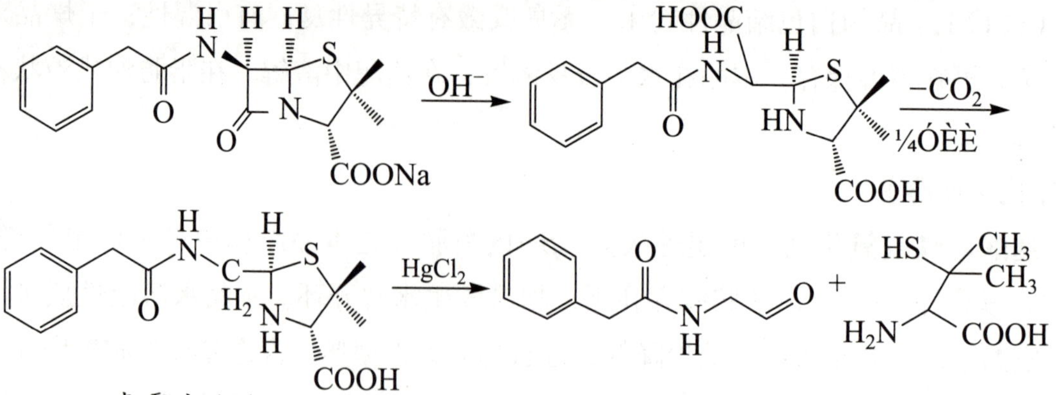

青霉噻唑酸   青霉醛   青霉胺

本品在碱性条件下与羟胺反应，β-内酰胺环破裂生成羟肟酸，后者在酸性溶液中与 Fe^{3+} 生成酒红色配合物。

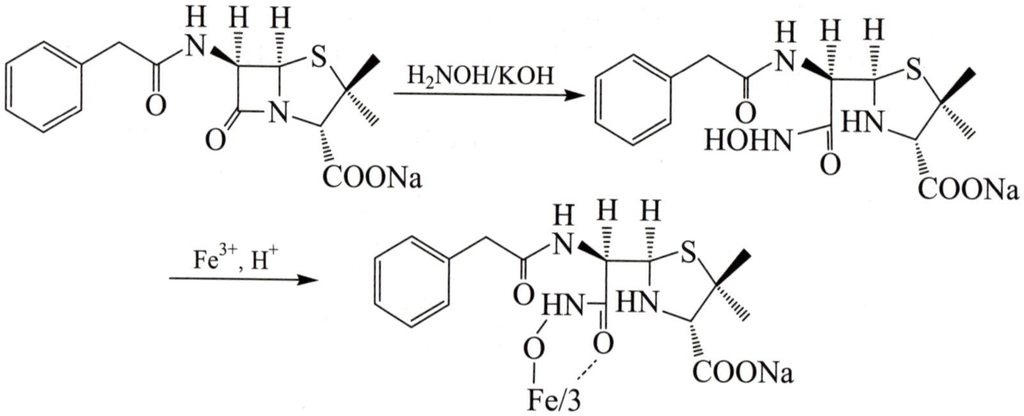

聚合反应：本品在生产过程中，如制钠盐、冷冻或喷雾干燥时，易引起 β-内酰胺环开裂，发生分子间聚合反应，形成高分子聚合物。大多数青霉素类药物均可发生此类反应，聚合物是青霉素类药物过敏重要的过敏原。

【用途】本品适用于敏感细菌所致的感染，如猪丹毒、炭疽、气肿疽、恶性水肿、放线菌病、坏死杆菌病、牛肾盂肾炎、钩端螺旋体病及乳腺炎、子宫炎、肺炎、败血症等。

【贮藏】严封，在凉暗干燥处保存。

🔗 知识链接

青霉素的过敏反应

青霉素的过敏反应，临床表现轻症为荨麻疹和血管神经性水肿等，重症为过敏性休克，反应的发生与剂量无关。引起青霉素过敏的杂质有两种，即外源性和内源性杂质。外源性杂质主要来源于生产过程中带入的蛋白质、多肽等；

内源性杂质可能来自青霉素生产、贮藏和使用过程中，β-内酰胺环开环后自身聚合产生的高聚物。而且聚合度越高，引发过敏反应越强。如青霉素G可发生如下聚合反应：

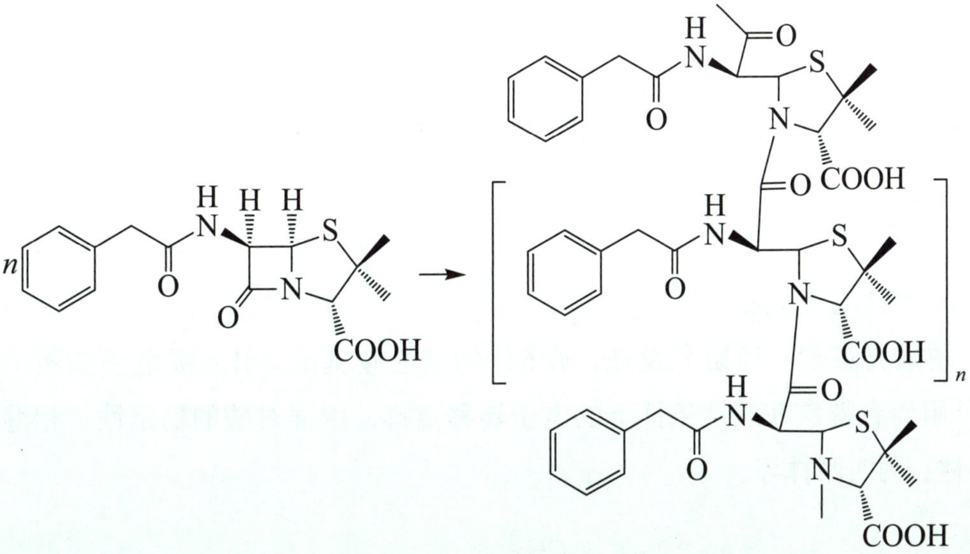

其他 β-内酰胺类抗生素若侧链含有游离氨基，可直接进攻 β-内酰胺环的羰基，发生聚合反应较青霉素G容易。如氨苄西林、羟氨苄西林、头孢噻肟、头孢曲松等。

温度、pH、溶液浓度、糖类及多元醇和高聚物都能影响聚合反应的发生。青霉素类抗生素间存在强烈的交叉过敏反应。认为青霉素过敏原的主要抗原决定簇是 β-内酰胺环打开后形成的青霉噻唑基，由于不同侧链的青霉素类都能形成相同的抗原决定簇青霉噻唑基，因此青霉素类抗生素间存在强烈的交叉过敏反应。

头孢菌素中的抗原决定簇是7位侧链为主的衍生物，而与母核和3位侧链关系不大。因此，头孢菌素类之间、头孢菌素类与青霉素类之间的交叉过敏反应，取决于侧链相似程度。但实际使用中，大部分医院均要求青霉素类、头孢菌素类抗生素做皮试，防范使用过程中过敏反应发生。

为进一步规范 β-内酰胺类抗菌药物皮肤试验的使用和判读，促进抗菌药物合理应用，2021年4月国家卫生健康委办公厅印发了《β-内酰胺类抗菌药物皮肤试验指导原则（2021年版）》。

天然青霉素在临床应用中有许多缺点：对酸不稳定，在胃酸中易被分解，不能口服用药，在水溶液中不稳定，只能做成粉针剂注射给药，注射用粉针剂不能用葡萄糖溶液作溶媒，可用生理盐水作溶媒；抗菌谱窄，使用过程中，细菌逐渐产生一些分解酶使细菌产生耐药性；半衰期短；有严重过敏反应。为克服诸多缺点，自20世纪50年代开始，人们对青霉素进行结构修饰，成功地解决青霉素不耐酸、不耐酶和抗菌谱窄的问题。

📖 **考点** --

对酸不稳定，在胃酸中易被分解，不能口服用药，且在水溶液中不稳定，只能做成粉针剂注射给药。

（二）半合成青霉素

1. **耐酸青霉素**　经研究发现，在6位侧链酰胺基α位引入吸电子基团（如苯氧基），可阻碍青霉素在酸性条件下的电子转移重排，增强对酸的稳定性，相继合成了非奈西林、丙匹西林等。

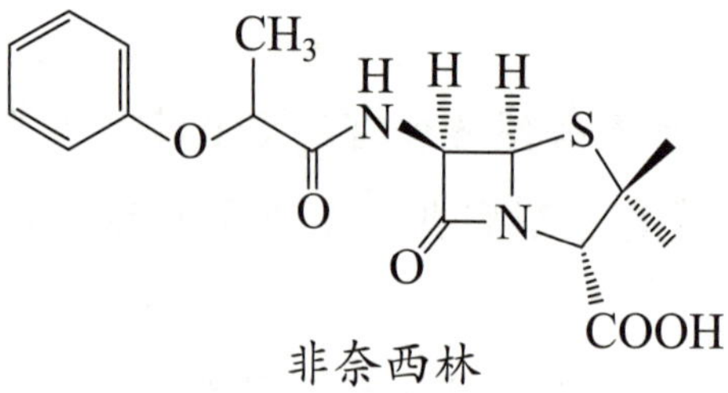

非奈西林

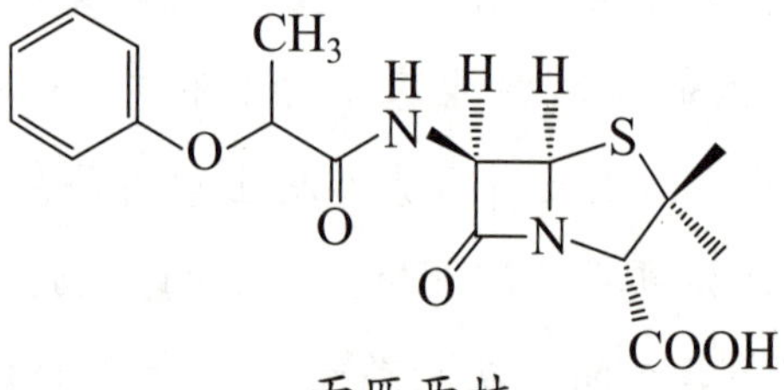

丙匹西林

2. **耐酶青霉素**　经研究发现，在6位侧链酰胺基引入体积较大基团（如苯甲异噁唑环），干扰细菌体内β-内酰胺酶的活性，可以阻止药物与酶活性中心作用，从而保护了分子中β-内酰胺环，相继合成苯唑西林、氯唑西林、双氯西林等。

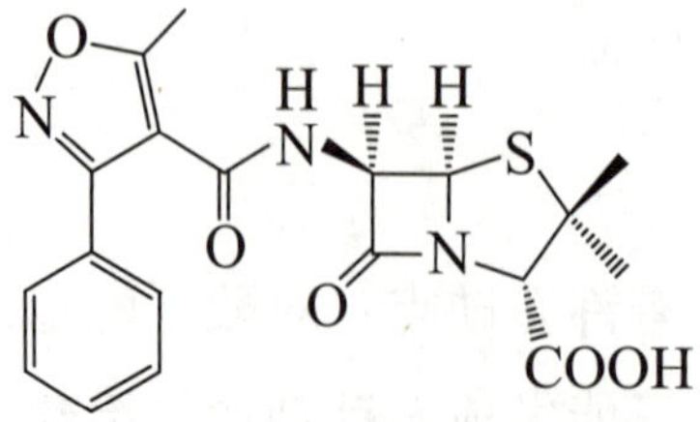

苯唑西林

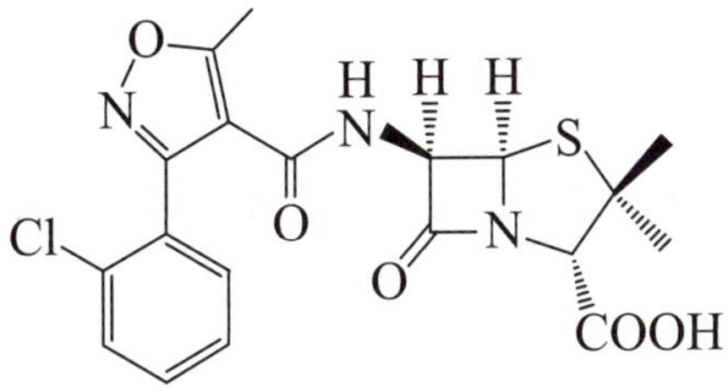

氯唑西林

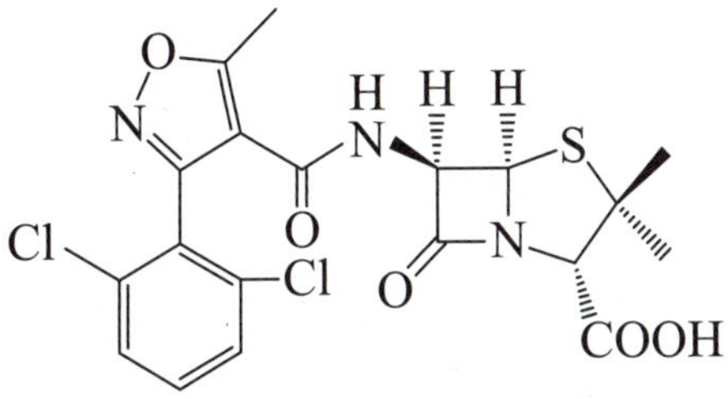

双氯西林

3. 广谱青霉素 经研究发现，在6位侧链酰胺基 α 位引入亲水性基团（如氨基、羧基），可扩大抗菌谱，相继合成氨苄西林、阿莫西林、羧苄西林等。

阿莫西林 Amoxicillin

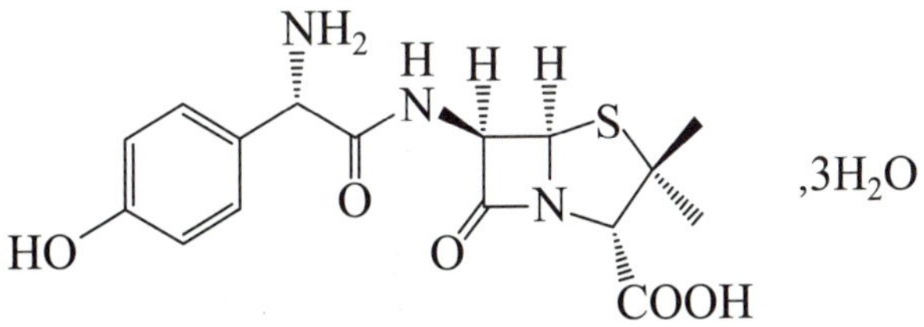

化学名为（2S,5R,6R）-3,3-二甲基-6-[（R）-（-）-2-氨基-2-（4-羟基苯基）乙酰氨基]-7-氧代-4-硫杂-1-氮杂双环[3.2.0]庚烷-2-甲酸三水合物。

【性状】本品为白色或类白色粉末，味微苦。微溶于水，几乎不溶于乙醇。在水中比旋度为+290°~+315°。侧链含有手性碳，临床应用其 R 构型，右旋体。

【化学性质】本品结构中既有酸性功能基羧基、酚羟基，又有碱性功能基氨基，显酸碱两性。水溶液在 pH 为 6.0 时比较稳定，酸能催化聚合反应。可以口服给药。

本品含酚羟基，能与三氯化铁反应显色，且易被氧化变质。

【用途】本品为广谱、耐酸半合成青霉素，主要用于肠球菌、痢疾杆菌、伤寒杆菌、大肠杆菌和流感杆菌等引起的感染，临床上主要用于敏感菌所致泌尿系统、呼吸系统、胆道等的感染，口服吸收较好。

【贮藏】遮光、密封保存。

二、头孢菌素类

头孢菌素是由头孢菌属真菌所产生，天然头孢菌素抗菌效力比较低，而且易产生耐药性，现使用均为半合成产品。头孢菌素为四元环和六元环的骈合体系，分子结构中C-3位双键与氮原子未用电子对共轭，其张力较青霉素小，结构比青霉素类稳定。

$$\text{ROCHN} \diagdown \quad \overset{H \quad H}{\underset{O}{\diagup}} \quad S \diagdown \quad \text{CH}_2\text{OCOCH}_3 \quad \text{COOH}$$

由于有半合成青霉素类的经验，对头孢类抗生素改造借鉴青霉素类，总结得出对7-ACA结构改造的主要部位有四处：

（1）7-酰胺基部分：酰胺基是抗菌谱的决定性基团，对扩大抗菌谱提高抗菌活性有至关重要的作用。

（2）7-α氢原子：此位置的氢若被α-甲氧基取代可增加对β-内酰胺酶的稳定性。

（3）环中的硫原子：硫原子对抗菌活性有较大的影响。

（4）3位取代基：3位取代基可明显地改变抗菌活性和药代动力学性质。

🔗 **知识链接**

头孢与"先锋"

头孢霉素类，由于英文名前缀"Ceph""Cef"音译"先锋"，被称为先锋霉素，本身并无"尖端""超前"之意，根据被发明时间先后，称为"先锋Ⅰ（1号）-头孢噻吩""先锋Ⅳ（4号）-头孢氨苄"等，是目前使用最广泛的一类抗生素，至今已有五代头孢菌素类药物（注意：先锋几号并不代表几代头孢）。

半合成头孢菌素发展迅速，具有抗菌谱广，活性强，毒副作用低的优点。自20世纪60年代以来，已经发展出五代（代表药物结构详见表9-1）。

第一代头孢菌素是20世纪60年代初上市，主要用于耐青霉素酶的金黄色葡萄球菌等革兰氏阳性球菌感染及部分革兰氏阴性菌感染。如头孢氨苄、头孢噻啶、头孢匹林、头孢唑林、头孢拉定等。

第二代头孢菌素是20世纪70年代后开发的，对革兰氏阴性菌作用优于第一代，对多数β-内酰胺酶稳定。如头孢呋辛、头孢孟多、头孢美唑等。

表 9-1　主要的头孢菌素类代表药物

分类	药物名称	化学结构
第一代	头孢氨苄	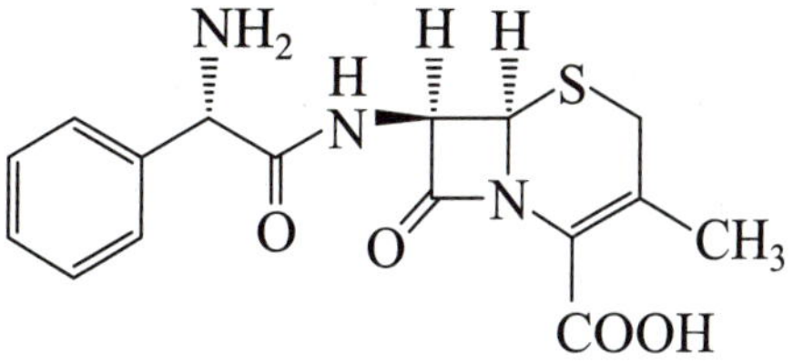
第二代	头孢呋辛	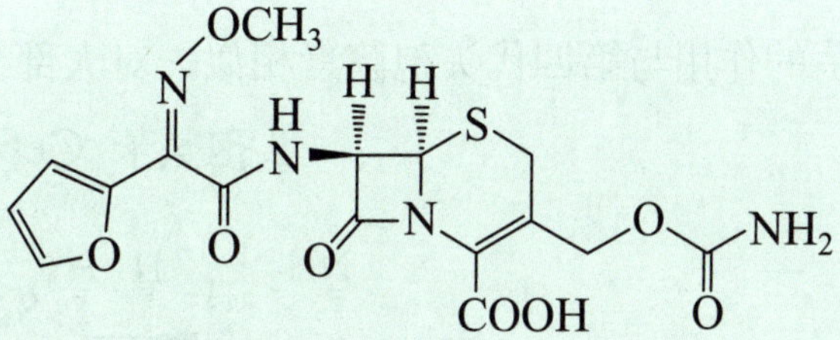
第三代	头孢曲松	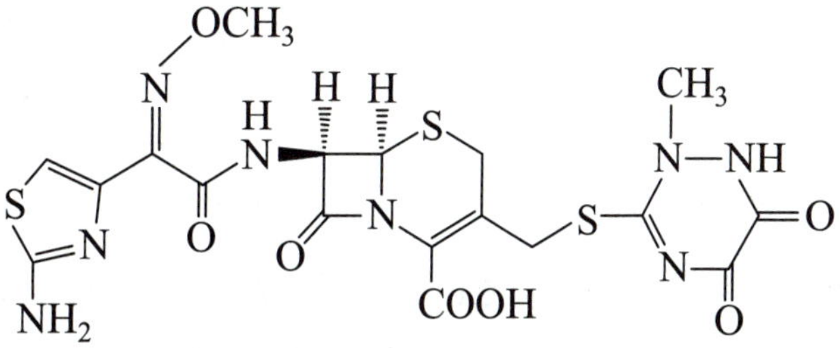
第四代	头孢匹罗	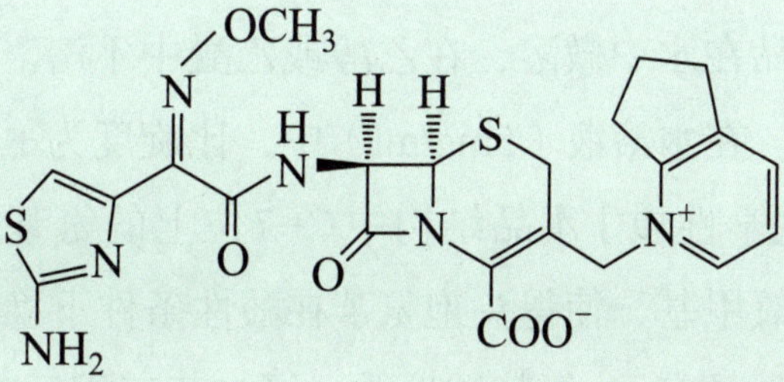
第五代	头孢吡普	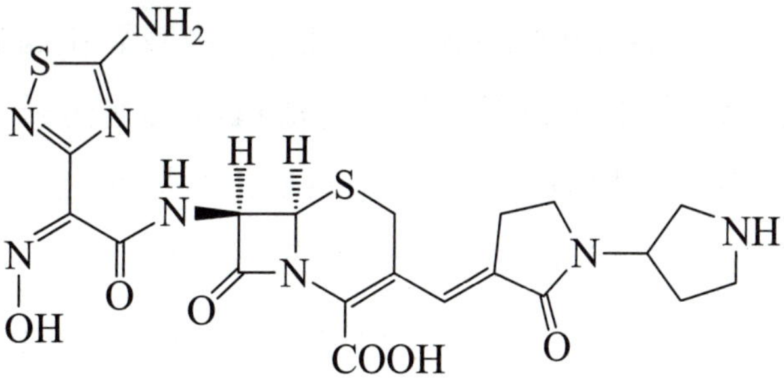

第三代头孢菌素20世纪70年代末至80年代初研究开发的，在结构上与第一、第二代有显著差别，基于头孢呋辛对β-内酰胺酶有高度稳定性，发现引入肟基后，甲氧基可占据β-内酰胺羧基的位置，阻止酶分子的进攻，使药物耐酶、广谱。受到启发，许多三代头孢都具有噻唑胺侧链。此类药物抗菌谱更广，对革兰氏阴性菌产生的

β-内酰胺酶高度稳定，对革兰氏阴性菌作用更强，部分药物对铜绿假单胞菌活性较强，但对革兰氏阳性菌不如第一代。如头孢噻肟、头孢曲松、头孢他啶等。

第四代头孢菌素是20世纪80年代末至90年代初开发的新一代头孢菌素，其特点是3位含有带正电荷季铵，正电荷增加了药物对细胞膜的穿透力，与第三代比较，第四代头孢菌素对β-内酰胺酶更为稳定，穿透力强，抗菌活性更强，尤其对金黄色葡萄球菌等革兰氏阳性球菌。如头孢匹罗、头孢吡肟等。

第五代头孢菌素对G^+菌的作用强于前四代，尤其对MRSA等耐药菌有效，同时对G^-菌的作用与第四代头孢菌素相似。对大部分β-内酰胺酶高度稳定。

头孢氨苄 Cefalexin

化学名为（6R,7R）-3-甲基-7-[（R）-2-氨基-2-苯基乙酰氨基]-8-氧代-5-硫杂-1-氮杂双环[4.2.0]辛-2-烯-2-甲酸一水合物。

【性状】本品为白色至微黄色结晶性粉末；微臭。

本品在水中微溶，在乙醇或乙醚中不溶。固态比较稳定，水溶液在pH 9.0以上迅速破坏。在水溶液（5mg/ml）中，比旋度为+149°~+158°。

【化学性质】本品结构中C-7位上的氨基上为苯甘氨酸侧链，C-3位为甲基而不是乙酰氧甲基，使得头孢氨苄在酸性条件下稳定，不会产生水解，可以口服给药。

本品具有α-氨基酸性质，可与茚三酮反应显紫色，加热后显红色。

本品与含硝酸的硫酸溶液混合，可被氧化而显黄色。

【用途】本品为第一代半合成口服头孢菌素，给药方便，口服吸收良好。对呼吸道、扁桃体、咽喉炎、脓毒症有效，对尿路感染有特效。

【贮藏】遮光，密封，在凉暗处保存。

头孢呋辛钠 Cefuroxime Sodium

化学名为（6R, 7R）-7-［2-（呋喃-2-基）-2-（甲氧亚氨基）乙酰氨基］-3-氨基甲酰氧甲基-8-氧代-5-硫杂-1-氮杂双环［4.2.0］辛-2-烯-2-甲酸钠盐。

【性状】本品为白色至微黄色粉末或结晶性粉末；无臭；有引湿性。

本品在水中易溶，在甲醇中略溶，在乙醇中不溶。

在水溶液（10mg/ml）中，比旋度为+55°～+65°。

【化学性质】C-7位氨基上连有顺式的甲氧肟基酰基侧链，由于空间位阻作用，阻碍酶分子接近β-内酰胺环，该甲肟基对β-内酰胺酶高度稳定，因此对产生β-内酰胺酶的细菌作用更强。

【用途】本品为二代半合成头孢菌素类抗生素，头孢呋辛钠口服吸收不高，只能注射给药。若制成头孢呋辛酯则可口服给药，对产生内酰胺酶的细菌，如流感嗜血杆菌和淋球菌作用更强。常用于呼吸道感染、泌尿系统感染以及皮肤软组织感染等所致的疾病，还适用于未确定的细菌感染，或敏感细菌引起的感染，适用于成人及12岁以上儿童莱姆病早期的治疗或晚期的预防。

【贮藏】遮光，密封，在阴凉处保存。

头孢曲松钠 Ceftriaxone Sodium

化学名为（6R, 7R）-7-［［（2Z）-（2-氨基噻唑-4-基）（甲氧基亚氨基）乙酰基］氨基］-3-［［（2-甲基-6-羟基-5-氧代-2, 5-二氢-1, 2, 4-三嗪-3-基）硫基］甲基］-8-氧代-5-硫杂-1-氮杂双环［4.2.0］辛-2-烯-2-羟酸二钠盐三倍半水合物。

【性状】本品为白色或类白色结晶性粉末；无臭。

本品在水中易溶，在甲醇中微溶，在乙醚中几乎不溶。

在水溶液（10mg/ml）中，比旋度为-153°～-170°。

【化学性质】在C-3位引入酸性较强杂环，以钠盐形式注射给药，可广泛分布在全身组织和体液，可通过脑膜，在脑脊液中达到治疗浓度。使用中，头孢曲松会和体内钙结合形成头孢曲松钙，在胆囊和胆道中以泥沙和假性结石沉积，长期大量使用会引起胆囊炎症状。

【用途】本品为第三代头孢菌素，对肠杆菌科细菌有强大活性，对流感嗜血杆菌、淋病奈瑟菌和脑膜炎奈瑟菌有较强抗菌活性，对溶血性链球菌和肺炎球菌有良好作用。耐甲氧西林葡萄球菌和肠球菌对本品耐药，多数脆弱拟杆菌对本品耐药。用于敏感致病菌所致的下呼吸道感染、尿路感染、胆道感染、腹腔感染、盆腔感染、皮肤软组织感染、关节感染、败血症、脑膜炎等及手术期感染预防。本品单剂可治疗单纯性淋病。

【贮藏】遮光，严封，在阴凉干燥处保存。

🔗 知识链接

双硫仑反应

双硫仑反应是因为在用某些药物期间接触到了乙醇，而表现出一系列症状。这些药物包括头孢类抗生素、甲硝唑、呋喃唑酮等，在服用这些药物期间饮酒，乙醇进入血液会和药物产生反应，而出现胸闷、气短、口唇发绀、呼吸困难、血压下降、四肢无力、面部潮红等，严重时还会出现头痛、恶心、呕吐、嗜睡、幻觉，甚至引起休克，血压下降严重，引起生命危险。双硫仑反应在临床中很多见，在饮酒期间一定不能服用头孢类等药物。

三、其他 $\beta-$ 内酰胺类

其他 $\beta-$ 内酰胺类抗生素按化学结构分为碳青霉烯、$\beta-$ 内酰胺酶抑制剂（氧青霉烷、青霉烷砜）和单环 $\beta-$ 内酰胺类。其中 $\beta-$ 内酰胺酶抑制剂是目前临床应用最多的其他 $\beta-$ 内酰胺类抗生素，对 $\beta-$ 内酰胺酶有很强的抑制作用，与青霉素类、头孢菌素类联合应用可提高疗效。

（一）$\beta-$ 内酰胺酶抑制剂　是一类抗菌增效剂，它们对 $\beta-$ 内酰胺酶有很强抑制作用，本身又具有抗菌活性。细菌对青霉素和头孢菌素产生耐药性的主要原因是 $\beta-$ 内酰胺酶的生成，这种酶可作用于所有 $\beta-$ 内酰胺类具有特征性的四元环上，水解 $\beta-$ 内酰胺环的酰胺键，生成没有抗菌活性的酸性物。研究耐酶的药物及 $\beta-$ 内酰胺酶抑制剂，是一个重要研究方向。本类药物按化学结构分为氧青霉烷类和青霉烷砜类两类。

1. **氧青霉烷类**　利用电子等排原理以—O—，替代了与 $\beta-$ 内酰胺环骈合的五元或六元含硫杂环中的硫原子得到，代表药物克拉维酸。克拉维酸，又称棒酸，是第一

个用于临床的"自杀性"的β-内酰胺酶抑制剂。其作用机制是能与β-内酰胺酶的催化中心进行反应，形成的酰化酶难以水解，使β-内酰胺酶失活。克拉维酸抗酶性强，对G^+和G^-菌产生的β-内酰胺酶均有效。单用克拉维酸抗菌活性弱，与青霉素类药物联用可增强疗效，其钾盐与阿莫西林组成复方制剂（奥格门汀），可使阿莫西林增效130倍，可使头孢菌素类增效2~8倍。克拉维酸不稳定，碱性条件下易降解。

克拉维酸钾 Clavulanate Potassium

化学名为（Z）-（2S, 5R）-3-（2-羟亚乙基）-7-氧代-4-氧杂-1-氮杂双环[3.2.0]庚烷-2-羧酸钾。

【性状】本品为白色至微黄色结晶性粉末；微臭；极易引湿。

本品在水中极易溶解，在甲醇中易溶，在乙醇中微溶，在乙醚中不溶。

在水溶液（10mg/ml）中，比旋度为+55°~+60°。

【特点】

1. 第一个β-内酰胺酶抑制剂。

2. 作用机制特点：自杀性机制的酶抑制剂，不可逆。

3. 单独使用无效，与β-内酰胺类抗生素联合使用，如与阿莫西林的复方制剂。

【贮藏】密封，在-20℃以下干燥处保存。

2. 青霉烷砜类　将与β-内酰胺环相连的五元杂环中硫原子氧化成砜得到，代表药物有舒巴坦。舒巴坦临床上应用其钠盐，是广谱抑制剂，作用机制与克拉维酸相似，不可逆竞争性β-内酰胺酶抑制剂，其抑酶活性比克拉维酸稍差。口服吸收差，一般静脉给药，稳定性良好。

（二）单环β-内酰胺

单环β-内酰胺类，结构母核中只留下β-内酰胺环，由于结构较β-内酰胺类其他抗生素简单，利于全合成，与青霉素类和头孢菌素类药物都不会发生交叉过敏反应，并且对β-内酰胺酶稳定，而受到关注。研究显示磺酸基的强吸电子性，同样能够活化单环β-内酰胺。1981年氨曲南问世，是第一个用于临床的单环β-内酰胺抗生素，对革兰氏阴性菌作用强，并对大多数β-内酰胺酶稳定，不良反应少，临床效果好。

氨曲南 Aztreonam

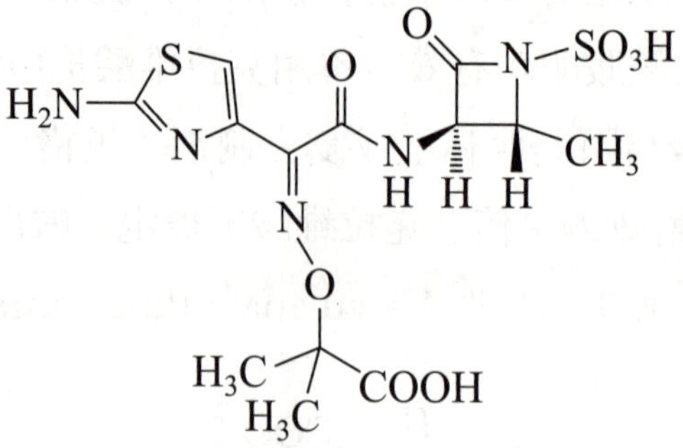

化学名为 ［2*S*-［2α, 3β(*Z*)］］-2-［［［1-（2-氨基-4-噻唑基）-2-［（2-甲基-4-氧代-1-磺基-3-氮杂环丁烷基）氨基］-2-氧代亚乙基］氨基］氧］-2-甲基丙酸。

【性状】本品为白色至淡黄色结晶性粉末；无臭；有引湿性。

本品在 *N*, *N*-二甲基甲酰胺或二甲基亚砜中溶解，在水或甲醇中微溶，在乙醇中极微溶解，在乙酸乙酯中几乎不溶。

在水溶液（5mg/ml）中，比旋度为 -26°～-32°。

【用途】对需氧的革兰氏阴性菌包括铜绿假单胞菌有很强活性，对需氧的革兰氏阳性菌和厌氧菌作用较小，对各种 β-内酰胺酶稳定，能透过血脑屏障，副作用小。临床用于呼吸道感染、尿路感染、软组织感染、败血症等，疗效良好。

【贮藏】遮光，密封，在阴凉干燥处保存。

【特点】

1. 第一个全合成的单环 β-内酰胺抗生素。

2. *N* 上连有强吸电子磺酸基。

3. 2 位甲基，增加对酶稳定性。

4. 副作用小，不发生交叉过敏，为寻找真正无过敏性反应的、高效、广谱 β-内酰胺抗生素提供了新的方向。

第二节　氨基糖苷类抗生素

氨基糖苷类抗生素是较早用于治疗细菌感染的一类抗生素，是由链霉素、小单孢菌、细菌所产生或经半合成制取的，其抗菌谱广，对葡萄球菌、革兰氏阴性杆菌、结核分枝杆菌等都有很好的抗菌活性。

这类抗生素都是有碱性多元环己醇和氨基糖（单糖或双糖）缩合而成，有共同的结构特征。因此表现出共同的理化性质及毒性。

（1）碱性：结构中含碱性功能基，如氨基或胍基，可与强酸成盐，常用硫酸、盐酸。有旋光性。

（2）水解性：结构中具有苷键，易发生水解反应。

（3）给药途径：结构中含有多个羟基，水溶性较大，脂溶性差，在胃肠道很难吸收，需注射给药。

（4）稳定性：除链霉素中链霉糖上的醛基易被氧化外，本类药物的固体性质稳定。

（5）毒性：主要作用于第八对颅脑神经，可引起不可逆的听力损害，甚至耳聋，对儿童的毒性更大；本类药物与血清蛋白结合率低，体内很少代谢，主要以原药形式经肾小球过滤排泄，对肾脏可产生毒性。

📖 考点
⌐⌐⌐

简述氨基糖苷类抗生素结构特点及理化性质。
⌐⌐⌐

一、氨基糖苷类抗生素的发展

第一个氨基糖苷类抗生素是1944年发现的链霉素，这一结构系从链霉菌分泌物中分离获得，主要应用于结核病的治疗。链霉素有比较严重的耐药性问题，且会损害第八对脑神经造成耳聋，对链霉素的结构改造一直以来都是研究的课题，但始终没有成功的案例。

1957年，人们从卡那霉素链霉菌中提取出卡那霉素，用于治疗革兰氏阴性菌感染。为了解决卡那霉素耐药菌株的问题，人们在卡那霉素的基础上进行结构改造，开发了阿米卡星、妥布霉素等新药。

1963年，人们从小单孢菌发酵液中分离了庆大霉素，这是一种氨基糖苷类物质的混合物，有较好的抗革兰氏阴性菌活性和相对低的毒性，应用比较广泛。

20世纪70年代，人们又从链霉菌中提取出了新霉素、核糖霉素等新的氨基糖苷类抗生素，这些新药虽然抗菌活性没有此前发现的药物高，但是耳毒性和肾毒性却大大降低，比较早的氨基糖苷类药物更加安全。

二、典型药物

硫酸链霉素 Streptomycin Sulfate

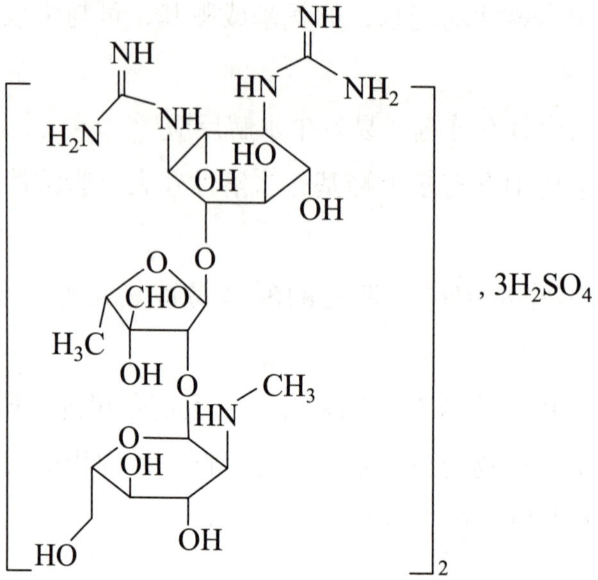

化学名为 O-2-甲氨基-2-脱氧-α-L-葡吡喃糖基-（1→2）-O-5-脱氧-3-C-甲酰基-a-L-来苏呋喃糖基-（1→4）-N¹，N³-二脒基-D-链霉胺硫酸盐。

【性状】本品为白色或类白色的粉末；无臭或几乎无臭；味微苦，有引湿性。本品在水中易溶，在乙醇中不溶。

【化学性质】本品具有碱性，干燥品在室温条件下稳定，潮解后易变质。过酸或过碱均能水解失效，一般在pH 5.0～7.5时最稳定。

本品在酸性条件下水解，生成链霉胍和链霉双糖胺，后者进一步水解生成链霉糖和 N-甲基-L-葡萄糖胺。

本品在碱性条件下水解产生的链霉糖经脱水重排，生成麦芽酚，麦芽酚与Fe^{3+}作用生成紫红色配合物，此为麦芽酚反应。这是链霉素特有反应，既可鉴别又可进行含量测定。

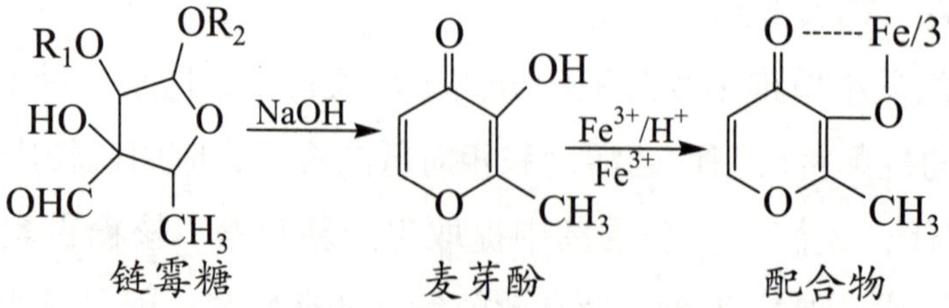

本品加氢氧化钠试液，水解生成的链霉胍与8-羟基喹啉的乙醇溶液和次溴酸钠试液反应生成橙红色化合物，此为坂口反应。

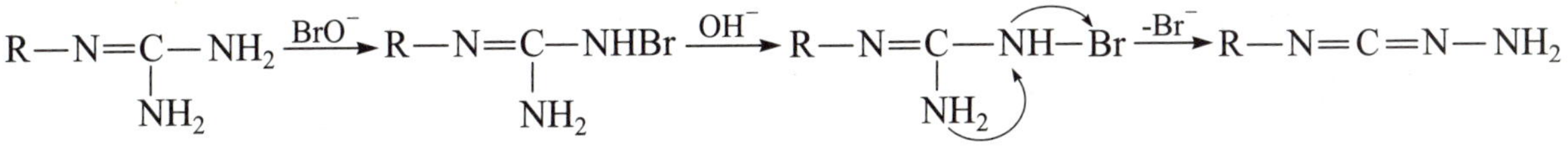

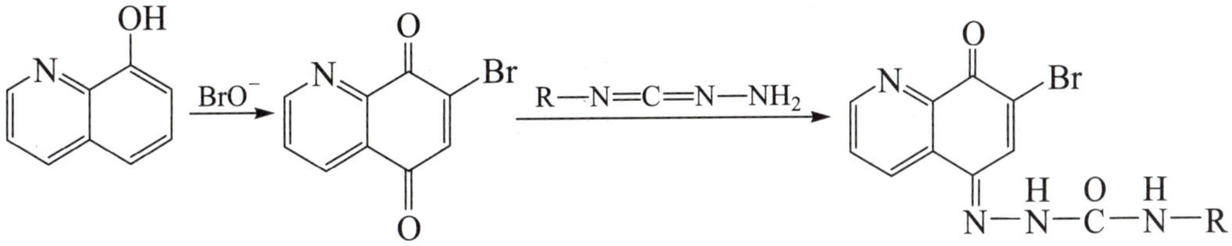

$$R—N=C—NH_2 \xrightarrow{BrO^-} R—N=C—NHBr \xrightarrow{OH^-} R—N=C—NH—Br \xrightarrow{-Br^-} R—N=C=N—NH_2$$
$$\underset{NH_2}{|} \qquad \underset{NH_2}{|} \qquad \underset{NH_2}{|}$$

本品分子中具有醛基，遇氧化剂如高锰酸钾、氯酸钾、过氧化氢等，易被氧化成链霉素酸而使链霉素失效；也可被还原剂如抗坏血酸、葡萄糖等还原成伯醇基，即成为双氢链霉素，毒性增加。

【用途】本品对结核分枝杆菌的抗菌作用很强，治疗各种结核病，但易产生耐药性，须与其他抗结核药联用。链霉素的缺点是易产生耐药性；对第八对神经产生特有的损害，严重的可引起永久性耳聋；对肾脏也有毒性。

【不良反应】

1. **耳毒性**　前庭功能损害，有眩晕、恶心、呕吐、眼球震颤和平衡障碍。

2. **肾毒性**　氨基糖苷类主要经肾排泄并在肾（尤其是皮质部）蓄积，主要损害近曲小管上皮细胞，但不影响肾小球，临床化验可见蛋白尿、管形尿、尿中红细胞、肾小球过滤减少，严重者可发生氮质血症及无尿等。

【贮藏】严封，在干燥处保存。

硫酸卡那霉素　Kanamycin Sulfate

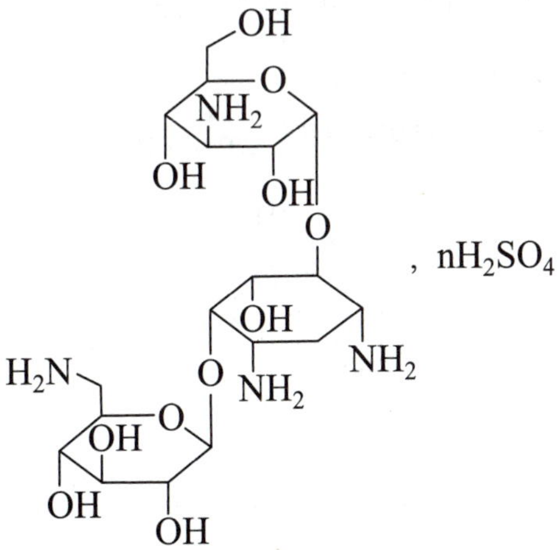

化学名为 O-3-氨基-3-脱氧-α-D-葡吡喃糖基-（1→6）-O-[6-氨基-6-脱氧-α-D-葡吡喃糖基-（1→4）]-2-脱氧-D-链霉胺硫酸盐。

【性状】本品为白色或类白色粉末；无臭；有引湿性。

本品在水中易溶，在乙醇、丙酮或乙醚中几乎不溶。

在水溶液（50mg/ml）中，比旋度为+102°～+110°。

【化学性质】取本品溶液加蒽酮的硫酸溶液，在水浴中加热，冷却，即显蓝紫色。

本品的水溶液显硫酸盐的鉴别反应（通则0301）。

【贮藏】严封，在干燥处保存。

硫酸奈替米星 Netilmicin Sulfate

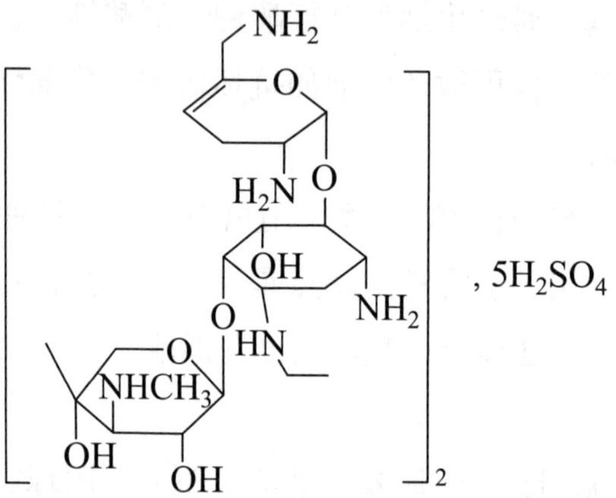

化学名为 O-3-去氧-4-C-甲基-3-甲氨基-β-L-阿拉伯糖吡喃糖基（1→4）-O-［2,6二氨基-2,3,4,6-四去氧-α-D-甘油基-4-烯己吡喃糖基-（1→6）］-2-去氧-N^3-乙基-L-链霉胺硫酸盐。

【性状】本品为白色或类白色的粉末或疏松块状物；无臭；有引湿性。本品在水中易溶，在乙醇或乙醚中不溶。

在水溶液（10mg/ml）中，比旋度为+88°～+96°。

【贮藏】密封，在-6℃以下冷冻保存。

阿米卡星 Amikacin

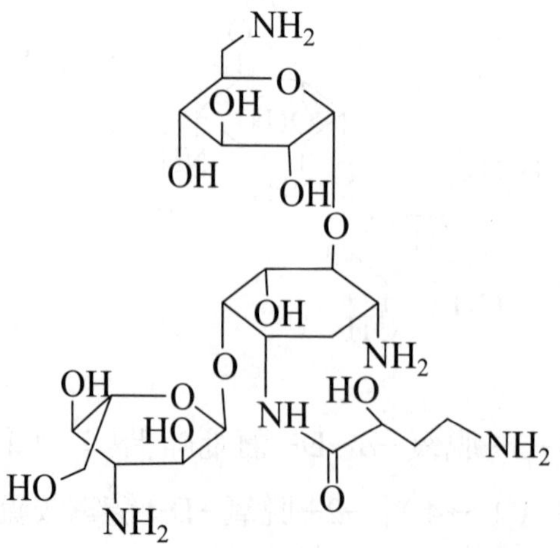

化学名为 O-3-氨基-3-脱氧-α-D-葡吡喃糖基-（1→4）-O-［6-氨基-6-脱氧-α-D-葡吡喃糖基-（1→6）］-N^3-（4-氨基-2-羟基-1-氧代丁基）-2-脱氧-L-链霉胺。

【性状】本品为白色或类白色粉末或结晶性粉末；几乎无臭。本品在水中易溶，在乙醇中几乎不溶。

在水溶液（20mg/ml）中，比旋度为+97°~+105°。

【化学性质】本品水溶液与蒽酮的硫酸溶液反应，即显蓝紫色。

本品水溶液加氢氧化钠溶液混合，加5%硝酸钴溶液，即产生紫蓝色絮状沉淀。

【用途】本品主要适用于对卡那霉素或庆大霉素耐药的革兰氏阴性菌所致尿路、下呼吸道、生殖系统等部位感染以及败血病等。本品血药浓度高，毒性较小，注射给药。

【贮藏】严封，在干燥处保存。

第三节　大环内酯类抗生素

一、红霉素及其衍生物

通常所说的大环内酯类抗生素是指链霉菌产生的广谱抗生素，基本结构为十四或十六元的内酯环结构，并通过内酯环上的羟基与去氧氨基糖或6-去氧糖缩合成碱性苷。此类抗生素在生物合成过程中产生结构相近、性质相仿的诸多成分。当生产工艺改变时，可造成产品中各成分比例不同，因而影响产品质量，另外，由于分子间存在内酯键，故对酸、碱都不稳定，在体内也易被酯酶所分解，不论发生苷键水解、内酯环开环或脱去酰基反应，都可使其丧失或降低抗菌活性。对革兰氏阳性菌和革兰氏阴性菌均有效，尤其对支原体、衣原体、军团菌、螺旋体和立克次体有较强的作用。按其内酯结构母核上含碳数目不同，可分为十四元、十五元和十六元环大环内酯抗生素。红霉素及其（酯）衍生物（如琥乙红霉素、罗红霉素、克拉霉素）属于十四元大环内酯类抗生素；麦迪霉素及其衍生物，螺旋霉素属于十六元大环内酯类；半合成的阿奇霉素为首个上市的十五元大环内酯类（氮杂内酯类）抗生素。

十四元环的红霉内酯分别在C-3、C-5、C-6、C-11、C-12位上连有5个羟基，偶数位碳原子上连有6个甲基，C-9位连有羰基，并通过C-3位的羟基与红霉糖成苷，

C-5位的羟基与去氧氨基糖缩合成碱性苷。其游离碱供口服用，但在胃酸中易被破坏，利用前药原理，将去氧氨基糖的2′—OH成酯，如与琥珀酸乙酯成酯，得琥乙红霉素，具有口服稳定性。或与乳糖醛酸成盐后，供注射用。

由于红霉素结构中有多个羟基及C-9位羰基，在酸性条件下极不稳定，易发生分子内脱水环合，在胃酸中易被破坏。将C-6位羟基和C-9位羰基进行修饰，便得到一系列新红霉素半合成衍生物。

C-6位羟基甲基化得到克拉霉素；C-9位羰基被肟基取代得到罗红霉素；将氮原子引入大环骨架扩环得到十五元大环内酯，得到阿奇霉素。

红霉素 Erythromycin

红霉素A　　R¹=OH　　R²=CH₃
红霉素B　　R¹=H　　R²=CH₃
红霉素C　　R¹=OH　　R²=H

本品是由红色链丝菌产生的抗生素，包括红霉素A、红霉素B、红霉素C。通常所说的红霉素即指红霉素A。

【性状】本品为白色或类白色的结晶或粉末；无臭；微有引湿性。

本品在甲醇、乙醇或丙酮中易溶，在水中极微溶解。

在无水乙醇溶液（20mg/ml）中，比旋度为 −71°～−78°。

【化学性质】本品的饱和水溶液对石蕊试纸呈中性或弱碱性反应，能与酸成盐。

本品在干燥状态时稳定，水溶液则在中性（pH=7左右）时稳定，过酸、过碱或遇热，分子中内酯环、苷键均可水解。

本品加硫酸呈红棕色。

本品的丙酮溶液加入盐酸，即显橙黄色，渐渐变为紫红色，再加三氯甲烷振摇，三氯甲烷层显蓝色。

【用途】本品对各种革兰氏阳性菌有很强的抗菌活性，对革兰氏阴性菌亦有效，为耐药金黄色葡萄球菌和溶血性链球菌引起感染的首选药物。本品水溶性较小，只能口服，但在酸中不稳定，易被胃酸破坏，口服后生物利用度差，故常制成肠溶片。本品与乳糖酸成盐得到红霉素乳糖酸盐，可注射使用或皮肤外用。

【贮藏】密封，在干燥处保存。

阿奇霉素 Azithromycin

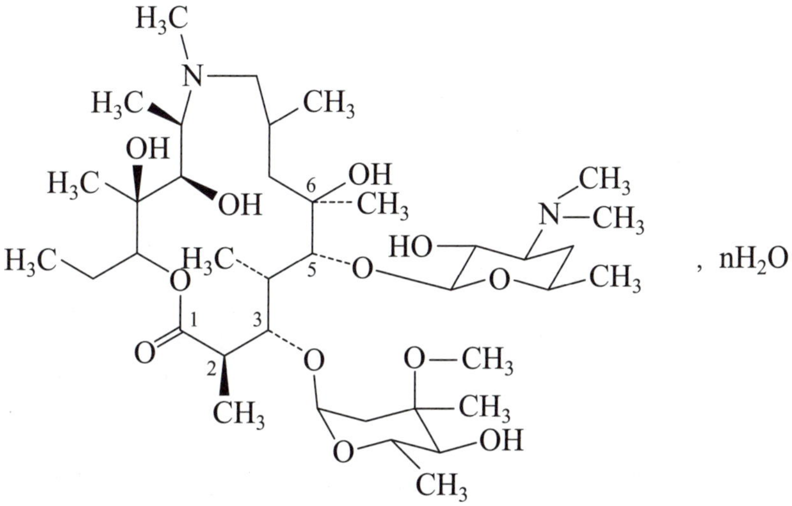

化学名为（2R, 3S, 4R, 5R, 8R, 10R, 11R, 12S, 13S, 14R）-13-[（2, 6-二脱氧-3-C-甲基-3-O-甲基-α-L-核-己吡喃糖基）氧]-2-乙基-3, 4, 10-三羟基-3, 5, 6, 8, 10, 12, 14-七甲基-11-[[3, 4, 6-三脱氧-3-（二甲氨基）-β-D-木-己吡喃糖基]氧]-1-氧杂-6-氮杂环十五烷-15-酮。

【性状】本品为白色或类白色结晶性粉末；无臭；微有引湿性。

本品在甲醇、丙酮、无水乙醇或稀盐酸中易溶，在乙腈中溶解，在水中几乎不溶。

在无水乙醇溶液（20mg/ml）中，比旋度为-45°～-49°。

【用途】本品可用于治疗化脓性链球菌引起的急性咽炎、急性扁桃体炎；敏感细菌引起的鼻窦炎、中耳炎、急性支气管炎、慢性支气管炎急性发作；肺炎链球菌、流感嗜血杆菌以及肺炎支原体所致的肺炎；沙眼衣原体及非多种耐药淋病奈瑟菌所致的尿道炎和宫颈炎；敏感细菌引起的皮肤软组织感染。

【贮藏】密封，在阴凉干燥处保存。

二、麦迪霉素

本品由米加链霉菌产生的，包括麦迪霉素A_1、A_2、A_3、A_4，其中A_1为主要抗菌成分。它们都是由十六元环内酯与碳霉胺糖和碳霉糖缩合成的碱性苷，内酯环中含有双键。

麦迪霉素 Midecamycin

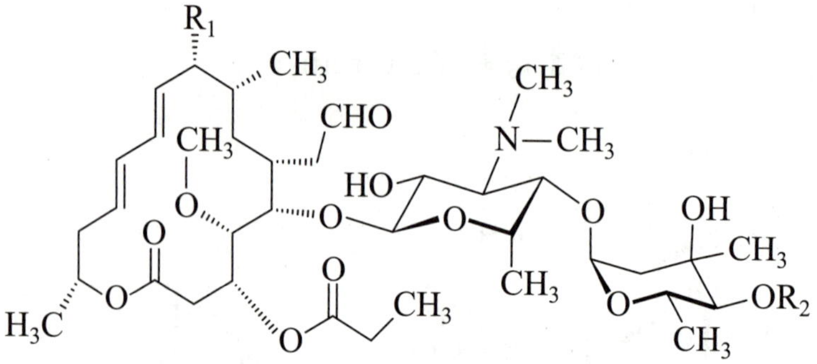

	R₁	R₂
麦迪霉素A₁	—OH	CH₃CH₂CO—
麦迪霉素A₂	—OH	CH₃CH₂CH₂CO—
麦迪霉素A₃	=O	CH₃CH₂CO—
麦迪霉素A₄	=O	CH₃CH₂CH₂CO—

【性状】本品为白色结晶性粉末，无臭，味苦；微溶于水，溶于乙醇、甲醇、三氯甲烷和丙酮。

【化学性质】本品性质稳定，其酒石酸盐可配制成静脉滴注注射液。

【用途】本品对革兰氏阳性菌、奈瑟菌和支原体有较好的抗菌作用，主要用于治疗敏感菌所致的呼吸道感染和皮肤软组织感染，毒副作用较小。

【贮藏】密封，在干燥处保存。

第四节　四环素类抗生素

四环素类抗生素是由放线菌产生的以氢化并四苯为基本骨架的一类广谱抗生素。由A、B、C、D四个环组成。

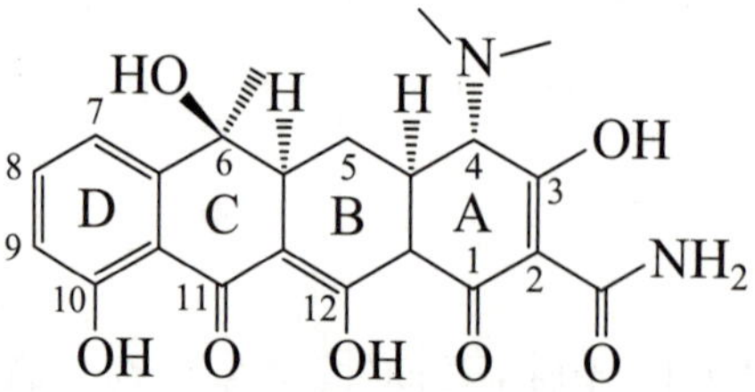

一、四环素类抗生素的发展

四环素类抗生素是广谱抗生素，广泛应用于革兰氏阳性菌、革兰氏阴性菌以及支原体、衣原体的感染。四环素类抗生素主要包括第一代的产品，如金霉素、四环素、土霉素，主要是天然的抗生素，于20世纪40年代后期发现，因为广谱、使用方便、经济等特点，所以在临床上被广泛使用。后来在临床上发现这类抗生素的化学结构不够稳定，使用过程中易发生耐药现象，矿酸盐溶解度不理想，配制注射液困难及对幼儿引起骨色素沉积，产生四环素牙等。严重的细菌耐药迫切需要研发新一代的四环素类抗生素，所以通过对上述的抗生素进行广泛性的结构修饰，发现C-1、C-4位及C-10、C-12位的取代基是抑菌必需的基团，C-6位羟基不仅导致四环素类药物形成脱水物和内酯异构体，同时会降低药物的脂溶性，影响其在体内的吸收。因此除去C-6位羟基，得到了对酸、碱较稳定的半合成四环素，其半衰期延长，抗菌活性增强，如多西环素、米诺环素等第二代产品。米诺环素为C-6位去羟基、去甲基，C-5位去羟基，C-7位引入二甲氨基四环素类抗生素，具有高效和长效性质，血浆半衰期较长，为四环素类中抗菌作用最强的抗生素。

该类药物结构类似因此有很多共性。

1. 物理性质 四环素类抗生素均为黄色结晶型粉末，味苦，水中溶解度小，显酸碱两性，有酸性的酚羟基和烯醇羟基，同时含有碱性的二甲氨基，能溶于酸性或碱性溶液中。

2. 化学性质

（1）稳定性：在干燥条件下固体稳定，但遇日光变色，在酸碱条件下均不稳定，在酸性（pH小于2.0）条件下，四环素结构中的C-6位上的羟基与C-5位上的氢发生消除反应，生成橙黄色无活性的脱水物；在酸性（pH2.0~6.0）条件下，C-4位上的二甲基可发生差向异构化反应，生成肾毒性较大的差向异构体。磷酸根、醋酸根等阴离子可促进差向异构体的生成，因此要注意与其配伍的药物酸性不能过强；在碱性条件下，C-6位上的羟基以氧负离子的形式与C-11位上的羰基发生分子内亲核反应，经电子转移，C环破裂，生成内酯结构异构体。

> **知识链接**
>
> ### 服药期间要躲着太阳？
>
> 在服用或局部使用光敏感性药物期间，暴露于日光下，有可能发生药物光敏反应，分为光毒性反应和光变态反应。

光毒性反应较为常见，属于非免疫性反应，一般发生于用药几小时内，大多表现为过度晒伤样反应，暴露于阳光的部位发生红肿、刺痛、瘙痒、水疱等。

光变态反应属于获得性免疫介导反应，一般有一定的潜伏期，未暴露于紫外线下的部位也可能会发生光敏反应，一般为皮炎、湿疹样表现，过敏体质人群更易发生。

四环素类药物易发生光敏反应，服药后暴晒，临床表现为光毒性反应，主要表现为晒伤样反应，另外有扁平苔藓样反应、光照性甲脱离表现。主要是由于服药后，药物聚集于皮肤真皮内层所致，早期以手足、口鼻出现刺麻等异常感觉为主，之后在人体裸露部位出现红斑、皮肤色素沉着，偶见大疱。

四环素类中多西环素、地美环素最容易发生光敏反应。

所以服用光敏感性药物时，例如四环素类药物，要躲着太阳并注意防晒。

（2）螯合性：分子中含有多个羟基、烯醇羟基及羰基，在近中性条件下能与多种金属离子形成不溶性螯合物，与钙形成螯合物显黄色，可沉积在骨骼和牙齿上，儿童服用会发生牙齿变黄，孕妇服用后其产儿发生牙齿变色、骨骼生长抑制，因此对儿童和孕妇应慎用或禁用。

（3）显色反应：四环素类药物结构中的酚羟基可与三氯化铁试液呈颜色反应。

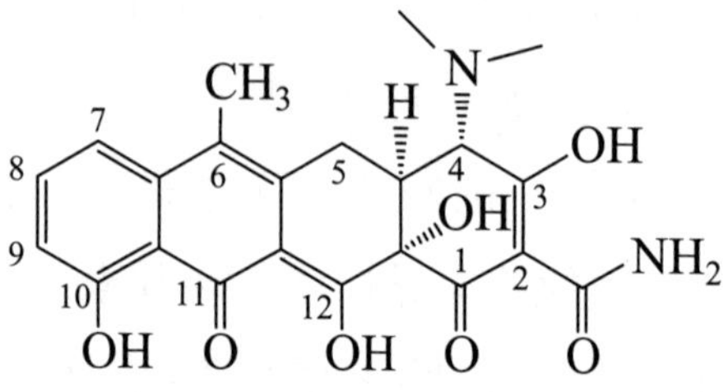

橙色脱水物 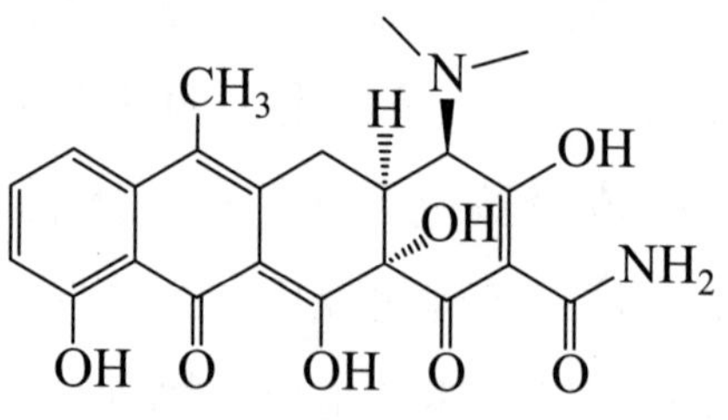　　　　差向异构体

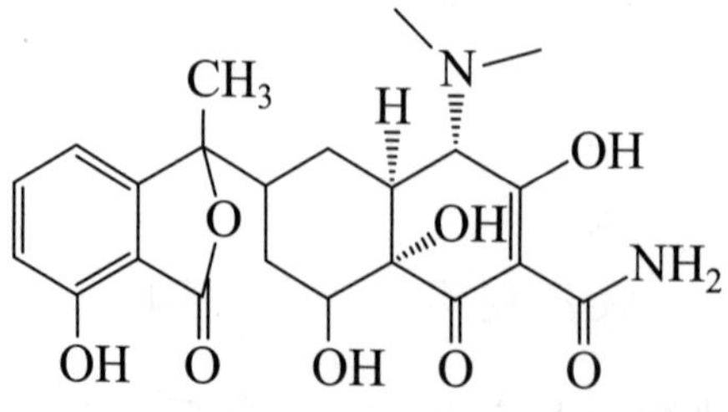

内酯结构异构体

二、典型药物

盐酸土霉素 Oxytetracycline Hydrochloride

化学名为6-甲基-4-（二甲氨基）-3, 5, 6, 10, 12, 12α-六羟基-1, 11-二氧代-1, 4, 4α, 5, 5α, 6, 11, 12α-八氢-2-并四苯甲酰胺盐酸盐。

【性状】本品为黄色结晶性粉末；无臭，有引湿性；在日光下颜色变暗，在碱溶液中易破坏失效。

本品在水中易溶，在甲醇或乙醇中略溶，在乙醚中不溶。

在盐酸（9→1 000）溶液（10mg/ml）中，比旋度为-188°~-200°。

【化学性质】本品1%水溶液pH=2.3~2.9。因易析出游离土霉素，水溶液放置可逐渐变浑浊。

本品加少许硫酸显朱红色，再加水，溶液变为黄色。

【用途】临床应用于治疗立克次体病，包括流行性斑疹伤寒、地方性斑疹伤寒、落基山热、恙虫病和Q热，支原体属感染和衣原体属感染等疾病。

【贮藏】遮光，密封，在干燥处保存。

盐酸米诺环素 Minocycline Hydrochloride

化学名为4, 7-双（二甲氨基）-1, 4, 4α, 5, 5α, 6, 11, 12α-八氢-3, 10, 12, 12α-四羟基-1, 11-二氧代-2-并四苯甲酰胺盐酸盐。

【性状】本品为黄色结晶性粉末；无臭；有引湿性。

本品在甲醇中溶解，在水中略溶，在乙醇中微溶，在乙醚中几乎不溶。

【用途】主要用于立克次体病、支原体肺炎、淋巴肉芽肿、下疳、鼠疫、霍乱、布鲁氏菌病（与链霉素联合应用）等。对大肠杆菌、产气杆菌、志贺杆菌、流感嗜血杆菌、克雷伯菌等敏感菌株所致的系统或局部感染也可应用。

【贮藏】遮光、密封保存。

盐酸多西环素 Doxycycline Hyclate

, HCl, 1/2 CH$_3$CH$_2$OH, 1/2H$_2$O

化学名为6-甲基-4-（二甲氨基）-3, 5, 10, 12, 12α-五羟基-1, 11-二氧代-1, 4, 4α, 5, 5α, 6, 11, 12α-八氢-2-并四苯甲酰胺盐酸盐半乙醇半水合物。

【性状】本品为淡黄色至黄色结晶性粉末；无臭。本品在水或甲醇中易溶，在乙醇或丙酮中微溶。

在加盐酸溶液（9-100）的甲醇溶液（1→100）溶解为10mg/ml的溶液中，测定温度为25℃，按无水与无醇物计算，比旋度为-105°～-120°。

【化学性质】本品加入适量硫酸即显现黄色。

本品含结晶乙醇，水溶液加重铬酸钾硫酸溶液一起加热，产生乙醛气味。

【用途】主要用于敏感的革兰氏阳性菌和革兰氏阴性杆菌所致的上呼吸道感染、扁桃体炎、胆道感染、淋巴结炎、蜂窝织炎、老年慢性支气管炎等，也用于治疗斑疹伤寒、恙虫病、支原体肺炎等。尚可用于治疗霍乱，也可用于预防恶性疟疾和钩端螺旋体感染。

【贮藏】遮光，密封保存。

▶ 课程思政

"梅花K"事件

事件简介：2001年8月24日，湖南省株洲市药监局接到群众举报，该市多人服用梅花K黄柏胶囊中毒住院。株洲市局感到事态严重，迅速派人赶到市一医进行调查，发现患者服用的梅花K，均标示为广西半宙制药集团第三制药厂（后更名为广西金健制药厂，以下简称"广西半宙"）生产。据患者反映，该产品在当地媒体大作宣传，声称能通淋排毒、解毒疗疮，治疗多种女性炎症（夸大宣传）。许多女性经不住广告诱惑，纷纷到市内药店购买，但服用几天后出现了胃痛、呕吐、浑身乏力等不良症状。

调查结果：经株洲市药检所抽样检验，检出非法添加的四环素成分，初步认定该"梅花K"系假药。湖南省药检所检测表明，厂家添加了过期的四环素，其含有的降解产物远远超过国家允许的安全范围，特别是差向脱水四环素，服用后引起肾小管性酸中毒，临床上表现为多发性肾小管功能障碍综合征。

启示

产品宣传扩大了药品功效与适应证，非法添加"四环素"，药品是特殊商品，其质量关系人的生命健康与安全，药品人应遵纪守法，维护药品安全。

第五节　氯霉素及其衍生物

氯霉素是从委内瑞拉链霉菌培养液中得到的抗生素，结构简单，已经可以实现化学法全合成，临床用于治疗伤寒、副伤寒、斑疹伤寒、结膜炎、角膜炎、沙眼等。长期和多次应用可损坏骨髓造血功能，引起再生障碍性贫血，在临床的广泛应用受到限制，临床应用中要严格掌握适应证，使用合理剂量，严密监测毒性，达到安全有效用药的目的。外用剂型氯霉素滴眼剂因价格低廉、药效明显常用。

氯霉素 Chloramphenicol

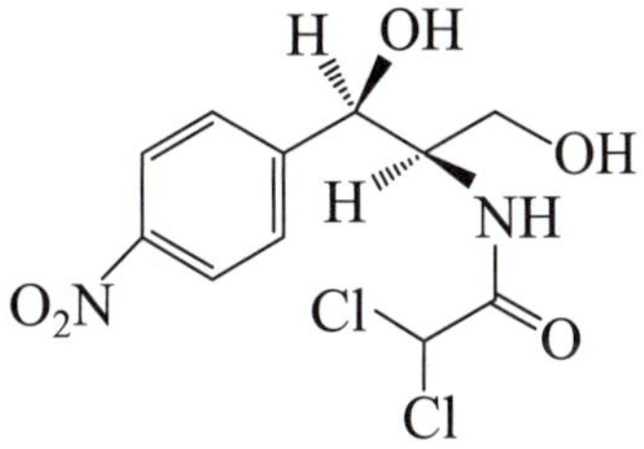

化学名为 D-苏式-（-）-N-［α-（羟基甲基）-β-羟基-对硝基苯乙基］-2,2-二氯乙酰胺。

【性状】氯霉素为白色至微带黄绿色的针状、长片状结晶或结晶型粉末，味苦，微溶于水，易溶于甲醇、乙醇及丙酮中，不溶于苯、石油醚。分子中有2个手性碳，具有旋光性，有4个光学异构体。

【化学性质】本品性质稳定、耐热，在干燥状态下可保持抗菌活性5年以上，水溶液冷藏几个月，煮沸5小时不影响活性。在强酸强碱下方可水解。

本品用稀乙醇溶液溶解后，在氯化钙和锌粉作用下还原为羟胺衍生物，再经苯甲酰氯苯甲酰化后，可与三氯化铁试液形成紫红色的配位化合物。

【用途】本品为广谱抗生素，对革兰氏阴性菌的效力比革兰氏阳性菌强，临床上主要用于治疗伤寒、副伤寒、斑疹伤寒等。对百日咳、沙眼、细菌性痢疾及尿道感染等也有效。

【贮藏】密封保存。

为了避免氯霉素的苦味，增强抗菌活性，延长作用时间，减少毒性，改造结构设计合成了氯霉素衍生物，如甲砜霉素和琥珀氯霉素等，详见表9-2。

表 9-2　氯霉素衍生物的化学结构和结构特点

药物名称	化学结构	结构特点
甲砜霉素	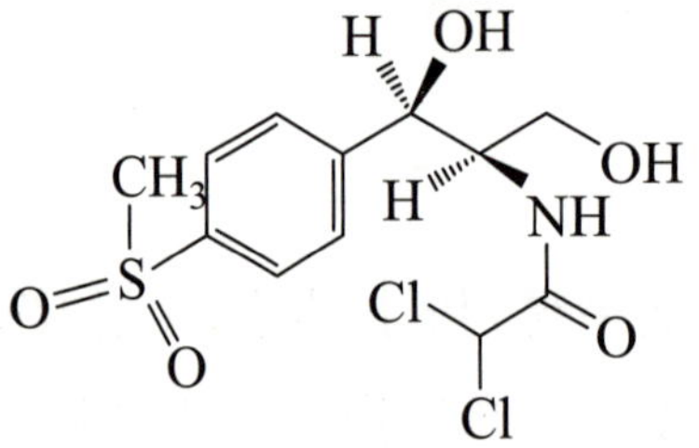	硝基基团替换为甲基磺酰基，减少与体内葡糖醛酸结合，血药浓度高，疗效更好
琥珀氯霉素	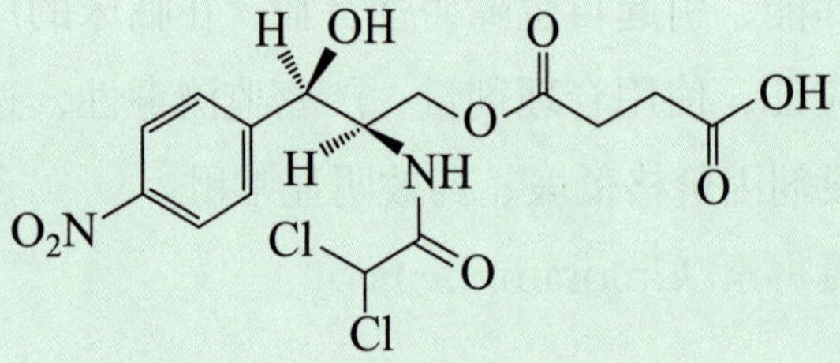	为氯霉素的琥珀酸酯，消除了氯霉素苦味，适合儿童服用。是前药，体内代谢水解为氯霉素发挥作用

第六节　其他类抗生素

一、多肽类抗生素

环孢素（又称环孢素A）是含有11个氨基酸的环状多肽，是土壤中一种真菌的活性代谢物。

【性状】本品为白色或类白色粉末，无臭。极易溶解于甲醇、乙醇或乙腈中，易溶于乙酸乙酯中，溶解于丙酮或乙醚中，几乎不溶于水。

【用途】环孢素A可选择性作用于T淋巴细胞，主要用于器官移植或组织移植后的排异反应的防治和自身免疫性疾病的治疗。

二、林可霉素以及衍生物

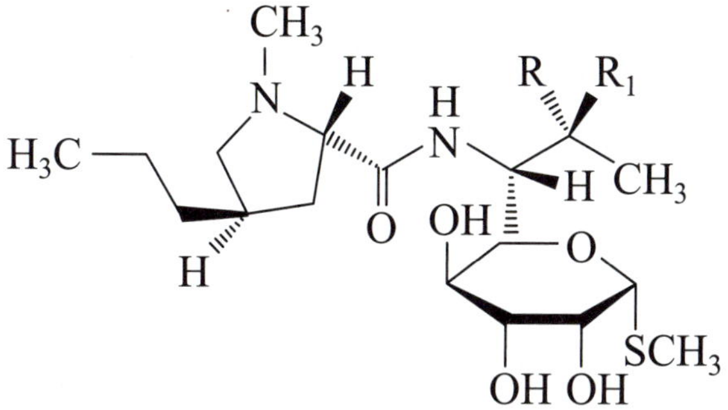

林可霉素 R=OH R₁=H
克林霉素 R=H R₁=OH

林可霉素，属于林可酰胺类抗生素。临床用于治疗败血症、呼吸道感染、五官感染等。口服吸收较差，易受食物影响。

克林霉素是通过除去林可霉素结构中的7位羟基，并以7（S）构型的氯取代后得到的半合成衍生物，其抗菌活性较林可霉素强4~8倍，口服吸收好，不受食物影响，对胃酸稳定。

三、磷霉素

磷霉素是从西班牙土壤中放线菌培养液中得到的抗生素，现已用合成方法制得。有2个手性碳原子，临床应用（−）-1R, 2S型异构体。其对映体虽然没有抗菌活性，但具有降低氨基糖苷类抗生素毒性和免疫相关细胞功能的修饰作用。

本品抗菌谱广、毒性低，与其他抗生素间无交叉耐药性且多呈协同作用。药用品有钙盐和二钠盐两种，钠盐水溶性优于钙盐。但是，由于分子量小，与钠成盐后药品中钠含量高。因此，对于心、肾功能不全，高血压等患者应慎用。

磷霉素钠 Fosfomycin Sodium

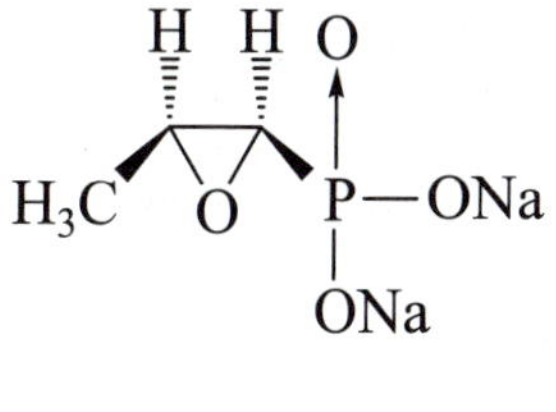

化学名为（−）-（1R, 2S）-1, 2-环氧丙基膦酸二钠盐。

【性状】本品为白色结晶型粉末，在水中易溶，无臭，味咸，有引湿性，在空气中易潮解。

【化学性质】本品分子中有一环氧三元环，但性质稳定，在pH 4~11水溶液中短时间内不分解。

本品溶液，在高氯酸、高氯酸钠溶液作用下，经钼酸铵试液与1-氨基-2-萘酚-4-磺酸试液作用显蓝色。

【用途】本品用于敏感菌所致的呼吸道感染、尿路感染、皮肤软组织感染等。也可与其他抗生素联合应用治疗由敏感菌所致重症感染如败血症、腹膜炎、骨髓炎等。毒性低且与其他抗生素无交叉耐药性。

【贮藏】严封，在凉暗干燥处保存。

● ···· 章末小结 ·······

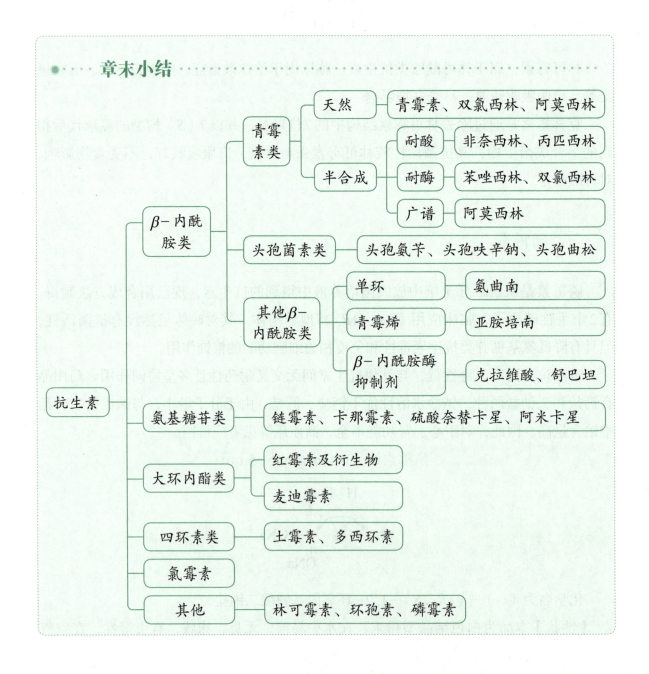

1. 为什么青霉素G不能口服？为什么其钠盐或钾盐必须做成粉针剂型？
2. 氨基糖苷类药物制剂为什么常见液体制剂，固体制剂少见？
3. 试写出阿莫西林的结构式。
4. 大环内酯类抗生素的主要结构特征是什么？
5. 为什么四环素类抗生素不能和牛奶等富含金属离子的食物一起使用？

（付立卓）

第十章
合成抗感染药

学习目标

- **掌握** 磺胺嘧啶、磺胺甲噁唑、甲氧苄啶、诺氟沙星、环丙沙星、氧氟沙星、异烟肼的化学性质和贮藏。
- **掌握** 磺胺类药及抗菌增效剂的作用机制，了解其构效关系。
- **熟悉** 磺胺醋酰钠、利福平、盐酸乙胺丁醇、克霉唑、益康唑、利巴韦林、阿昔洛韦、甲硝唑、替硝唑的化学性质和贮藏。
- **了解** 两性霉素B、氟康唑、金刚烷胺、盐酸小檗碱的化学性质。喹诺酮类抗菌药的构效关系。
- 具有良好的人际沟通能力，善于指导患者用药，提高用药依从性及安全性。

情境导入

情境描述：

王小姐因慢性支气管炎服用磺胺类药几个星期后，一次尿常规检查提示"尿液结晶"。经询问医师，发现该症状与王小姐最近服用磺胺类药，且平时喝水较少的习惯有关。

学前导语：

结晶尿的形成多是生理性的，常见的原因有：①饮水量过少，使尿液浓缩而产生；②尿液酸碱度改变，如酸性尿时尿酸易形成结晶；③病理性或药物性结晶，如磺胺类药在尿液偏酸时，易在尿中析出结晶，可引起血尿、尿痛或尿闭等。

这一章将带领同学们学习抗感染药物的分类、结构特点及相关化学性质、临床应用。磺胺类药与"结晶尿"的关系及如何避免其发生，将为同学们进行解答。

抗感染药是一类能抑制或杀灭病原微生物的药物,用于治疗感染性疾病,也称抗微生物药。病原微生物是指可以侵犯人体,引起感染甚至传染病的微生物,或称病原体。病原体中,以细菌和病毒的危害性最大。该类药物的种类较多,主要包括合成抗感染药和抗生素(另章讲解)。除抗生素外的用于抗微生物感染的药物也称为化学治疗药。合成抗感染药可按化学结构特点分为磺胺类、喹诺酮类、硝基咪唑类、硝基呋喃类等;也可按病原微生物种类分为抗结核病药、抗麻风病药、抗真菌药、抗病毒药等。

第一节　磺胺类药及抗菌增效剂

磺胺类药是一类广谱的抗菌药,由于各种高效低毒的抗菌药相继应用于临床,且近年来许多临床常见病原菌对其产生耐药性,故磺胺类药的应用已日趋减少。但是,该类药物对鼠疫杆菌、脑膜炎球菌、肺炎球菌、大肠埃希杆菌、流感嗜血杆菌等较为敏感,可用于治疗流行性脑膜炎,上呼吸道、肠道、泌尿道等细菌感染。因此,在临床治疗中仍占有一定地位。

> ⑦ 课堂活动 ————
> 第一个使用的磺胺类药是什么?有何结构特点及作用特点?

一、磺胺类药

(一)发展

磺胺类药是最早用于防治全身性感染的合成抗菌药,问世已有半个多世纪。磺胺类药的母体——对氨基苯磺酰胺(简称磺胺SN),早在1908年就被合成,但当时只作为合成偶氮染料的中间体,直到1932年德国的多马克研制出磺胺类药中第一个问世的药物——百浪多息,才使得磺胺类药快速发展。

百浪多息　　　　　　　　　　　磺胺

磺胺类药的问世

20世纪初，在磺胺类药问世之前，西医对细菌性疾病，尤其是对流行性脑膜炎、肺炎、败血症等都束手无策。直到1932年德国的多马克研制出百浪多息，对感染链球菌的鼠、兔、狗有治疗效果，才开创了对细菌感染性疾病进行化学治疗的新纪元。当时的科学家们曾认为偶氮基是百浪多息的药效基团，合成了一系列偶氮化合物，但法国的巴斯特研究所研究表明，只有含苯磺酰胺的偶氮染料才有抗链球菌的作用，仅有偶氮基的化合物没有抗菌活性。进一步研究表明，百浪多息在体外无抗菌活性，必须在生物体内代谢成对氨基苯磺酰胺才有活性。

1939年，多马克因研究和发现磺胺类药被授予诺贝尔生理学或医学奖。

（二）基本结构和命名

磺胺类药的基本结构是对氨基苯磺酰胺，该结构中磺酰胺基的氮原子称为N_1，芳伯氨基的氮原子称为N_4，磺胺类药的结构通式如下：

$$R_1—\overset{4}{HN}—\!\!\!\!—SO_2\overset{1}{NH}—R_2$$

R_1多为H，R_2多为杂环，如吡啶环、嘧啶环、异噁唑环等。磺胺类药的命名以磺胺为母体，根据杂环不同，称为"磺胺XX"。如磺胺嘧啶、磺胺甲噁唑（全称磺胺甲基异噁唑）。

磺胺嘧啶

磺胺甲噁唑

（三）理化性质通性

磺胺类药一般为白色或微黄色结晶性粉末，无臭，味微苦，遇光易变质，色渐变深，大多数药物在水中溶解度较低，易溶于稀碱或稀酸，不溶于三氯甲烷、苯、石油醚等。制成钠盐后则易溶于水。该类药物的化学通性主要基于以下两个结构特点。

1. 芳伯氨基

（1）易被氧化：芳伯氨基特别是在光线的作用下易被氧化变色，碱性条件及重金属离子均能加速其氧化。氧化产物多为偶氮化合物和氧化偶氮化合物。

（2）显弱碱性：芳伯氨基的碱性较弱，比苯胺的还弱，因此，不能与盐酸形成稳定的盐。

（3）重氮化–偶合反应：芳伯氨基的特性反应是重氮化–偶合反应，在酸性下与亚硝酸钠进行重氮化反应，生成重氮盐，再与碱性β–萘酚偶合，生成橙红色至猩红色的沉淀，可供鉴别。

（4）缩合反应：芳伯氨基能与芳香醛发生缩合反应，生成黄色的希夫碱。

2. 磺酰胺基

（1）显酸性：磺酰胺基氮原子上如果有H原子，则可以解离显酸性，所以，磺胺类药多具有酸碱两性。但酸性弱于碳酸，其钠盐水溶液久置潮湿空气中，易吸收空气中的CO_2而析出磺胺类药沉淀。因此磺胺类药的钠盐溶液（如注射液、滴眼液等）在配制时应使用新煮沸放冷的蒸馏水，临床使用时应避免与酸性药物配伍。同时，加入EDTA增强其稳定性，减少重金属离子对其氧化反应的促进作用。

（2）铜盐反应：磺酰胺基显酸性，其氮原子上的H能被金属离子（如铜、银、钴等）取代，生成相应的金属盐。如与硫酸铜试液作用可生成不同颜色的铜盐沉淀（表10-1）。该方法常用于鉴别不同的磺胺类药，如磺胺嘧啶和磺胺甲噁唑。

铜盐反应一般先加氢氧化钠试液将磺胺类药溶解成钠盐，再与硫酸铜试液反应成相应的铜盐。要注意的是，氢氧化钠试液不能加多，否则可与硫酸铜试液反应生成蓝色的氢氧化铜沉淀，干扰铜盐反应的颜色判断。

表 10-1　几种磺胺类药的铜盐反应

药物名称	铜盐反应的现象
磺胺嘧啶	黄绿色沉淀，放置变紫色
磺胺甲噁唑	草绿色沉淀
磺胺醋酰钠	蓝绿色沉淀
磺胺多辛	黄绿色沉淀，放置变淡蓝色
磺胺异噁唑	淡棕色，放置析出暗绿色絮状沉淀

📋 考点 --

磺胺类药的结构特点及其常用的化学鉴别方法。

（四）构效关系

磺胺类药基本结构通式如下：

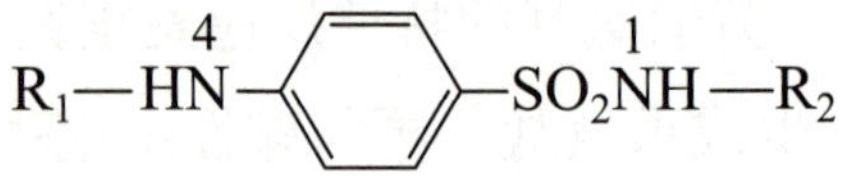

$$R_1—HN—\overset{4}{}\text{（苯环）}\overset{1}{}—SO_2NH—R_2$$

其构效关系包括以下几点：

1. 对氨基苯磺酰胺是必要的药效基团，即苯环上的氨基与磺酰胺基必须处于对位，处于邻位或间位均没有抑菌作用。

2. 苯环上的氨基多为伯氨基，即 R_1 多为 H。若 R_1 不是 H，即伯氨基 N_4 上的 H 被取代，则必须在体内能被代谢产生伯氨基才能发挥药效。如百浪多息和柳氮磺吡啶，N_4 均为偶氮基（—N=N—），需在体内经代谢成（—NH$_2$）才有抗菌活性。

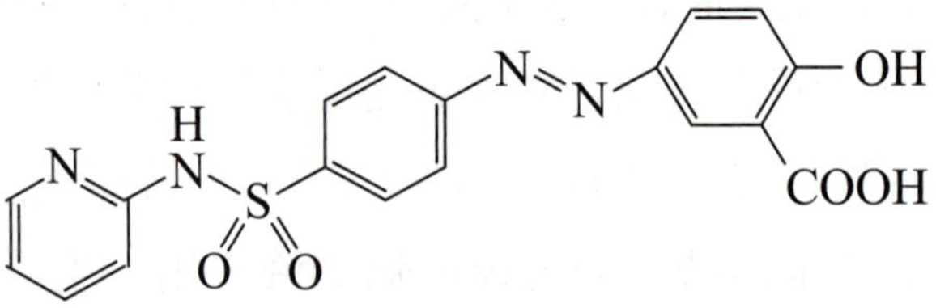

柳氮磺吡啶

3. 苯环上的磺酰胺基多为单取代物，且 R_2 多为杂环，如嘧啶环、异噁唑环等，抑菌作用比磺胺强。若是双取代物，则一般没有抗菌活性。

4. 苯环被其他芳环或芳杂环代替；或在苯环其他位置引入取代基，抗菌活性通常降低或丧失。

📖 考点

磺胺类药的药效基团。

（五）典型药物

磺胺嘧啶 Sulfadiazine

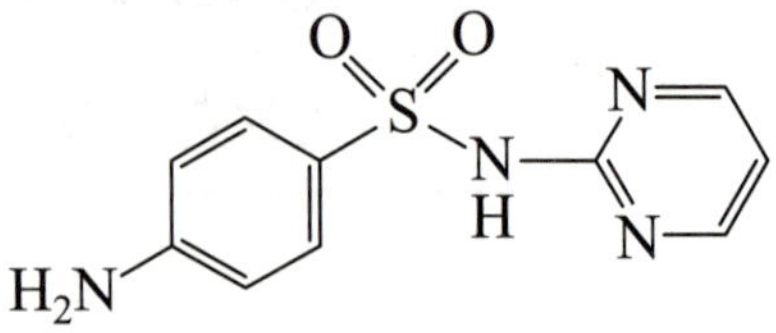

化学名为 N-2-嘧啶基-4-氨基苯磺酰胺。

【性状】本品为白色或类白色的结晶或粉末；无臭；遇光色渐变暗。在乙醇或丙酮中微溶，在水中几乎不溶；在氢氧化钠试液或氨试液中易溶，在稀盐酸中溶解。

【化学性质】本品具有芳伯氨基，可发生重氮化-偶合反应，生成橙红色至猩红色的沉淀。结构中含有磺酰胺基，可发生铜盐反应，生成黄绿色沉淀，放置后变为紫色。

【用途】本品脂溶性较大，易于透过血脑屏障，常用于敏感脑膜炎球菌所致的流行性脑脊髓膜炎的治疗和预防，也可用于治疗对其敏感的流感嗜血杆菌、肺炎链球菌和其他链球菌所致的急性支气管炎、轻症肺炎等。其软膏剂可用于烧伤和其他创伤所导致的创面感染性疾病；眼膏可用于治疗沙眼、结膜炎、眼内敏感菌感染等。

【贮藏】遮光，密封保存。

磺胺甲噁唑 Sulfamethoxazole

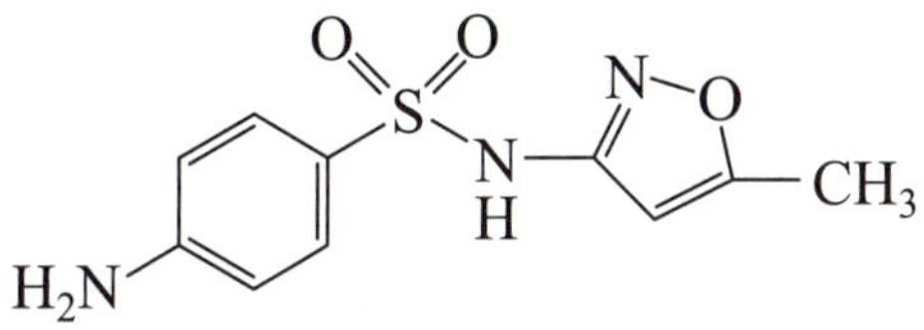

化学名为 *N*-（5-甲基-3-异噁唑基）-4-氨基苯磺酰胺。

【性状】本品为白色结晶性粉末；无臭。在水中几乎不溶；在稀盐酸、氢氧化钠试液或氨试液中易溶。

【化学性质】本品具有芳伯氨基，可发生重氮化-偶合反应，生成橙红色至猩红色的沉淀。结构中含有磺酰胺基，可发生铜盐反应，生成草绿色沉淀。

【用途】本品可用于敏感细菌所致的急性单纯性泌尿道感染；是治疗沙眼衣原体所致宫颈炎和尿道炎的次选药物。临床上多使用磺胺甲噁唑与甲氧苄啶制成复方制剂，抗菌活性较单用增强，对化脓性链球菌、肺炎链球菌、大肠埃希菌、沙门菌属、流感嗜血杆菌等有良好的抗菌作用。

【贮藏】遮光，密封保存。

📖 **考点**

磺胺嘧啶和磺胺甲噁唑的重氮化-偶合反应及铜盐反应所需要用到的试剂及反应现象。

磺胺醋酰钠 Sulfacetamide Sodium

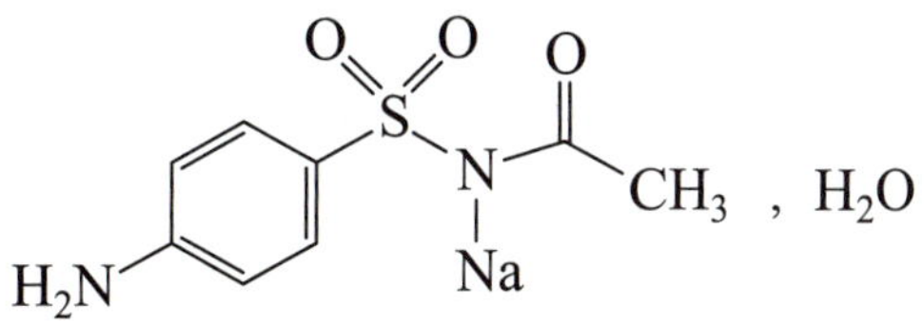

化学名为 N-［（4-氨基苯基）磺酰基］乙酰胺钠盐一水合物。

【性状】本品为白色结晶性粉末；无臭。在水中易溶，在乙醇中略溶。

【化学性质】本品为磺胺醋酰的钠盐，水中易溶，水溶液显钠盐的鉴别反应。其铜盐反应只需加硫酸铜试液，即生成蓝绿色沉淀。

【用途】本品多制成滴眼液，用于结膜炎、睑缘炎；也可用于沙眼衣原体感染的辅助治疗。在滴眼时应注意瓶口勿接触眼睛，使用后应将瓶盖拧紧，以免污染药品。

【贮藏】密封保存。

🔗 知识链接

磺胺类药使用的注意事项

磺胺类药主要自肾小球滤过排泄，部分游离药物可经肾小管重吸收，由于本类药物在尿中溶解度较低，如磺胺嘧啶钠，可发生结晶尿、血尿和管型尿。如应用本类药物疗程长，剂量大，宜同服碳酸氢钠并多饮水，以防止此不良反应。同时，应避免与酸性药物（如维生素C、盐酸氯丙嗪等）同时使用，以免增加磺胺类药结晶的析出。失水、休克和老年患者应用本品易致肾损害，应慎用或避免应用本品。肾功能减退患者不宜应用本品。

二、抗菌增效剂

抗菌增效剂是一类与某类抗菌药配伍使用时，能增强其抗菌活性的药物。抗菌增效剂的种类不同，作用机制则不同，对应的抗菌药也有所不同。

（一）作用机制

细菌的生长繁殖是利用环境中的对氨基苯甲酸（PABA）和二氢蝶啶、谷氨酸等在菌体内二氢叶酸合成酶的催化下合成二氢叶酸。二氢叶酸进一步在二氢叶酸还原酶的作用下形成四氢叶酸，四氢叶酸可参与核酸前体物（嘌呤、嘧啶）的合成。而核酸是细菌生长繁殖所必需的成分。磺胺类药的抑菌作用机制是代谢拮抗——抑制二氢叶酸合成酶的活性。磺胺的化学结构，包括分子大小和电荷分布都与PABA类似，能与PABA竞争细菌体内的二氢叶酸合成酶，在二氢叶酸的合成过程中代替PABA，影响了二氢叶酸的合成，干扰细菌DNA、RNA及蛋白质的合成，因而使细菌生长和繁殖受到抑制。细菌得不到养料，最终死亡。人体能从食物中获取叶酸，因此不受磺胺类药的影响。

（二）抗菌增效剂

甲氧苄啶是在研究抗疟药过程中发现的药物。对大肠埃希菌、奇异变形杆菌、沙门菌属、志贺菌属均具有抗菌活性。磺胺类药的作用机制是抑制二氢叶酸合成酶，影响二氢叶酸的合成。而甲氧苄啶的作用机制是选择性抑制细菌的二氢叶酸还原酶活性，使二氢叶酸不能还原为四氢叶酸。甲氧苄啶与磺胺类药配伍使用，能使叶酸的代谢受到双重阻断，产生协同抗菌作用，作用可增强数倍至数十倍，并可减少耐药菌的产生。因此，甲氧苄啶可作为磺胺类药的抗菌增效剂。后来研究发现，甲氧苄啶还能增强四环素、庆大霉素的抗菌作用。

细菌对甲氧苄啶较易产生耐药性，目前甲氧苄啶很少单用，一般均与磺胺药，如磺胺甲噁唑或磺胺嘧啶联合使用。常用的复方制剂为复方磺胺甲噁唑，俗称复方新诺明（百炎净），主要成分为磺胺甲噁唑（SMZ）和甲氧苄啶（TMP）。两者联用比单用产生的耐药性明显减慢，抗菌活性大增。

甲氧苄啶 Trimethoprim

化学名为5-［（3,4,5-三甲氧基苯基）甲基］-2,4-嘧啶二胺。

【性状】本品为白色或类白色结晶性粉末；无臭。在乙醇或丙酮中微溶，在水中几乎不溶；在冰醋酸中易溶。

【化学性质】甲氧苄啶结构中具有含氮杂环（嘧啶环），能与生物碱沉淀剂反应。如其硫酸溶液能与碘试液反应产生棕褐色沉淀。

【用途】本品可以用来治疗敏感的大肠埃希菌、奇异变形杆菌，某些肠杆菌属所致的急性单纯性的下尿路感染。对肺炎链球菌、淋病奈瑟菌、脑膜炎奈瑟菌的抗菌作用不明显，对铜绿假单胞菌无作用。目前很少单用。

【贮藏】遮光，密封保存。

📖 考点

从作用机制来分析，甲氧苄啶为何能做磺胺类药的抗菌增效剂。

第二节　喹诺酮类抗菌药

案例：

患者，张先生，46岁，因咳嗽、咳痰半月被诊断为"慢性支气管炎、肺气肿"，给予司帕沙星片，每次0.1g，每天2次。该患者服用司帕沙星3天后，在日常户外劳动中出现双手、面部及颈部皮肤瘙痒、红肿疼痛。继续服用1周后，出现全身性皮疹，尤以暴露在外的皮肤皮损严重并伴有渗液。该患者就该症状再次就医。

分析：

司帕沙星为氟喹诺酮类抗菌药，其抗菌活性较高、抗菌谱较广。该类药物大多数为光敏药物，在紫外线照射下部分患者可发生皮疹、发热、红肿、瘙痒、水泡等症状。因此用药期间，应尽可能避免接触日光、暴晒。若出现光敏症状，应立即停药，可适当给予西替利嗪片进行抗过敏治疗。司帕沙星C-8位的F原子可使其光毒性反应增加。

一、喹诺酮类抗菌药的发展历史

喹诺酮类药物具有抗菌谱广、抗菌活性强、合成简单等特点，是临床上使用较广的一类抗菌药，其发展按照发现研制的时间顺序及抗菌谱和抗菌活性的强弱，可以分成四代：

（一）第一代（1962—1969年）

主要以萘啶酸为代表，其特点是抗菌谱较窄，主要对革兰氏阳性菌有效；易产生耐药性；在体内容易代谢失活；中枢神经系统的副作用较大等，目前已少用。

（二）第二代（1970—1998年）

主要以吡哌酸为代表，其结构特点是引入哌嗪基，对革兰氏阴性菌的活性较第一代强，稳定性较好，副作用较少。临床一般用于泌尿道和肠道的感染。

（三）第三代（1978—1998年）

主要以诺氟沙星、环丙沙星、氧氟沙星为代表，又称氟代喹诺酮类抗菌药，是目前应用最广的喹诺酮类抗菌药。其结构特点是引入氟原子，使其抗菌活性大增。毒副作用较小，抗菌谱更广。它们对革兰氏阴性菌、革兰氏阳性菌和铜绿假单胞菌都有较强的抗菌活性，对衣原体、支原体和结核分枝杆菌也有一定作用。临床上适用于泌尿道、呼吸道、胃肠道、五官科、妇科、皮肤和关节等多个系统的感染治疗。第三代氟代喹诺酮类抗菌药常用药还有培氟沙星、氟罗沙星、司帕沙星等。

（四）第四代（1999年至今）

主要以莫西沙星、加替沙星为代表，其结构特点是在环丙沙星的C-8位引入甲氧基，抗菌谱更广，对衣原体、支原体、立克次体、厌氧菌的抗菌活性更强。光毒性不良反应也较小。还有部分第四代喹诺酮类抗菌药结构中没有引入甲氧基，如吉米沙星、帕珠沙星，但其药动学特点比前三代更好，如吸收快、分布广、血浆半衰期长等。

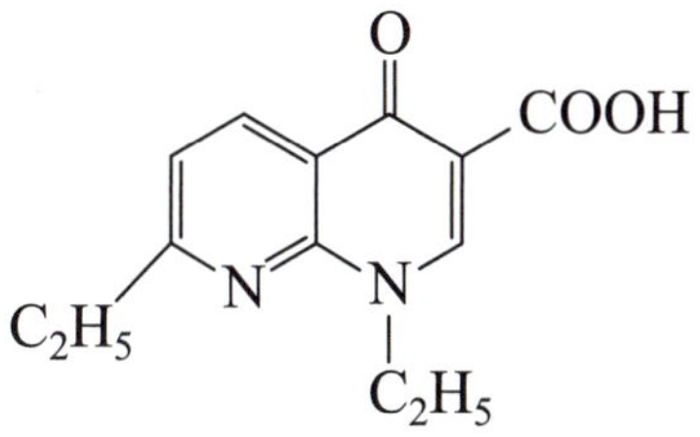

萘啶酸

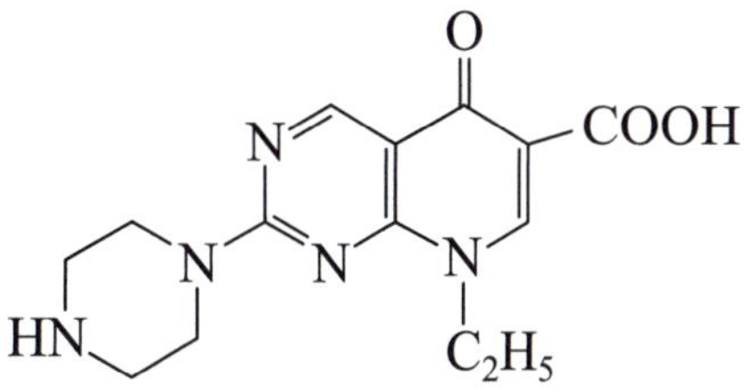

吡哌酸

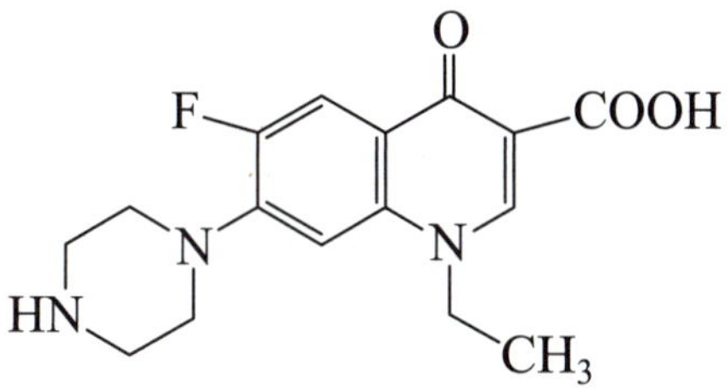

诺氟沙星

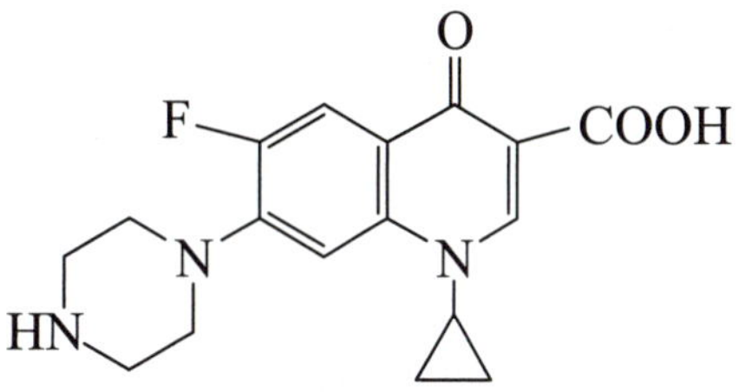

环丙沙星

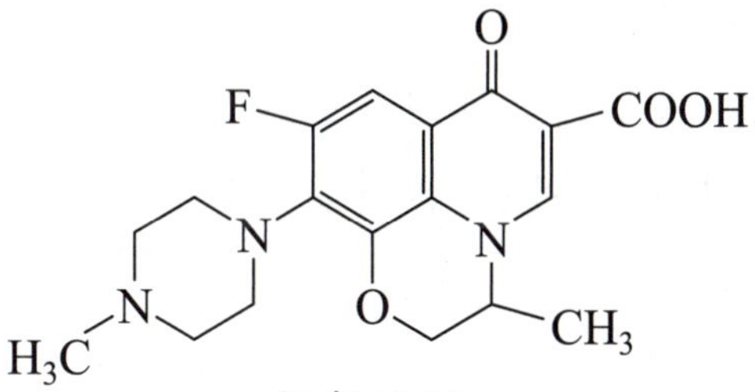

氧氟沙星

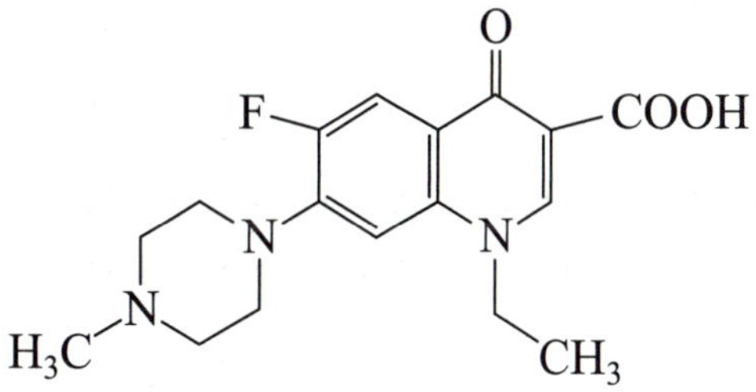

培氟沙星

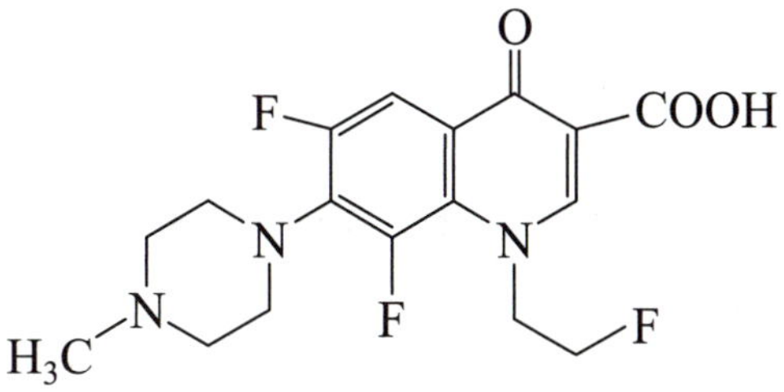

氟罗沙星

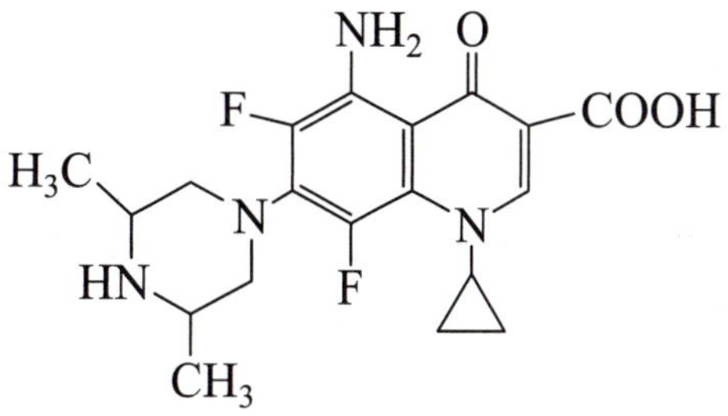

司帕沙星

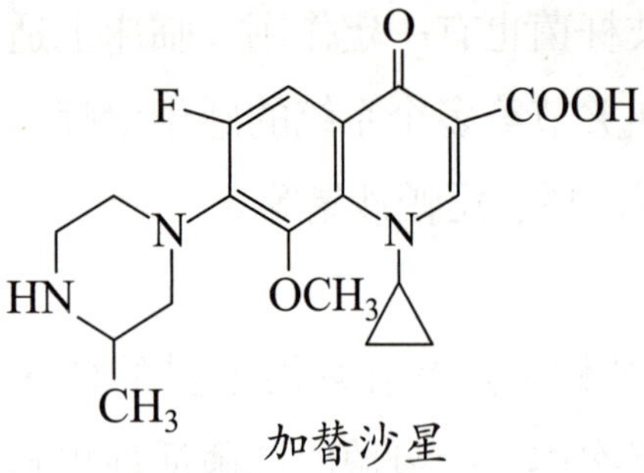

加替沙星

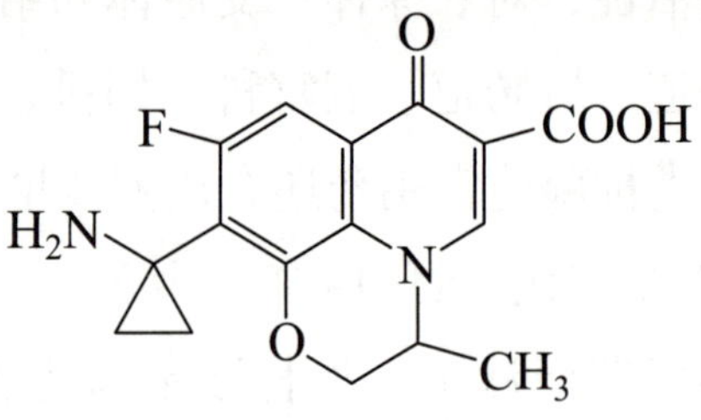

帕珠沙星

二、构效关系

喹诺酮类抗菌药的结构母核如下：

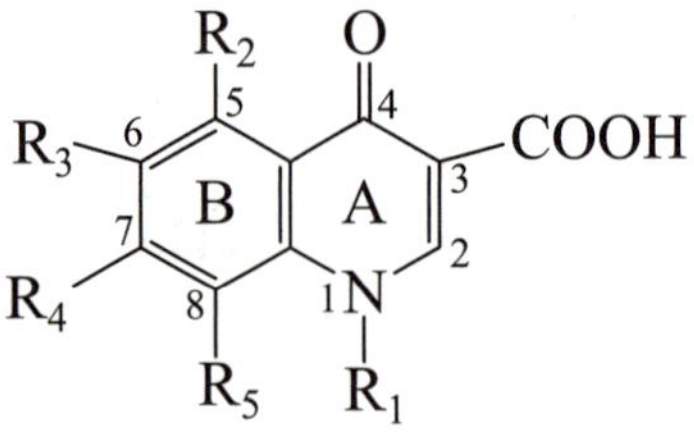

其构效关系包括以下几点。

1. 结构母核中A环为药效的基本结构，其中3-羧-4-酮基为必需基团，被其他基团取代则活性减弱或消失。B环可作适当改变，如萘啶酸为吡啶环；吡哌酸为嘧啶环。一般为苯环时抗菌活性较强。

2. 1位N原子上的取代基R_1对抗菌活性的影响较大，可以是脂肪烃基、脂环烃基和芳烃基，以乙基、氟乙基、环丙基等取代时活性较强。

3. 5位C原子上的取代基R_2以氨基取代时活性最强。其他基团取代，活性较弱。

4. 6位C原子上的取代基R_3以氟原子取代时抗菌活性显著增强。

5. 7位C原子上的取代基R_4以引入哌嗪环时抗菌活性最强。

6. 8位C原子上的取代基R_5以氟原子为好，可增强活性，但光毒性也增加。若被甲基、甲氧基取代，则光毒性减弱。

📖 **考点** --

能说出喹诺酮类抗菌药的药效基团及氟代喹诺酮类抗菌药结构中常见的抗菌基团。能从结构上区分诺氟沙星、环丙沙星和氧氟沙星。

三、典型药物

诺氟沙星 Norfloxacin

化学名为 1-乙基-6-氟-1,4-二氢-4-氧代-7-（1-哌嗪基）-3-喹啉羧酸。

【性状】本品为类白色至淡黄色结晶性粉末；无臭；有引湿性。在 N,N-二甲基甲酰胺中略溶，在水或乙醇中极微溶解；在醋酸、盐酸或氢氧化钠溶液中易溶。

【化学性质】本品结构中含有酸性的羧基及碱性的叔胺和哌嗪基，显酸碱两性。在室温、干燥条件下，其化学性质较稳定。但光照下可分解，其分解产物对服用该药的患者可产生光毒性反应，因此，使用前后均应避光保存。

本品结构中的叔胺基团，可与丙二酸和乙酸酐在 80~90℃反应，显红棕色。本品还显氟化物鉴别反应，经氧瓶燃烧破坏后，吸收液与茜素氟蓝和硝酸亚铈试液反应显蓝紫色。

【用途】本品具有广谱抗菌作用，尤其对革兰氏阴性需氧杆菌的抗菌活性高。适用于敏感细菌所引起的泌尿系统感染、细菌性痢疾、盆腔炎、中耳炎、鼻窦炎、急性扁桃体炎及皮肤软组织感染等，也可作为腹腔手术的预防用药。

【贮藏】遮光，密封，在干燥处保存。

🔗 **知识链接**

光毒性反应

皮肤光毒性反应主要是指皮肤接触化学物质或者全身应用化学物质后，暴露在紫外线照射下引发的一种皮肤毒性反应。可分为光毒性皮炎和光变态反应性皮炎。

光毒性皮炎为非免疫性反应，通常表现为晒斑、红肿、发热、瘙痒、疱疹、色素沉着等，服用的药物量越大，在阳光下暴晒的时间越长，过敏反应则越严重。一般发病急、病程短、消退快。多数光敏药物引发的光毒性反应为此类。光变态反应性皮炎通常表现类似湿疹，以暴露部位较为严重，停药后可持续数周。

药物中喹诺酮类抗菌药、磺胺、四环素、灰黄霉素、氯丙嗪等都是光敏物质。在使用这类药物期间及停药后5~7日内，应避免接触阳光或紫外线。

环丙沙星 Ciprofloxacin

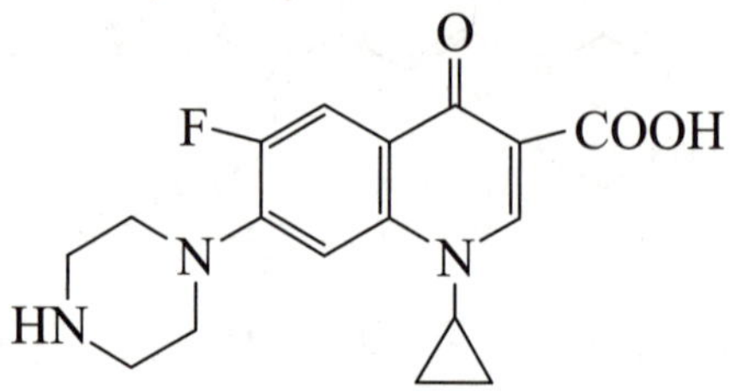

化学名为1-环丙基-6-氟-1,4-二氢-4-氧代-7-（1-哌嗪基）-3-喹啉羧酸。

【性状】本品为白色至微黄色结晶性粉末；几乎无臭。在醋酸中溶解，在乙醇中极微溶解，在水中几乎不溶。

【化学性质】本品化学性质与诺氟沙星相似，其水溶液遇强光照射可检出类似诺氟沙星的哌嗪开环产物和脱羧产物。

【用途】本品可用于敏感菌引起的泌尿生殖系统感染，呼吸道、胃肠道、骨和关节、皮肤软组织等感染，也可用于败血症全身感染。

【贮藏】遮光，密封保存。

🔗 知识链接

喹诺酮类药物使用的注意事项

喹诺酮类抗菌药结构中的3-羧-4-酮基，容易与金属离子如钙、镁、铁、锌等形成螯合物。不仅降低抗菌活性，同时可引起微量金属离子的缺失，特别是对老年人、妇女、儿童易引起缺钙、缺铁、缺锌等现象，严重者可引起骨关节损伤。18岁以下患者禁用喹诺酮类药物，孕妇也不宜使用。同时，该类药物不宜与牛奶、抗酸药等含钙、铁的食物或药物同服。尿液pH大于7时可发生结晶尿。用药期间，应多喝水，保持24小时排尿量在1 200ml以上。

氧氟沙星 Ofloxacin

化学名为（±）-9-氟-2,3-二氢-3-甲基-10-（4-甲基-1-哌嗪基）-7-氧代-7H-吡啶并［1,2,3-de］-1,4-苯并噁嗪-6-羧酸。

【性状】本品为白色至微黄色结晶性粉末，无臭，遇光渐变色。在水或甲醇中微溶或极微溶解；在冰醋酸或氢氧化钠试液中易溶，在0.1mol/L盐酸溶液中溶解。

本品为消旋体。比旋度的测定是加三氯甲烷溶解并定量稀释制成每1ml中约含10mg的溶液，依法测定，比旋度为-1°～+1°。

【用途】本品抗菌谱和抗菌活性与环丙沙星相似。其滴眼液、滴耳液可用于治疗细菌性结膜炎、角膜炎、角膜溃疡等外眼感染及中耳炎、鼓膜炎、外耳道炎。

【贮藏】遮光，密封保存。

🔗 **知识链接** ···

左氧氟沙星 Levofloxacin

左氧氟沙星为氧氟星的左旋体，其比旋度测定是加甲醇溶解并定量稀释制成每1ml中约含10mg的溶液，依法测定，比旋度应为-92°～-99°。左旋体的抗菌活性为右旋体的8~128倍；为消旋体的2倍。毒副作用较小。主要用于敏感菌所致的中、重度感染。

第三节 抗结核病药

结核病是由结核分枝杆菌感染所引起的一种慢性细菌感染性疾病。结核分枝杆菌常通过空气传播，由呼吸道侵入肺部，具有传染性，是我国法定重大传染病之一，临床上多表现为呼吸道症状，如咳嗽、咳痰、咳血和胸痛，也常伴有长期低热无力、食欲下降等。结合杆菌也可入侵肺部以外的组织器官，引起骨结核、淋巴结核、结核性脑膜炎等。以肺结核（俗称肺痨）最常见。

抗结核病药按照来源不同分为抗生素类及合成类抗结核病药。

一、抗生素类抗结核病药

抗生素类抗结核病药主要有氨基糖苷类抗生素（链霉素、卡那霉素、阿米卡星等）和利福霉素类（利福平、利福喷丁、利福昔明等）。氨基糖苷类抗生素在第九章已有详细介绍，本节主要介绍利福霉素类抗生素。

利福霉素是由链丝菌发酵产生的抗生素，从发酵液中分离出利福霉素 A、B、C、D、E 五种成分，其中只有利福霉素 B 能够分离出纯品。该类抗生素为 27 个碳原子的大环内酰胺结构，环中含有一个萘环。利福霉素 B 抗菌作用较弱，将其经氧化、水解、还原等结构改造成利福霉素 SV，虽作用较强，但口服吸收差、对革兰氏阴性菌作用弱。经过进一步研究，开发出了抗菌谱广、口服吸收好、高效长效的利福平和利福喷汀。

利福平 Rifampicin

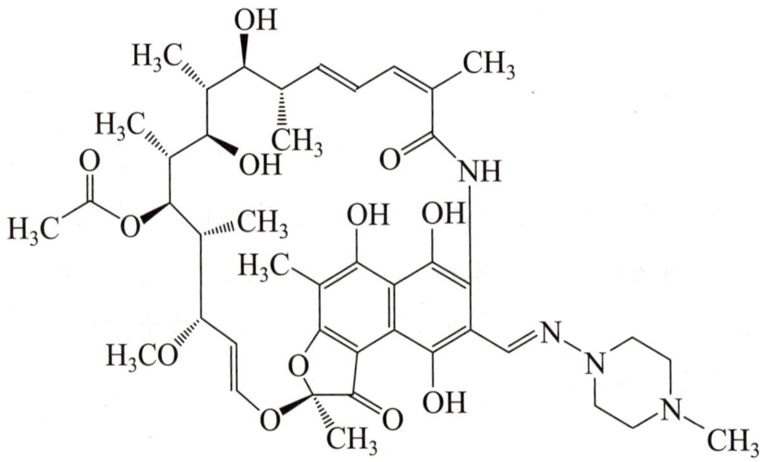

化学名为 3-［［（4-甲基-1-哌嗪基）亚氨基］甲基］利福霉素。

【性状】本品为鲜红色或暗红色的结晶性粉末。无臭。在甲醇中溶解，在水中几乎不溶。

【化学性质】本品分子中含有 1,4-萘二酚结构，可被氧化，遇光、热易变质，抗菌活性降低。在酸性条件下与亚硝酸钠试液反应，可被氧化成醌类，颜色由橙红变为暗红色。

【用途】本品为广谱抗菌药，可用于治疗结核、麻风以及多种敏感菌（如肺炎链球菌、流感嗜血杆菌等）所致感染。单用治疗结核病时可迅速产生耐药性，因此本品常与其他抗结核病药联合，用于各种结核病的初治和复治，包括结核性脑膜炎的治疗。

【代谢】利福平在肝脏中代谢，大部分代谢产物通过肠道排出，部分通过尿液排出。其代谢产物为红色，所以，须告知患者，使用利福平可使尿液、唾液、泪液变成浅红色，停药后可自行恢复。若是滴眼液治疗沙眼、结膜炎等可使隐形眼镜永久着色。本品过量使用，甚至可使皮肤黏膜和巩膜呈红色或橙色。

【贮藏】密封，在干燥阴暗处保存。

二、合成类抗结核病药

合成类抗结核病药种类较多，常用的有对氨基水杨酸钠、异烟肼、盐酸乙胺丁醇、吡嗪酰胺等。由于结核分枝杆菌易产生耐药性，所以结核病的治疗多为联合用药，既减少耐药性的产生，也可减少治疗时间。常用的三联疗法多为盐酸乙胺丁醇、利福平和异烟肼联用；四联疗法多为以上三种药品加吡嗪酰胺。

异烟肼 Isoniazid

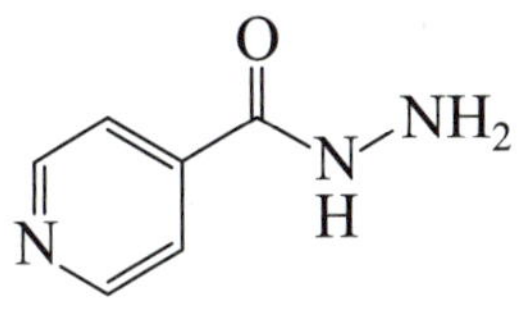

化学名为4–吡啶甲酰肼。

【性状】本品为无色结晶，白色或类白色的结晶性粉末；无臭；遇光渐变质。在水中易溶，在乙醇中微溶，在乙醚中极微溶解。

【化学性质】本品化学性质较不稳定，遇光容易氧化变质失效。其水溶液容易水解，进一步氧化失效。

1. 结构中含有酰肼基，其水溶液遇酸或碱均可水解产生异烟酸和游离肼（毒性大）。重金属、光照、温度等因素均可加速水解。所以本品宜制成片剂或注射用粉针剂。

2. 结构中含有肼基，具有较强还原性，光线可加快其氧化变色。在酸性条件下可与多种氧化剂反应，生成异烟酸，同时放出氮气。如水溶液与氨制硝酸银试液即可反应，发生气泡与黑色浑浊，并在试管壁上生成银镜。

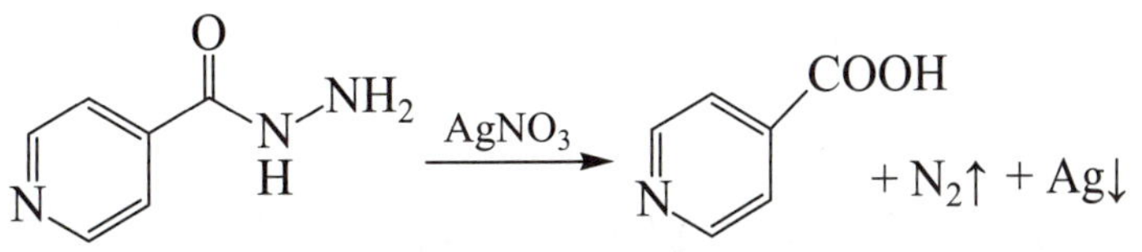

结构中的肼基为氨基衍生物，可与醛、酮缩合，脱去一分子水生成具有亚胺（>C=NH）结构的化合物。如与香草醛试液反应，缩合成黄色的异烟腙。

异烟肼　　　　　　　　　香草醛　　　　　　　　　　　异烟腙

3. 本品还可与铜、铁、锌等多种金属离子配位变色。所以，配制注射剂时，应避免与金属器皿接触。异烟肼口服后迅速被吸收，食物和各种抗酸药物，特别是含铝抗酸药可延缓并减少异烟肼口服后的吸收，故异烟肼宜空腹食用。应避免与抗酸药同时服用，或在口服抗酸药前至少1小时服用异烟肼。

【用途】本品适用于各型各期肺结核和肺外各种结核病，是防治结核病的一线药。异烟肼常与其他抗结核病药联合，适用于各型结核病的治疗，包括结核性脑膜炎以及其他分枝杆菌感染。异烟肼与利福平合用时可增加肝毒性的危险性，尤其是已有肝功能损害者或为异烟肼快乙酰化者，因此在疗程的头3个月应密切随访有无肝毒性征象出现。

【贮藏】遮光，严封保存。

盐酸乙胺丁醇 Ethambutol Hydrochloride

化学名为 $[2R, 2[S-(R^*, R^*)]-R]-(+)2, 2'-(1, 2-乙二基二亚氨基)-双-1-$丁醇二盐酸盐。

【性状】本品为白色结晶性粉末；无臭或几乎无臭；略有引湿性。在水中极易溶解，在乙醇中略溶，在三氯甲烷中极微溶解，在乙醚中几乎不溶。

比旋度的测定是加水溶解并定量稀释制成每1ml中约含0.10g的溶液。在25℃时，依法测定，比旋度为+6.0°~+7.0°。

【化学性质】本品分子中有两个手性碳原子，因分子结构对称，只有三种光学异构体，为左旋体、右旋体及内消旋体。右旋体的活性较强，是左旋体的200~500倍，是消旋体的12倍，药用品为右旋体。

本品水溶液与硫酸铜试液及氢氧化钠试液反应，显深蓝色。可供鉴别。

本品还显氯化物的鉴别反应。

【用途】本品是抗结核一线口服药物，适用于与其他抗结核病药联合治疗结核分枝杆菌所致的肺结核，也可用于结核性脑膜炎及非结核性分枝杆菌感染的治疗。本品属于抑菌剂，主要作用于繁殖状态的结核分枝杆菌，对于静止状态的结核分枝杆菌几乎没有作用。单用时细菌可迅速产生耐药性，因此，本品通常需要与异烟肼、利福平类的杀菌剂进行联合的抗结核治疗，用于结核患者的强化期。本品与氢氧化铝合用能减少吸收。

【贮藏】遮光，密封保存。

🔗 知识链接

乙胺利福异烟片

本品为抗结核病药的复方制剂，含盐酸乙胺丁醇、利福平和异烟肼。适用于成人各类结核病复治痰菌涂片阳性的患者继续期治疗。如果使用本品初期强化治疗被中断，原因包括患者不愿服药或出现禁忌，继续治疗时，利福平、异烟肼、盐酸乙胺丁醇必须单独服用，因为利福平需要以较低的剂量再次服用。本品服用后，尿液、唾液、汗液等均可显橘红色。本品应密封，在凉暗干燥处保存。

▶ 课程思政

国家在定点医疗卫生机构对肺结核检查治疗的
部分项目实行免费政策

肺结核患者及时就医是预防肺结核的有效措施。诊断为肺结核后应立即服药、多药联用、不能中断、坚持治疗（初治患者6个月，复治患者8个月）。任何治疗的改变应通过医师决定。耐多药肺结核患者与普通肺结核患者相比，一是传染危害大，且传染期更长。二是治疗费用高，治疗时间长达2~3年之久，治疗费用大约是普通肺结核的100倍。耐多药肺结核的流行，不仅会给患者及其家庭带来沉重的精神和经济负担，而且会直接影响到社会稳定和经济的可持续发展。为减少肺结核病的传染及降低治疗费用，国家为初诊的肺结核可疑症状者免费提供1次痰涂片和普通胸部X线检查；为活动性肺结核患者免费提供国家统一方案的抗结核药物（不包括辅助的保肝药）、治疗期间的痰涂片检查和治疗结束时的1次普通胸部X线检查（初、复治患者各提供1次免费）。

启示

国家始终坚持以人民健康为中心，人民群众享有公平可及、系统连续的预防、治疗、康复等防治服务。以上政策可减少患者因经济原因不予检查或终止治疗，减轻患者负担。

第四节 抗真菌药

临床上将致病真菌分为浅部真菌和深部真菌。浅部真菌（癣菌）感染较常见，发病率高，但危险性小，仅侵犯皮肤、毛发和指（趾）甲。皮肤癣菌病根据不同的发病部位可以分为足癣、手癣、体癣、股癣、甲癣以及头癣等各类癣病，在世界范围内广泛发生，是最常见的真菌性疾病。深部真菌感染主要侵犯内脏器官及深部组织，甚至可引起全身播散性感染。深部真菌感染病程发展快、预后差、危害大，常可危及生命。滥用抗生素和糖皮质激素均可增加被真菌感染的概率。抗真菌药物按照来源分为抗生素类抗真菌药及合成类抗真菌药。

一、抗生素类抗真菌药

抗生素类抗真菌药按照结构可分为多烯类和非多烯类。多烯类抗真菌药的结构特点是含有4~7个共轭双键，性质不稳定，遇光、热和氧气等可被迅速氧化破坏。该类药物主要对抗深部真菌感染，如制霉菌素、两性霉素B等。制霉菌素是第一个应用于临床的多烯类抗真菌药物，结构中含有4个共轭双键，毒性较大且对全身真菌感染无治疗作用，通常适用于局部外用，如软膏剂、泡腾片等，可有效对抗多种真菌。制霉菌素口服基本不会吸收，几乎全部服药量自粪便排出，可以口服治疗口腔和消化系统感染。两性霉素B是第一个用于临床的全身性治疗抗真菌药，也是用于治疗各种危重真菌感染的首选药物，但毒性也较大，特别是肾毒性和肝毒性，几乎所有患者在疗程中均可出现不同程度的肾功能损害。

非多烯类抗真菌药主要用于治疗浅表真菌感染，如灰黄霉素、西卡宁等。灰黄霉素可用于治疗各种癣病，包括头癣、体癣、股癣、足癣等。对头癣疗效最好，对甲癣疗效较差。本品不易透过表皮角质层，所以外用无效。本品不宜用于轻症、局限的浅部真菌感染及局部用抗真菌药已可起效者，且对念珠菌属、芽生菌属、孢子丝菌属等感染及花斑癣无效。

两性霉素 B Amphotericin B

化学名为［1R-（1R*，3S*，5R*，6R*，9R*，11R*，15S*，16R*，17R*，18S*，19E，21E，23E，25E，27E，29E，31E，33R*，35S*，36R*，37S*）］-33-［（3-氨 基-3,6-二脱氧-β-D-吡喃甘露糖基）氧］-1,3,5,6,9,11,17,37-八羟基-15,16,18-三甲基-13-氧代-14,39-二氧双环［33.3.1］三十九烷-19,21,23,25,27,29,31-七烯-36-羧酸。

【性状】本品为黄色至橙黄色粉末，无臭或几乎无臭；有引湿性，在日光下易破坏失效。在二甲基亚砜中溶解，在N,N-二甲基甲酰胺中微溶，在甲醇中极微溶解，在水、无水乙醇或乙醚中不溶。

【化学性质】结构中含有一个大环内酯环，环上含有7个共轭双键，并以苷键连接了一个氨基糖。本品稳定性差，遇光、热、强酸或强碱均易被破坏失效。该药液在静脉滴注时应避光缓慢滴注。

【用途】本品用于敏感菌，如隐球菌、球孢子菌、芽生菌、念珠菌等所致的深部真菌感染且病情呈进行性发展者，如败血症、心内膜炎、脑膜炎、肺部感染、尿路感染等。本品对细菌、立克次体、病毒等无抗菌活性。

【贮藏】遮光，严封，冷藏。

二、合成抗真菌药

合成类抗真菌药根据化学结构不同，分为氮唑类和非氮唑类。氮唑类抗真菌药的分子结构中通常含有的氮唑环为咪唑环或三氮唑环，环上N-1位通常与含有芳香环的取代基相连接。咪唑类的有克霉唑、咪康唑、益康唑、酮康唑等。三氮唑类的有氟康唑、伊曲康唑、伏立康唑等。如咪康唑，可用于皮肤真菌、酵母菌及其他真菌引起的皮肤、指（趾）甲感染，也可用于口角炎、外耳炎等。该药除了对真菌感染有效，对革兰氏阳性菌也有抗菌作用，可治疗念珠菌性外阴阴道病和革兰氏阳性菌引起的双重感染。

非氮唑类药物中包含各种不同结构类型的化合物，如特比萘芬，为烯丙胺类，该药广谱、安全、毒性低，可以外用也可以口服；阿莫罗芬，为二甲吗啉类，该药不仅能根治皮肤真菌感染，且在涂抹指甲后溶液向指甲扩散，并保持长时间抗真菌活性。

克霉唑 Clotrimazole

化学名为1-［（2-氯苯基）二苯甲基］-1H-咪唑。

【性状】本品为白色至微黄色的结晶性粉末；无臭。在甲醇中易溶，在乙醇或丙酮中溶解，在水中几乎不溶。

【化学性质】本品对光、热不稳定，易被氧化、水解产生咪唑。结构中含有咪唑环，其硫酸溶液能与三硝基苯酚试液反应，生成淡黄色沉淀。本品加硫酸溶解后，可显橙黄色；加水稀释后，颜色消失；再加硫酸，复显橙黄色。以上性质均可供鉴别。

【用途】本品是第一个应用于临床的氮唑类抗真菌药，对浅表、深部多种真菌有抗菌作用，口服吸收不规则，且副作用较大，一般只外用于皮肤、黏膜等部位的感染。可用于体癣、股癣、手足癣、花斑癣以及念珠菌性甲沟炎和念珠菌性外阴阴道炎，也可用于鹅口疮、口角炎和其他口腔真菌病。本品剂型较多，有口腔药膜、阴道栓、乳膏、喷雾剂等。

【贮藏】遮光，密封，在阴凉处保存。

硝酸益康唑 Econazole Nitrate

化学名为（±）-1-［2,4-二氯-β-（4-氯苄氧基）苯乙基］咪唑硝酸盐。

【性状】本品为白色至微黄色的结晶或结晶性粉末；无臭。在甲醇中易溶，在水中极微溶解。

【化学性质】本品含有一个手性碳原子，药用品为消旋体。本品加硫酸与二苯胺试液，可显深蓝色。

【用途】本品可用于治疗皮肤、黏膜、腔道的真菌感染及念珠菌阴道炎，也可用于治疗体癣、股癣、足癣、花斑癣及湿疹、尿布疹、过敏性皮炎等。

【贮藏】密封保存。

氟康唑 Fluconazole

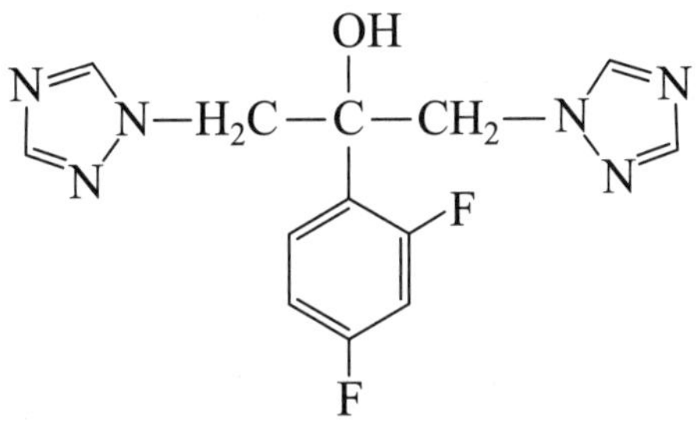

化学名为α-（2,4-二氟苯基）-α-（1H-1,2,4-三唑-1-基甲基）-1H-1,2,4-三唑-1-基乙醇。

【性状】本品为白色或类白色结晶或结晶性粉末；无臭或微带特异臭。在甲醇中易溶，在乙醇中溶解，在二氯甲烷、水或醋酸中微溶，在乙醚中不溶。

【化学性质】本品是以三氮唑环替换咪唑环后得到的新型抗真菌药。结构中含有多个氟原子，脂溶性较大，可透过血脑屏障进入脑脊液。

【用途】本品主要用于适应证中病情较重的患者。可用于治疗全身性念珠菌感染（包括播散性念珠菌病）及黏膜念珠菌病，如腹膜、心内膜、泌尿道、口咽部、食管、外阴的念珠菌感染；脑膜炎以外的新型隐球菌病；球孢子菌病。因可进入脑脊液，适用于各种真菌性脑膜炎和泌尿道感染。口服吸收较好，分布广。不良反应较轻，主要为胃肠道反应，表现为恶心、呕吐、腹痛或腹泻等。

【贮藏】密封，在干燥处保存。

第五节　抗病毒药

新型冠状病毒肺炎

世界卫生组织在2020年2月11日，将在2019年引发大规模不明原因肺炎的新型冠状病毒命名为"COVID-19"，其中"Co"代表"冠状"，"Vi"为"病毒"，"D"为"疾病"。冠状病毒在电子显微镜下可以看到其外围有冠状凸起，SARS病毒和MERS病毒就是其中的两种。新型冠状病毒是以前从未在人体中发现的冠状病毒新毒株。

新型冠状病毒肺炎（简称"新冠肺炎"）在临床上具有高传染性和高隐蔽性。新冠肺炎传播途径主要为直接传播、气溶胶传播和接触传播。直接传播是指患者喷嚏、咳嗽、说话的飞沫、呼出的气体近距离直接吸入导致的感染；气溶胶传播是指飞沫混合在空气中，形成气溶胶，吸入后导致感染；接触传播是指飞沫沉积在物品表面，接触污染手后，再接触口腔、鼻腔、眼睛等黏膜，导致感染。新冠肺炎临床上以发热、干咳、乏力等为主要表现，少数患者伴有鼻塞、流涕、腹泻等上呼吸道和消化道症状。通过核酸检测以及胸部CT检测可以进行诊断。临床上要早隔离、早诊断、早治疗。防范新冠感染，除了接种疫苗，还要戴口罩、少聚集、多通风、勤洗手。

病毒是一种个体微小，结构简单，只含一种核酸（DNA或RNA），必须寄生在宿主活细胞内并以复制方式增殖的非细胞型微生物。抗病毒药物要求能选择性作用于病毒而不影响宿主细胞，研制比较困难，发展比较缓慢，种类比较少。许多病毒性疾病尚缺乏有效的治疗药物，而以预防为主。抗生素对病毒感染无效。常见病毒感染有呼吸道病毒感染（包括普通感冒、流行性感冒以及在幼儿中的支气管炎），还有麻疹、水痘、流行性腮腺炎、脊髓灰质病、病毒性乙肝、狂犬病、艾滋病、疱疹病毒感染等引起的各种疾病。

按化学结构可将抗病毒药物分为三环胺类、核苷类、非核苷类和其他类。

一、三环胺类

三环胺类为对称的三环癸烷，具有下列基本母核：

R 基团	结构	药物名称
R=	—NH_2	金刚烷胺
R=	$\overset{NH_2}{\underset{CH_3}{}}$	金刚乙胺

金刚烷胺是较早应用于抑制流感病毒的抗病毒药，特别是能有效预防和治疗亚洲流感病毒 A2 型毒株的感染。另外，还能用于治疗帕金森病，适用于原发性帕金森病、脑炎后的帕金森综合征、药物诱发的锥体外系反应、一氧化碳中毒后帕金森综合征及老年人合并有脑动脉硬化的帕金森综合征。金刚乙胺对 A 性流感病毒的作用强于金刚烷胺，且中枢副作用较小。但金刚烷胺和金刚乙胺对禽流感病毒的疗效不如奥司他韦。

盐酸金刚乙胺 Rimantadine Hydrochloride

化学名为 α-甲基三环［3.3.1.13,7］癸烷-1-甲胺盐酸盐。

【性状】本品为白色结晶性粉末；无臭。在甲醇中易溶，在水或乙醇中溶解。

【化学性质】本品加氢氧化钠试液，振摇成油珠状后，加三氯甲烷提取。取三氯甲烷层加2% 2,4-二硝基氯苯三氯甲烷溶液，10分钟内可显黄色。

【用途】本品可抑制流感病毒株的复制，是预防流感和进行流感早期治疗的优势药物。适用于预防和治疗 A 型流感病毒感染。

【贮藏】密封保存。

二、核苷类

核苷类是抗病毒药中数量最多、发展最快的一类药物，如碘苷、阿糖胞苷、利巴韦林、齐多夫定、阿昔洛韦等。核苷包括碱基（嘧啶碱或嘌呤碱）和糖（D-核糖或D-Z-脱氧核糖）两部分结构，核苷能参与DNA或RNA的合成。核苷类抗病毒药是基于代谢拮抗原理设计的，该类药在结构上与天然核苷相似，能抑制病毒或宿主细胞DNA或RNA聚合酶活性，阻止DNA或RNA的合成，从而杀灭病毒。第一个在临床上使用的核苷类抗病毒药物是碘苷，其化学结构和胸腺嘧啶脱氧核苷相似。阿糖胞苷则是胞嘧啶核糖核苷（简称胞苷）的结构类似物，对眼带状疱疹和单纯疱疹病毒性角膜炎的效果较好。此外，还能作为抗肿瘤药，治疗成人或儿童急性粒细胞性白血病。

利巴韦林为目前临床广泛应用的人工合成广谱抗病毒药。齐夫多定化学结构与脱氧胸苷相似，可用于治疗艾滋病和与艾滋病有关的疾病。阿昔洛韦是第一个上市的开环核苷类抗病毒药（结构中核糖部分断开），为广谱抗病毒药物，对疱疹病毒有高度的选择性，为抗疱疹病毒的首选药物。此外，还能用于治疗乙型肝炎，但阿昔洛韦水溶性差、口服吸收较少，可产生耐药性。

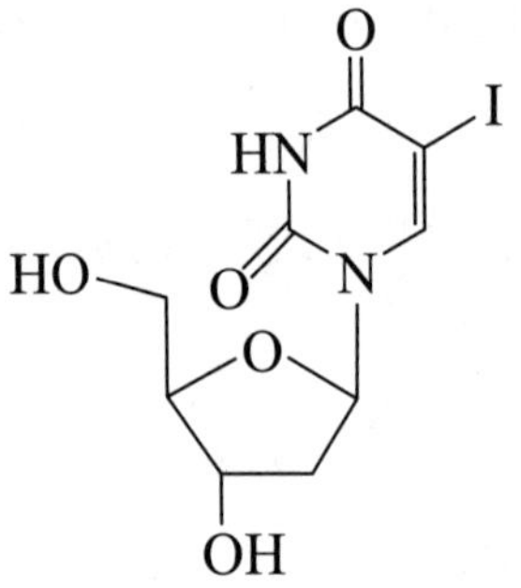

碘苷 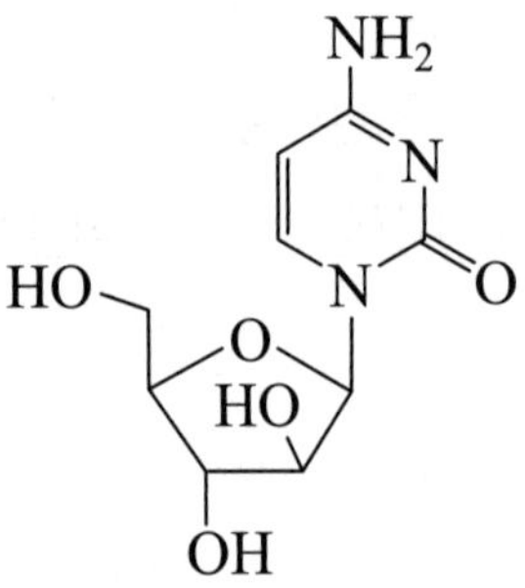　　　　　　　　　　阿糖胞苷

利巴韦林 Ribavirin

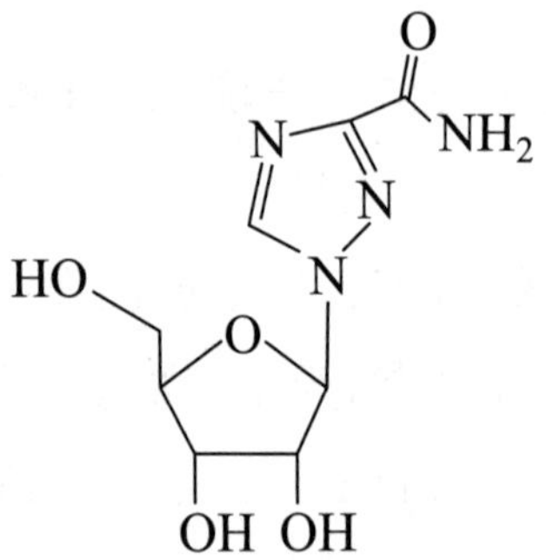

化学名为1-β-D-呋喃核糖基-1H-1, 2, 4-三氮唑-3-羧酰胺。

【性状】本品为白色或类白色结晶性粉末，无臭。在水中易溶，在乙醇中微溶，在乙醚或二氯甲烷中不溶。

【化学性质】本品是1, 2, 4-三氮唑碱基和D-核糖所形成的核苷。本品水溶液加氢氧化钠试液，加热至沸，即发生氨臭，能使湿润的红色石蕊试纸变蓝色。

【用途】本品适用于呼吸道合胞病毒引起的病毒性肺炎与支气管炎，皮肤疱疹病毒感染，也可用于流行性感冒的预防和治疗。本品与齐夫多定同时服用有拮抗作用。

本品有多种剂型，包括口服溶液、分散片、泡腾片、含片、胶囊剂、颗粒剂、注射剂、滴鼻液、滴眼液等。

【贮藏】遮光，密封保存。

阿昔洛韦 Aciclovir

化学名为9-（2-羟乙氧甲基）鸟嘌呤。

【性状】本品为白色结晶性粉末；无臭。在冰醋酸或热水中略溶，在乙醚或二氯甲烷中几乎不溶；在氢氧化钠试液中易溶。

【化学性质】本品为开环核苷类抗病毒药，是鸟嘌呤核苷类似物。结构中只有鸟嘌呤碱基部分，核糖部分则断开。结构中1位氮上的氢受邻位羰基的影响，可电离显酸性，能与氢氧化钠制成钠盐，易溶于水，供注射用。

【用途】本品为第一个上市的开环核苷类广谱抗病毒药物，是抗疱疹病毒的首选药物。临床广泛用于治疗疱疹性角膜炎，生殖器疱疹、全身性带状疱疹和疱疹性脑炎及病毒性乙型肝炎，也可用于水痘的治疗。本品与齐夫多定合用可引起肾毒性，表现为深度昏睡和疲劳。

【贮藏】遮光，密封保存。

▶ 课程思政 ....

中国1类新药盐酸可洛派韦胶囊批准上市

临床上对丙肝的治疗以抗病毒为主，早期的治疗方案是利巴韦林加长效干扰素，治愈率为60%~70%。这种治疗方案的副作用较大，如脱发、溶血性贫血、血红蛋白减低等。

2020年2月12日，国家药品监督管理局批准北京凯因格领生物技术有限公司1类创新药盐酸可洛派韦胶囊上市。该药与索磷布韦联用，可治疗初治或干扰素经治的基因1、2、3、6型成人慢性丙型肝炎病毒（hepatitis C virus，HCV）感染，可合并或不合并代偿性肝硬化。该药纳入2020《国家基本医疗保险、工伤保险和生育保险药品目录》（协议期内谈判药品），谈判企业负责向购买盐酸可洛派韦胶囊的患者免费提供同疗程的索磷布韦片。

启示

盐酸可洛派韦胶囊是我国具有自主知识产权的广谱、直接抗丙肝病毒创新药物，该药获准上市有助于增加国内抗丙肝病毒药物可及性，满足临床用药需求。纳入国家医保，不仅更好地满足了患者对新上市药品的需求，减轻患者负担，也体现了国家支持新药的导向。

第六节 其他类抗感染药

本节主要介绍硝基咪唑类和异喹啉类抗菌药。

一、硝基咪唑类

硝基咪唑类主要有甲硝唑、奥硝唑、替硝唑等，都具有硝基咪唑环的基本母核。替硝唑是甲硝唑的乙磺酰基衍生物。

甲硝唑主要用于治疗或预防敏感厌氧菌引起的系统或局部感染，如腹腔、消化道、女性生殖系统、下呼吸道等部位感染。厌氧菌是一类在无氧条件下比在有氧环境中生长好的细菌。厌氧菌广泛存在于人体皮肤和腔道的深部黏膜表面，在组织缺血、坏死，或者需氧菌感染的情况下，导致局部组织的氧浓度降低，才发生厌氧菌感染。它能引起人体不同部位的感染，包括阑尾炎、胆囊炎、中耳炎、鼻窦炎、口腔感染、心内膜炎、子宫内膜炎、脑脓肿、肝脓肿、盆腔炎等。口腔部位腔隙较多，有利于厌氧菌的生长；胃肠道组织，几乎处在半封闭状态，氧气供应不足；盆腔、直肠、阴道等环境相对封闭、无氧，厌氧菌容易繁殖，所以厌氧菌感染的常见部位为口腔、腹腔、肠道及盆腔等，当这些部位发生感染性疾病时，治疗上一般会使用抗厌氧菌类药物。甲硝唑有强大的杀灭阴道毛滴虫的作用，广泛用于治疗阴道滴虫病。抗厌氧菌类药物主要为硝基咪唑类，包括甲硝唑和替硝唑等。甲硝唑还能用于治疗肠道和肠外阿米巴病（如阿米巴肝脓肿、胸膜阿米巴病等）；治疗小袋虫病和皮肤利什曼病、麦地那龙线虫感染等。

甲硝唑 Metronidazole

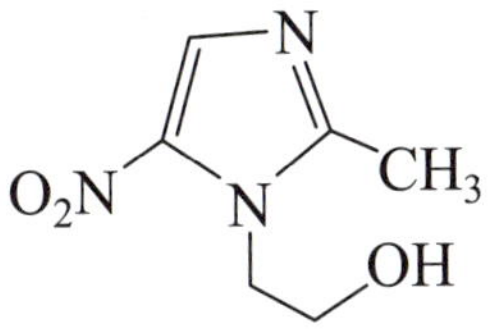

化学名为2-甲基-5-硝基咪唑-1-乙醇。

【性状】本品为白色至微黄色的结晶或结晶性粉末；有微臭。在乙醇中略溶，在水中微溶，在乙醚中极微溶解。

【化学性质】本品加氢氧化钠试液，微温，即显紫红色溶液；滴加稀盐酸使成酸性即变成黄色，再滴加过量氢氧化钠试液则变成橙红色。

本品具有咪唑含氮杂环，显碱性，加硫酸溶液溶解后，加三硝基苯酚试液，放置后即生成黄色沉淀。分子中的硝基，经锌与盐酸还原成氨基后，可发生重氮化-偶合反应。

【用途】本品为抗厌氧菌药、抗滴虫药。甲硝唑最早用于治疗肠道和肠外阿米巴病（如阿米巴肝脓肿、胸膜阿米巴病等）；还可用于治疗阴道滴虫病、小袋虫病和皮肤利什曼病、麦地那龙线虫感染等；目前还广泛用于厌氧菌感染的治疗。

【贮藏】遮光，密封保存。

替硝唑 Tinidazole

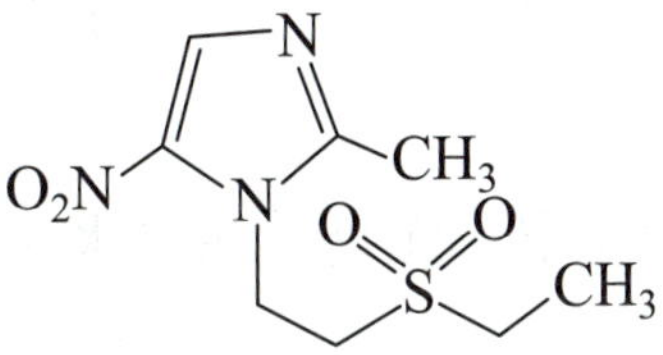

化学名为2-甲基-1-［2-（乙基磺酰基）乙基］-5-硝基-1H咪唑。

【性状】本品为白色至淡黄色结晶或结晶性粉末。在丙酮中溶解，在水或乙醇中微溶。

【化学性质】本品咪唑环侧链有磺酰基，小火加热熔融后发生有刺激性的二氧化硫气体，能使硝酸亚汞试液润湿的滤纸变成黑色。

本品具有咪唑含氮杂环，显碱性，加硫酸溶液溶解后，加三硝基苯酚试液，放置后即生成黄色沉淀。

【用途】本品为抗厌氧菌、抗滴虫药。适用于治疗各种厌氧菌感染，如败血症、呼吸道感染、腹腔盆腔感染、肺炎、蜂窝织炎、牙周感染及术后伤口感染等；亦可与氨基糖苷类等抗生素联合用于预防外科结肠、直肠手术、口腔外科及妇产科等的术后感染。对阴道滴虫有良好活性。对原虫疾病的预防和治疗优于甲硝唑。也可作为甲硝唑的替代药用于幽门螺杆菌所致的胃窦炎及消化性溃疡的治疗。

【贮藏】遮光，密封保存。

二、异喹啉类

异喹啉类主要代表药物是小檗碱，又称黄连素，是从中药黄连、黄柏和三颗针等植物中提取分离的一种季铵生物碱，也可人工合成，是黄连抗菌的主要有效成分，具有抗菌活性强、毒性较小的特点。

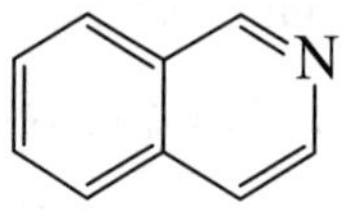

异喹啉环

盐酸小檗碱 Berberine Hydrochloride

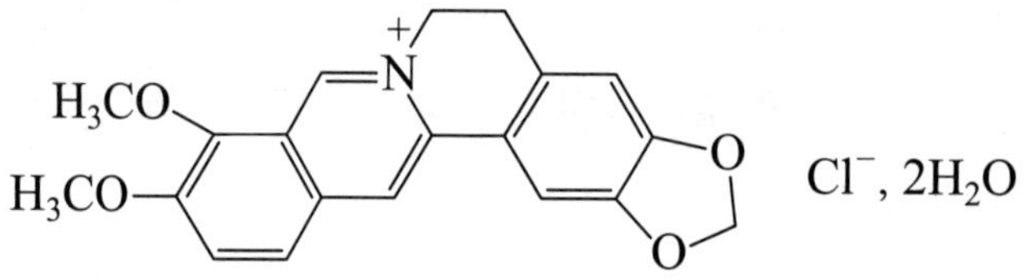

化学名为5,6-二氢-9,10-二甲氧苯并［g］-1,3-苯并二氧戊环［5,6-α］喹嗪盐酸盐二水合物。

【性状】本品为黄色结晶性粉末；无臭。在热水中溶解，在水或乙醇中微溶，在乙醚中不溶。

【化学性质】小檗碱为季铵生物碱，碱性较强，能与盐酸成盐，但其盐类在水中的溶解度都比较小，例如盐酸盐为1∶500，硫酸盐为1∶30。小檗碱用不同的碱处理，可得到季铵式、醛式和醇式等三种不同形式的小檗碱，其中以季铵式最稳定。小檗碱一般以季铵型生物碱的状态存在，溶液为红棕色。但在其水溶液中加入过量强碱，季铵型小檗碱则部分转变为醛式或醇式，其溶液也转变成棕色或黄色。

鉴别反应如下：本品加水缓缓加热溶解后，加氢氧化钠试液数滴，放冷（必要时滤过），加丙酮8滴，即发生浑浊。另外，本品稀盐酸溶液加漂白粉少量，即显樱红色。

【用途】本品主要用于治疗胃肠炎、细菌性痢疾等肠道感染。对眼结膜炎、化脓性中耳炎等也有效。本品对细菌只有微弱的抑菌作用，但对痢疾杆菌、大肠杆菌引起的肠道感染有良好的疗效。

【贮藏】密封保存。

章末小结

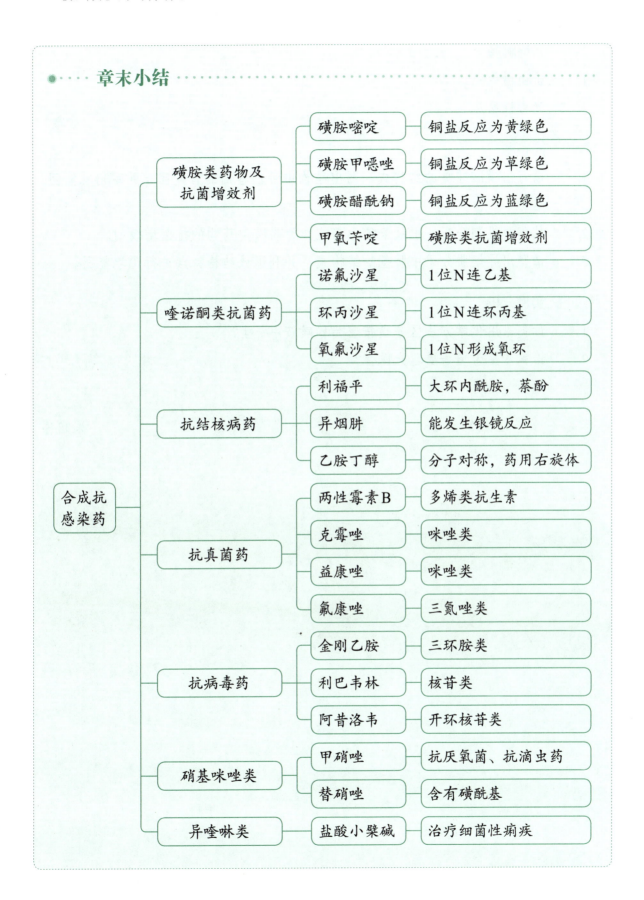

	磺胺嘧啶	铜盐反应为黄绿色
磺胺类药物及	磺胺甲噁唑	铜盐反应为草绿色
抗菌增效剂	磺胺醋酰钠	铜盐反应为蓝绿色
	甲氧苄啶	磺胺类抗菌增效剂
	诺氟沙星	1位N连乙基
喹诺酮类抗菌药	环丙沙星	1位N连环丙基
	氧氟沙星	1位N形成氧环
	利福平	大环内酰胺，萘酚
抗结核病药	异烟肼	能发生银镜反应
	乙胺丁醇	分子对称，药用右旋体
	两性霉素B	多烯类抗生素
	克霉唑	咪唑类
抗真菌药	益康唑	咪唑类
	氟康唑	三氮唑类
	金刚乙胺	三环胺类
抗病毒药	利巴韦林	核苷类
	阿昔洛韦	开环核苷类
硝基咪唑类	甲硝唑	抗厌氧菌、抗滴虫药
	替硝唑	含有磺酰基
异喹啉类	盐酸小檗碱	治疗细菌性痢疾

合成抗感染药

一、 名词解释

1. 抗菌增效剂

2. 光毒性反应

二、 简答题

1. 请写出磺胺嘧啶的结构式，圈出结构中可供鉴别的官能团，并写出官能团名称。

2. 从作用机制分析，甲氧苄啶为何能作为磺胺类药物的抗菌增效剂。

3. 请写出异烟肼分子中肼基的结构式，并利用该结构特点进行化学鉴别。

三、 实例分析

1. 如何采用化学方法区分磺胺嘧啶和磺胺甲噁唑？

2. 诺氟沙星为何需要遮光保存？

（朱昭玲）

第十一章

抗肿瘤药

学习目标

- **掌握** 盐酸氮芥、环磷酰胺、塞替派、卡莫司汀、白消安、氟尿嘧啶、巯嘌呤、甲氨蝶呤的化学性质和贮藏。
- **熟悉** 紫杉醇、多柔比星、顺铂、甲磺酸伊马替尼、吉非替尼的化学性质和贮藏。
- **了解** 抗肿瘤药物的分类及作用原理。
- 学会应用该类药物的理化性质解决药物的调剂、贮藏保管及临床使用等实际问题。

情境导入

情境描述：

　　患者李某，胃癌，住院手术后用5-氟尿嘧啶等抗肿瘤药物化疗。化疗后患者出现食欲不振、恶心、呕吐和腹泻等胃肠道反应，还出现了红细胞、白细胞、血小板减少等骨髓抑制的严重不良反应。为什么使用抗肿瘤药物后会出现这么多的不良反应？小红学习过这方面的知识，给患者做了详细的解释，患者十分满意。

学前导语：

　　本章将带领大家学习抗肿瘤药的药物化学基本知识和药理学相关知识，掌握该类药物的基本使用技能。

肿瘤是直接危及人类生命健康的一种疾病，是一种常见疾病和多发疾病。按其生长的特性和对人体的危害程度可分为两大类：良性肿瘤（innocent tumour）和恶性肿瘤（malignant tumour）。

恶性肿瘤又称为癌症，是严重威胁人类生命健康的疾病之一。目前治疗恶性肿瘤的方法主要有手术治疗、化学治疗和放射治疗、靶向治疗、免疫治疗和中医中药治疗等。抗肿瘤药物（antineoplastic agents）是指用于治疗恶性肿瘤的药物，又称抗癌药。按照作用机制，抗肿瘤药物可以分为：①干扰DNA合成的药物，如氟尿嘧啶；②直接作用于DNA的药物，如环磷酰胺；③作用于RNA合成的药物，如放线菌素D；④干扰微管蛋白质合成的药物，如紫杉醇；⑤基于肿瘤信号转导分子为靶点的药物，如喜树碱等。按照作用原理和来源，抗肿瘤药物又可以分为：①烷化剂类抗肿瘤药；②抗代谢类抗肿瘤药；③天然产物类抗肿瘤药；④其他类抗肿瘤药等。

抗肿瘤药物的研究开发从传统的细胞毒性药物转向针对肿瘤发生与发展过程中的多环节、多靶点的新型抗肿瘤药物。中国抗肿瘤药物的研究工作近年来发展很快，研究内容主要涉及天然抗肿瘤活性物质的开发、寻找新的药物作用靶点、运用新技术及新方法深入探讨抗肿瘤药物的分子作用机制等。

知识链接

抗肿瘤药物的不良反应

抗肿瘤药物种类很多，多数在抑制或杀伤肿瘤细胞的同时，会对机体的某些正常细胞、组织和器官造成损害。抗肿瘤药物的不良反应主要有以下几个方面：①消化系统，如恶心、呕吐、黏膜炎、腹泻和便秘等；②造血系统，如白细胞、血小板减少等；③呼吸系统，如间质性肺炎、肺水肿、肺纤维化、急性呼吸衰竭等；④泌尿系统，如肾实质损伤和泌尿道刺激反应等；⑤神经系统，如肢体麻木和感觉异常、可逆性末梢神经炎、短暂性语言障碍、意识混乱、耳鸣、耳聋等；⑥肝脏毒性，如肝细胞功能障碍、静脉阻塞性肝病和慢性肝纤维化等；⑦心脏毒性，如窦性心动过速、心律失常、呼吸困难、心脏扩大等；⑧其他，如皮疹、脱发、栓塞性静脉炎等。

"抗癌"当自强

　　2018年4月12日，国务院会议决定，从2018年5月1日起，将包括抗癌药在内的所有普通药品、具有抗癌作用的生物碱类药品及有实际进口的中成药进口关税降至零，使我国实际进口的全部抗癌药实现零关税。进口抗癌药虽然免税，但是它本身的进口价格还是很高，国内一些家庭很难负担，最好的办法就是自己能生产抗癌药，但是我国的抗癌新药自主研发能力还是欠佳。国产化疗药研发、上市的情况较好，但在靶向药、生物制药以及免疫疗法方面，与进口药仍有一定差距。

　　启发

　　培养学生树立创新理念，为国家、为社会贡献自己的力量。

第一节　烷化剂类抗肿瘤药

一、概述

　　生物烷化剂，也称为烷化剂，作为抗肿瘤药物应用较早，是非常重要的一类药物。这类药物在体内形成缺电子活泼中间体或其他具有活泼性亲电性基团的化合物，进而与DNA、RNA或某些酶中的富电子基团（如氨基、羟基、羧基及磷酸基等）发生共价结合，使其丧失活性或使DNA分子发生断裂，从而导致细胞死亡。生物烷化剂属于细胞毒类药物，由于其选择性差，使用过程中会产生许多严重的副反应，如恶心、呕吐、骨髓抑制、脱发等。

　　生物烷化剂按化学结构可分为氮芥类（盐酸氮芥）、乙撑亚胺类（塞替派）、亚硝基脲类（卡莫司汀）、甲磺酸酯类（白消安）等。

二、典型药物

（一）氮芥类

　　氮芥类是β-氯乙胺类化合物的总称。其结构可以分为烷化剂和载体两个部分，其中烷化剂部分是抗肿瘤活性的功能基，载体部分可以用来改善该类药物在体内的吸收、分布和稳定性等药代动力学性质，提高药物的选择性和抗肿瘤活性，同时降低药物的毒性。

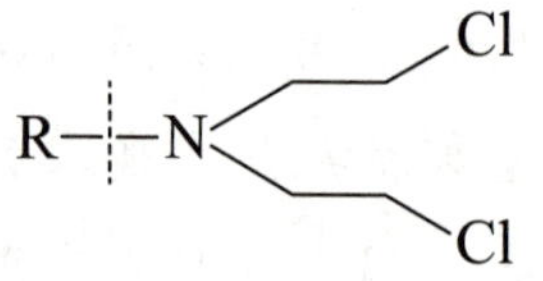

R—N（CH₂CH₂Cl）₂

载体部分　　烷化基团（氮芥基）

根据载体部分（R）的不同，氮芥类又分为脂肪氮芥、芳香氮芥、氨基酸氮芥、杂环氮芥和甾体氮芥等。

盐酸氮芥 Chlormethine Hydrochloride

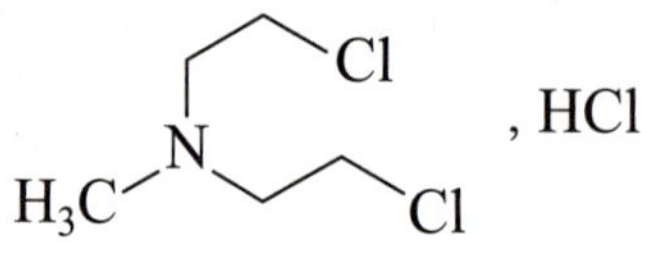

H₃C—N（CH₂CH₂Cl）₂ , HCl

化学名为 N-甲基-N-（2-氯乙基）-2-氯乙胺盐酸盐。

【性状】本品为白色结晶性粉末，有引湿性与腐蚀性。本品在水中极易溶解，在乙醇中易溶。熔点为108~110℃。

【化学性质】本品为脂肪氮芥类抗肿瘤药，在碱性溶液中很不稳定，易水解生成醇和氯化物而失效，故其注射液pH应控制在3.0~5.0，且忌与碱性药物配伍。本品加硫代硫酸钠滴定液与碳酸氢钠，小心加热，放冷，加稀盐酸使成酸性后，再加碘滴定液1滴，黄色不消失。本品显氯化物的鉴别反应。

【用途】本品是最早用于抗肿瘤的氮芥类烷化剂，主要用于治疗淋巴肉瘤、何杰金氏病、慢性白血病、卵巢癌等。

【贮藏】遮光，密闭保存。

🔗 知识链接

氮芥类药物的起源

氮芥类药物的发现源于芥子气。第一次世界大战期间芥子气作为毒气使用，实际上该物质就是一种烷化剂型毒剂。后来发现芥子气对淋巴瘤有治疗作用，但由于对人的毒性太大，不可能作为药物使用，但是这个发现促使人们在此基础上开发出氮芥类抗肿瘤药物。

环磷酰胺 Cyclophosphamide

$$\text{(结构式)} \quad , H_2O$$

化学名为P-［N, N-双（β-氯乙基）］-1-氧-3-氮-2-磷杂环己烷-P-氧化物一水合物。

【性状】本品为白色结晶或结晶性粉末；失去结晶水即液化为油状液体。在乙醇中易溶，在水或丙酮中溶解。熔点为48.5~52℃。

【化学性质】本品为杂环氮芥类抗肿瘤药，其水溶液显弱酸性，性质不稳定，磷酰胺基易发生水解而失去作用，故应在溶解后短期内使用。本品应制成粉针剂应用。

$$\text{(反应式)} \xrightarrow{H_2O} \text{(产物)}$$

本品与无水碳酸钠混合，加热熔融后，放冷，加水使溶解，滤过，滤液加硝酸酸化后，显氯化物与磷酸盐的鉴别反应。

【代谢】环磷酰胺属于前药，在体外无抗肿瘤作用，进入体内后先在肝脏中经微粒体功能氧化酶转化成醛基磷酰胺，而醛酰胺不稳定，在肿瘤细胞内分解成酰胺氮芥及丙烯醛，酰胺氮芥对肿瘤细胞有细胞毒作用发挥抗肿瘤作用。

【用途】本品抗癌谱广，对肿瘤细胞具有高度的选择性，毒性比其他氮芥小，临床主要用于恶性淋巴急性淋巴细胞白血病、多发性骨髓瘤、肺癌和神经细胞瘤等治疗。

【贮藏】遮光，密封保存。

⊘ 课堂活动

同学们知道什么是前药吗？环磷酰胺是一个前药吗？其有什么特点？

（二）乙撑亚胺类

在研究氮芥类药物的构效关系中发现，氮芥类药物尤其是脂肪氮芥类在体外多无抗肿瘤作用，必须在体内经酶活化转变为亚乙基亚胺活性中间体而发挥烷基化作用，因此合成了一系列乙撑亚胺类药物。用于临床的主要有塞替派。

塞替派 Thiotepa

化学名为1, 1′, 1″-硫次膦基三氮丙啶。

【性状】本品为白色鳞片状结晶或结晶性粉末；无臭或几乎无臭。在水、乙醇或三氯甲烷中易溶，在石油醚中略溶。熔点为52~57℃。

【化学性质】本品为乙撑亚胺类抗肿瘤药，也可称为乙烯亚胺类抗肿瘤药，其性质不稳定，在酸性环境中乙烯亚胺环破裂生成聚合物而失效。

本品水溶液加硝酸及高锰酸钾试液，结构中的二价硫可被氧化为硫酸盐，显硫酸盐的鉴别反应。

本品水溶液与硝酸共热后，分解产生磷酸盐，加入钼酸铵试液产生淡黄色沉淀，放置后变成蓝绿色。

【用途】本品临床上主要用于卵巢癌、乳腺癌、膀胱癌和消化道癌的治疗，是膀胱癌的首选治疗药物。可直接注射入膀胱，效果较好。

【贮藏】遮光，密封，在冷处保存。

🔗 **知识链接** ·

前体药物塞替派

塞替派进入人体后，在肝脏代谢，被肝脏P450酶系代谢生成替派而发挥作用，因此，塞替派可认为是替派的前药。

（三）甲磺酸酯类

甲磺酸酯类是非氮芥类烷化剂，其代表药是白消安，为双功能基烷化剂。临床主要用于治疗慢性粒细胞白血病。

白消安 Busulfan

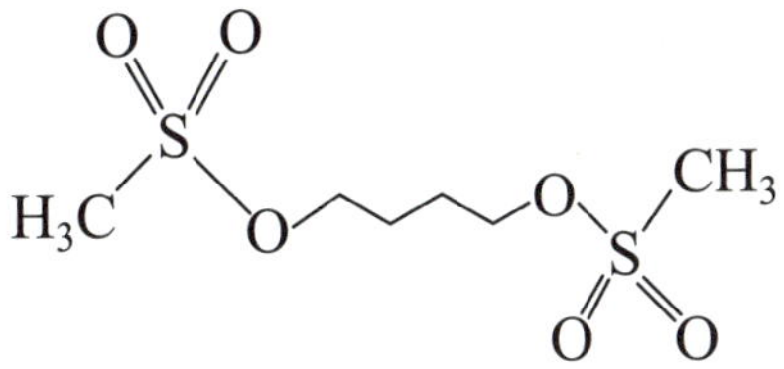

化学名为1,4-丁二醇二甲磺酸酯。

【性状】本品为白色结晶性粉末；几乎无臭。在水或乙醇中微溶，在丙酮中溶解。熔点为114~118℃。

【化学性质】本品为磺酸酯类抗肿瘤药，结构中的磺酸酯键在氢氧化钠条件下水解生成丁二醇，再脱水生成四氢呋喃。

【用途】主要用于治疗慢性粒细胞白血病的慢性期，也可用于真性红细胞增多症、骨髓纤维化等。

【贮藏】遮光，密闭保存。

（四）亚硝基脲类

亚硝基脲类具有β-氯乙基亚硝基脲结构，N-亚硝基的存在使该氮原子与邻近羰基之间的键变得不稳定，在生理pH下易发生分解，生成亲电性基团，与DNA发生烷基化，而起治疗作用。

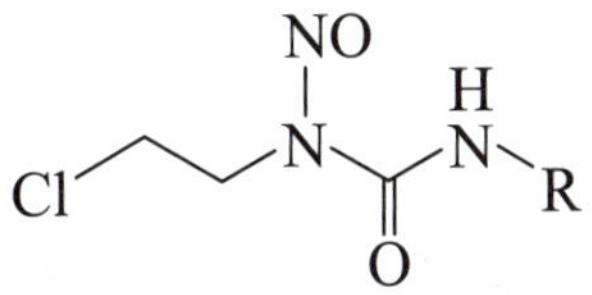

❓ **课堂活动** ──────────

亚硝基脲类与DNA发生烷基化作用的亲电性基团结构你知道吗？

────────────────────────

由于亚硝基脲类药物的结构中含有β-氯乙基，在生理pH下不解离，具有较强的脂溶性，易透过血脑脊液屏障进入脑脊液中，因此适用于脑瘤、转移性脑瘤、中枢神经系统肿瘤和恶性淋巴瘤的治疗，主要副作用为迟发性骨髓抑制。用于临床的主要有卡莫司汀、洛莫司汀、司莫司汀等。

卡莫司汀 Carmustine

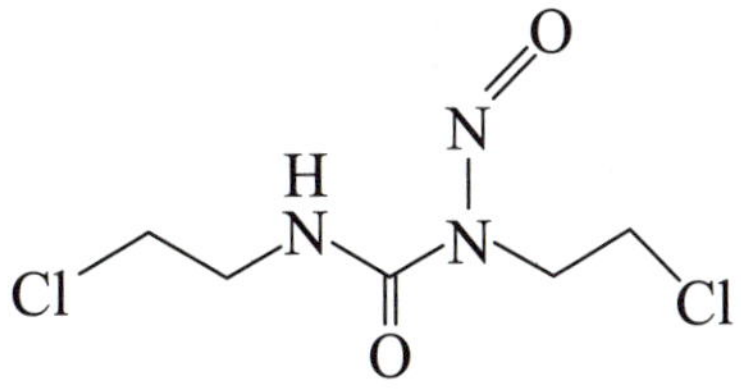

化学名为1，3-双（2-氯乙基）-1-亚硝基脲。

【性状】本品为无色或微黄或微黄绿色的结晶或结晶性粉末；无臭。在甲醇或乙醇中溶解，在水中不溶。熔点为30~32℃，熔融时同时分解。

【化学性质】本品为亚硝基脲类抗肿瘤药，结构中的亚硝基脲部分在碱性条件下不稳定，易分解。

【用途】本品脂溶性强，可进入脑脊液，常用于脑部原发肿瘤及继发肿瘤。

【贮藏】遮光，密闭，在5℃以下冷冻处保存。

📖 **考点**

生物烷化剂的化学结构。

第二节　抗代谢类抗肿瘤药

一、概述

抗代谢类抗肿瘤药物是干扰细胞正常代谢过程的一类化合物。它们通过干扰DNA合成中所需的嘌呤、嘧啶、叶酸及嘧啶核苷的合成和利用，从而抑制肿瘤细胞的生存和复制而导致肿瘤细胞死亡。常用的抗代谢药物有嘧啶类抗代谢物、嘌呤类抗代谢物、叶酸类抗代谢物等。

二、典型药物

（一）嘧啶类抗代谢物

嘧啶类抗代谢物主要有尿嘧啶和胞嘧啶衍生物。由于尿嘧啶渗入肿瘤组织的速度比其他嘧啶快，根据生物电子等排原理，用卤原子代替氢原子合成了一系列的卤代尿嘧啶衍生物，如氟尿嘧啶，其抗肿瘤活性最好，临床上可作为治疗实体肿瘤的首选药物，但此药物的毒性也相对较大。近年来，为了降低氟尿嘧啶的毒性，在此基础上合成了大量的衍生物，如替加氟、卡莫氟等。

氟尿嘧啶 Fluorouracil

化学名为5-氟-2,4（1*H*,3*H*）-嘧啶二酮，简称5-FU。

【性状】本品为白色或类白色的结晶或结晶性粉末。在水中略溶，在乙醇中微溶，在三氯甲烷中几乎不溶；在稀盐酸或氢氧化钠溶液中溶解。

【化学性质】本品结构中有双键，遇溴试液发生加成反应，溴的红色消失。

本品的水溶液加氢氧化钡试液生成紫红色沉淀。本品有机破坏后显氟化物的鉴别反应。

【用途】本品的抗瘤谱比较广，临床上用于治疗绒毛膜上皮癌、恶性葡萄胎和白血病疗效显著，也可用于治疗结肠癌、直肠癌、胃癌和乳腺癌、头颈部癌等，是治疗实体肿瘤的首选药物。

【贮藏】遮光，密封保存。

（二）嘌呤类抗代谢物

嘌呤类抗代谢物主要是鸟嘌呤和次黄嘌呤的衍生物。次黄嘌呤是腺嘌呤和鸟嘌呤合成的重要中间体，而腺嘌呤和鸟嘌呤是脱氧核糖核酸（DNA）和核糖核酸（RNA）的主要成分。最早应用于临床的药物是巯嘌呤，其结构与黄嘌呤相似，在体内经酶的作用转变为有活性的6-硫代次黄嘌呤核苷酸（硫代肌苷酸），干扰嘌呤类核苷酸的生物合成，影响DNA和RNA的合成，从而对肿瘤细胞产生细胞毒作用。

巯嘌呤 Mercaptopurine

化学名为6-嘌呤硫醇一水合物，简称6-MP。

【性状】本品为黄色结晶性粉末；无臭，味微甜。极微溶于水和乙醇，几乎不溶乙醚。可溶于碱液并慢慢分解失效。遇光易氧化变色。

【化学性质】本品结构中的巯基可与氨试液反应生成铵盐而溶解，再加硝酸银试液即产生白色银盐沉淀，此沉淀不溶于硝酸。

【用途】临床上主要用于治疗绒毛膜上皮癌、恶性葡萄胎和急性白血病。

【贮藏】遮光，密封保存。

（三）叶酸类抗代谢物

叶酸是核酸生物合成的代谢产物，也是红细胞发育的重要因子，临床上常用于抗贫血。当叶酸缺乏时，白细胞减少，因此叶酸拮抗剂能有效地缓解急性白血病。现已合成多种叶酸拮抗剂，如甲氨蝶呤，疗效较好，主要用于银屑病的治疗。甲氨蝶呤与二氢叶酸还原酶结合，使二氢叶酸还原为四氢叶酸受阻，从而影响辅酶F的生成，干扰胸腺嘧啶脱氧核酸和嘌呤核苷酸的合成，进而抑制DNA和RNA的合成，阻碍肿瘤细胞的生长。

甲氨蝶呤 Methotrexate

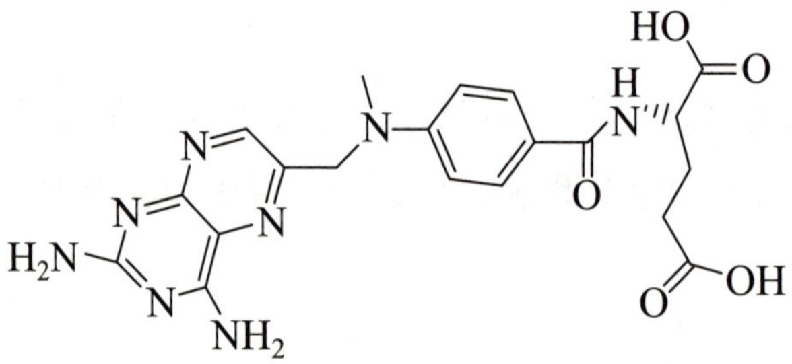

化学名为 L-（＋）-N-［4-［［（2,4-二氨基-6-蝶啶基）甲基］甲氨基］苯甲酰基］谷氨酸，简称MTX。

【性状】本品为橙黄色结晶性粉末，在水、乙醇、三氯甲烷或乙醚中几乎不溶；在稀碱溶液中易溶，在稀盐酸中溶解。

【化学性质】本品的酰胺键在强酸溶液中不稳定，可发生水解，生成谷氨酸和蝶呤酸而失去活性。

【用途】本品主要用于治疗绒毛膜上皮癌、恶性葡萄胎以及各类急性白血病等。

【贮藏】遮光，密封保存。

📖 考点

常用的抗代谢药物的分类。

第三节　天然产物类抗肿瘤药

一、概述

自20世纪60年代以来，我国的医药专家根据各民族运用天然抗肿瘤药物的经验，从民族医药中研究和开发出了一批疗效确切、价格合理的天然抗肿瘤药物，为肿瘤的防治作出了较大的贡献。以天然抗肿瘤活性成分为先导化合物，进行结构修饰得到一些半合成衍生物，筛选疗效更好、副作用低的抗肿瘤药物，在国内外已成为抗肿瘤药物研究的重要组成部分。本节主要介绍喜树碱类、长春碱类和紫杉烷类药物。

二、典型药物

（一）喜树碱类抗肿瘤药

喜树碱和羟喜树碱是从中国特有的植物喜树中分离得到的具有抗肿瘤活性的内酯生物碱。

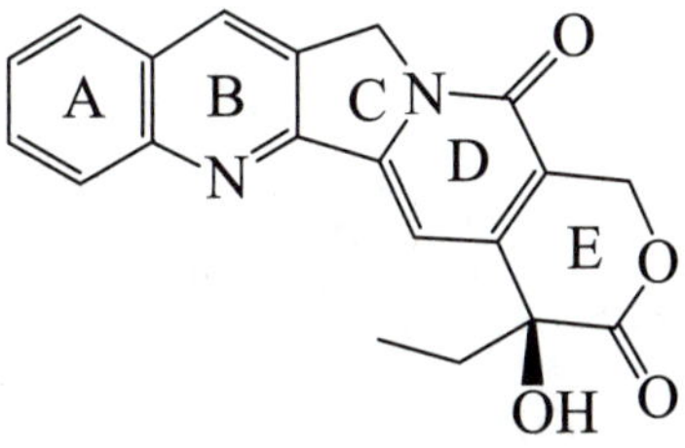

喜树碱

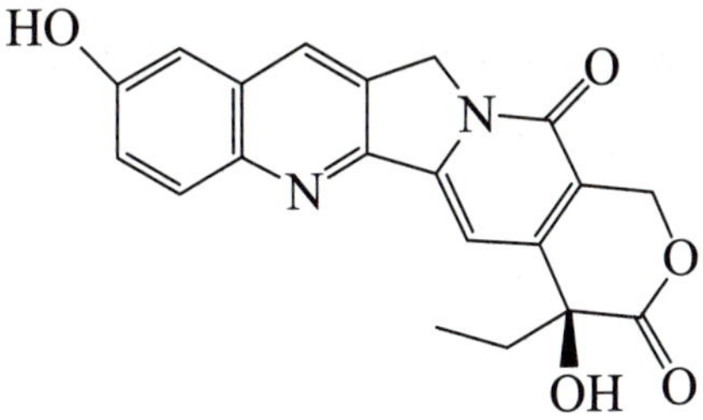

羟喜树碱

（二）长春碱类抗肿瘤药

长春碱和长春新碱是由夹竹桃科植物长春花中分离得到的具有抗肿瘤活性的生物碱，为干扰蛋白质合成的抗癌药物。

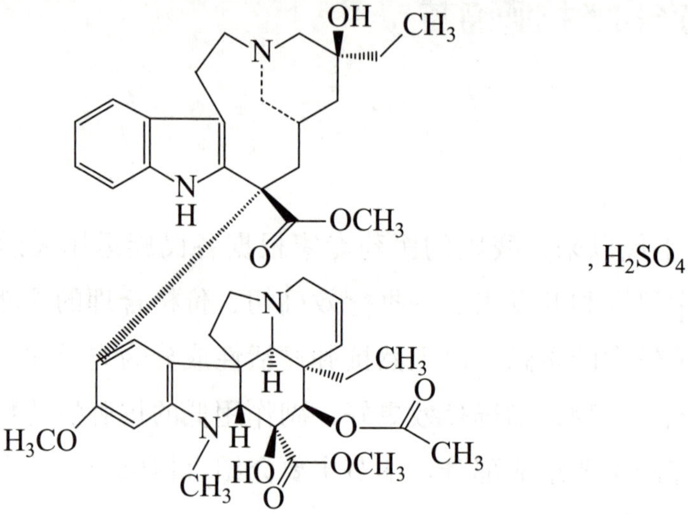

, H_2SO_4

硫酸长春碱

（三）紫杉烷类抗肿瘤药

紫杉烷类抗肿瘤药物主要指紫杉醇及其衍生物，是近年来新发展起来的新抗肿瘤药物。紫杉醇是1971年从红豆杉的树皮中分离和提取的一种具有抗肿瘤活性化合物，因其抗癌活性强，后来被开发成抗肿瘤药。临床上主要治疗乳腺癌和非小细胞癌。

紫杉醇 Paclitaxel

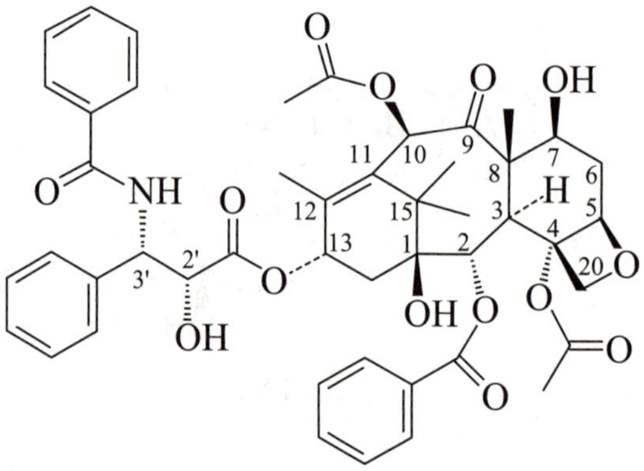

紫杉醇，为白色针状结晶。在水中难溶。熔点为213～216℃（分解）。

第四节　其他类抗肿瘤药

一、抗生素类抗肿瘤药

抗肿瘤抗生素是由微生物产生的具有抗肿瘤活性的化学物质。现已发现多种抗肿瘤抗生素，这些抗生素大多是直接作用于DNA或嵌入DNA中干扰其功能，为细胞周期非特异性药物。

目前已发现多种抗生素用于抗肿瘤，常用的主要有蒽醌类和多肽两大类。

（一）蒽醌类抗肿瘤抗生素

这类药物是20世纪70年代发展起来的抗肿瘤抗生素，代表药物有多柔比星（阿霉素）和柔红霉素等。

盐酸多柔比星 Doxorubicin

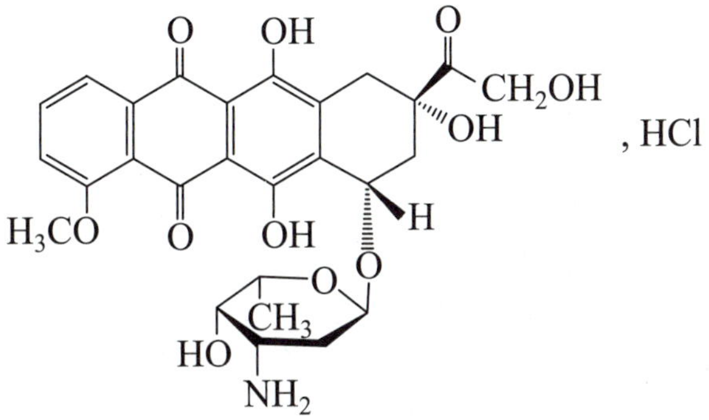

本品为橘红色针状结晶。盐酸多柔比星在水中易溶，水溶液稳定；盐酸多柔比星的熔点为201~205℃。结构中具有蒽醌结构，在碱性条件下不稳定，易迅速分解。

（二）多肽类抗肿瘤抗生素

本类药物主要包括放线菌素D、平阳霉素等。

放线菌素D又称更生霉素，能与DNA结合形成复合体，阻碍RNA多聚酶的功能，抑制RNA合成，特别是mRNA合成，从而阻碍蛋白质合成，抑制肿瘤生长。属于细胞周期非特异性药物。放线菌素D的抗瘤谱较窄，主要用于恶性淋巴瘤、霍奇金病、绒毛膜上皮癌、肾母细胞瘤、恶性葡萄胎等的治疗。副作用主要为骨髓抑制，胃肠道反应较重，局部刺激性较大。

平阳霉素是从我国浙江平阳县土壤中的放线菌培养液中分离得到的抗肿瘤抗生素。平阳霉素对鳞癌有较好的疗效，而肺毒性相对较低。临床用于治疗头颈部鳞癌、淋巴瘤、乳腺癌、食管癌、鼻咽癌等。

② 课堂活动

常用的抗肿瘤抗生素有哪些？

二、金属配合物类抗肿瘤药

自1969年首次报道顺铂对动物肿瘤有强烈的抑制作用后，引起人们对这类金属配合物抗肿瘤药物研究的重视，合成了大量的金属抗肿瘤药物，其中有金、锡、铂、铑等元素的配合物或络合物，尤其铂的配合物引起了人们的极大关注。

顺铂 Cisplatin

$$H_3N \rightarrow Pt < \begin{matrix} Cl \\ Cl \end{matrix}$$

$$H_3N \nearrow$$

化学名为（Z）-二氨二氯铂。

顺铂是中心以二价铂同两个氯原子和两个氨分子结合的重金属络合物，类似于双功能烷化剂，可抑制DNA的复制过程。

【性状】本品为亮黄色或橙黄色的结晶性粉末，无臭；易溶于二甲基亚砜，略溶于二甲基甲酰胺，微溶于水，不溶于乙醇。

【化学性质】本品为金属铂配合物抗肿瘤药，其加硫酸即显灰绿色。

本品加热至170℃时转化为反式，加热至270℃会分解成金属铂。

本品的水溶液不稳定易水解。

【用途】为治疗多种实体瘤的一线用药。临床用于卵巢癌、前列腺癌、睾丸癌等多种实体肿瘤。

【贮藏】遮光，密封保存。

三、靶向抗肿瘤药

近年来，随着生命科学学科的发展，在分子水平对肿瘤发生和发展的生物学机制有了比较深入的认识，抗肿瘤药物开始走向靶向合理药物设计的研究途径，产生了一些新的高选择性的靶向药物，并在临床实践中取得了显著的疗效。以细胞受体、关键基因和调控分子等为靶点的肿瘤靶向治疗进展很快。

靶向治疗是在细胞分子水平上，针对已经明确的致癌位点比如肿瘤细胞内部的一个蛋白分子来设计相应的治疗药物，使肿瘤细胞特异性死亡，而不会波及肿瘤周围的正常组织细胞。靶向治疗是利用肿瘤细胞与正常细胞之间分子生物学上的差异，以肿瘤细胞的特性改变为作用靶点来抑制其生长增殖的，在发挥更强的抗肿瘤活性的同时，减少对正常细胞的毒副作用，大大提高了治疗效果。

替尼类抗肿瘤药物是一类新型生物靶向治疗肿瘤药物，通过选择性地抑制表皮生长因子受体酪氨酸激酶（epidermal growth factor receptor-tyrosine kinase inhibitor, EGFR-TK）的信号转导通路而发挥作用。目前在我国市场上常见的替尼类抗肿瘤药物包括吉非替尼、伊马替尼、甲磺酸伊马替尼、尼罗替尼、舒尼替尼、拉帕替尼。

甲磺酸伊马替尼 Imatinib Mesylate

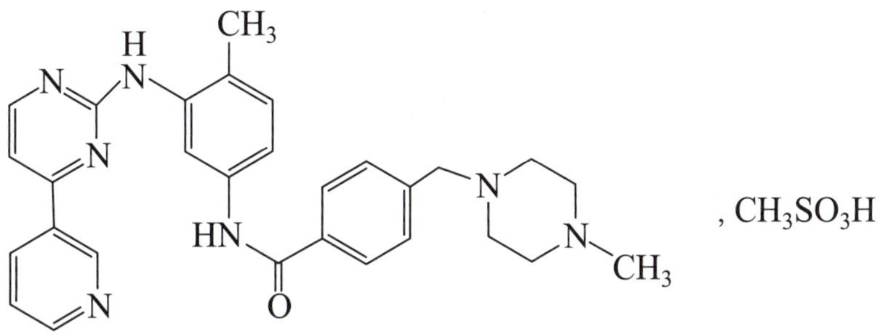

【性状】本品为淡黄色或类白色固体。

【用途】本品主要用于治疗费城染色体阳性慢性粒细胞白血病和恶性胃肠道间质肿瘤。

吉非替尼 Gefitinib

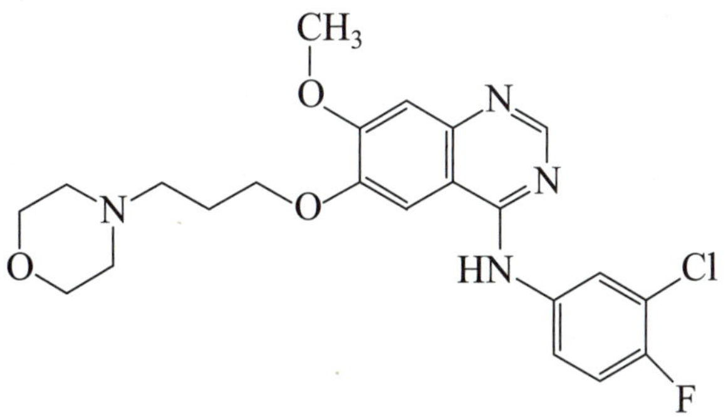

表皮生长因子（epidermal growth factor receptor，EGFR）家族是一类研究得较多的酪氨酸蛋白激酶。经过分子筛选，发现喹啉类化合物具有很强的 EGFR 抑制能力，且具有较高的选择性。其中，吉非替尼是第一个选择性表皮生长因子受体酪氨酸激酶抑制剂，临床上主要用于非小细胞肺癌的治疗。

📖 考点

抗肿瘤药的分类及代表药；烷化剂结构组成及意义；环磷酰胺、氟尿嘧啶、巯嘌呤等典型药物的别名、结构特点、主要性质及用途。

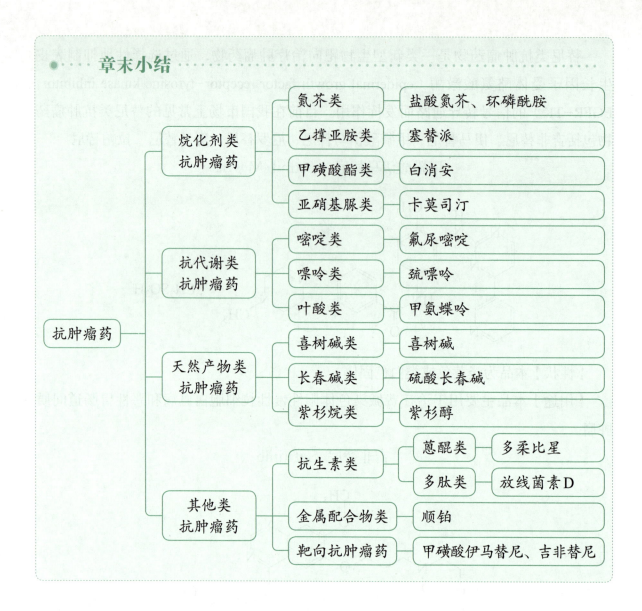

一、 名词解释

1. 生物烷化剂
2. 抗代谢类抗肿瘤药

二、 简答题

1. 抗肿瘤药物一般分为哪几类?
2. 常用的抗代谢类抗肿瘤药物有哪些?
3. 氮芥类抗肿瘤药物的结构是由哪两部分组成的? 并简述各部分的主要作用。

（布正兴）

第十二章

维生素类药

学习目标

- 掌握　维生素A、维生素E、维生素C的化学性质和贮藏。
- 熟悉　维生素D、维生素B族、亚硫酸甲萘醌的化学性质和贮藏。
- 了解　维生素的概念及分类；了解维生素K类的化学性质和贮藏。
- 学会运用化学实验方法验证维生素类药物的主要化学特性。

情境导入

情境描述：

　　药剂班小李的妈妈病了，医师给她开了一瓶维生素，小李的妈妈不知道维生素有什么用途，也不知道怎样服用。小李放学回家后按照自己所学讲解了此类药物的药理作用、不良反应和用法用量。

学前导语：

　　用药服务是今后药剂工作的重要内容，从药物基本知识，到每种疾病的合理用药，都应掌握药物的基本概念和知识。本章就带领大家学习维生素类药物的药物化学基本知识和药理学相关知识，掌握该类药物的基本使用技能。

维生素是人类维持机体正常代谢所必需的微量营养物质，其不是构成人体组织的原料，也不是能量来源，但维生素主要作用于机体的能量调节和新陈代谢。对于维生素来说，人体体内自己不能合成或合成量少，所以需要从食物中摄取。绝大多数维生素是酶的辅酶或是辅酶的构成部分，作为重要的辅助因素参与不同代谢反应。

维生素种类繁多，化学结构没有共性，大致可以分为脂肪族、芳香族、杂环族和甾体类等结构，其理化性质和生理功能也各不相同。

⑦ **课堂活动**

你知道什么是水溶性维生素和脂溶性维生素吗？可以举例说明。

多数维生素在人体内不能合成，须从食物中摄取，只有少数可在体内合成或由肠道菌产生。人体对维生素的需求量很小，日需求量常以毫克（mg）或微克（μg）计算，但一旦缺乏就会引发相应的维生素缺乏症，对人体健康造成损害。维生素按溶解度大致可分为脂溶性和水溶性两大类，前者包括维生素A类、维生素D类、维生素E类、维生素K类等。后者包括维生素B族、维生素C、肌醇等。

▶ **课程思政**

神奇的维生素

在19世纪，化学家和生理学家研究了食物的组成和人体、动物的营养需求，发现人体内含有的蛋白质、脂肪、淀粉和糖，在它们氧化时能够提供能量。并且骨骼中包含高密度的氧化钙和磷酸盐。另外，人体还有一些必需矿物盐，而食物的多样化可以有效地摄入这些物质。此发现不断地提示我们需要一些营养物质，所以远航的水手在食用10~20周的食用固体食物后，一般会发生维生素C缺乏病，表现为体弱、关节痛、牙齿松动和皮肤上出现血斑，并且会突然死亡。但如果船员们能够及时到达岸上，食用新鲜水果和绿叶蔬菜的话，就会很快康复。主要原因是缺乏维生素C。

现在药店里的维生素琳琅满目，既有作为药品的各种维生素，同时还有作为保健品的各类维生素，以后也会有一些新的维生素药品和保健品问世。

启示

药品一直在不停地更新换代，培养学生树立终身学习的理念，活到老学到老。

第一节 脂溶性维生素

脂溶性维生素有维生素A类、维生素D类、维生素E类和维生素K类。因脂溶性维生素排泄较慢，如摄取过多，可使其积蓄过量，引起中毒。

一、维生素 A 类

1913年McCollum等学者发现维生素A广泛存在于动物的肝、乳汁、肉类及蛋黄中，它能显著改善动物的生长。1931年Karrer从鱼肝油中分离提纯得到了维生素A_1，并确定了它的化学结构，它广泛存在于哺乳动物及咸水鱼的肝脏中。后来又从淡水鱼的肝脏中分离出了另一种维生素，命名为维生素A_2，其化学结构与维生素A_1类似，均为多烯烃一元醇，只是环己烯的3位多了1个双键，但生物活性仅为维生素A_1的30%~40%。

在植物中仅仅含有如胡萝卜素、玉米黄素等维生素A原。理论上1分子胡萝卜素在体内可转变为2分子维生素A，在人类营养中约2/3的维生素A来自β-胡萝卜素；玉米黄素能转变为1分子维生素A，但由于维生素A原在体内的吸收率和转化率均较低，故目前主要由人工合成方法制备。

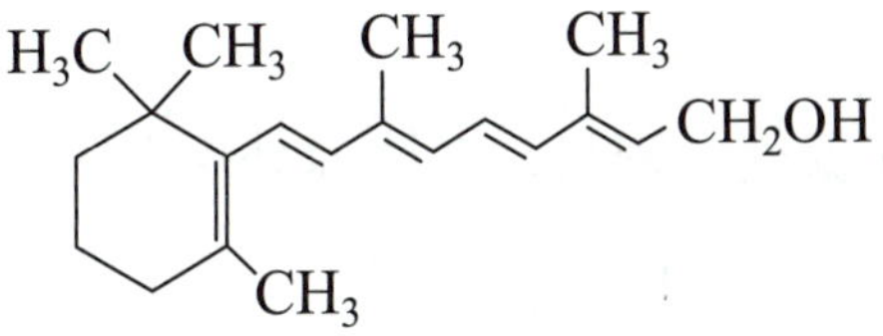

维生素A_1

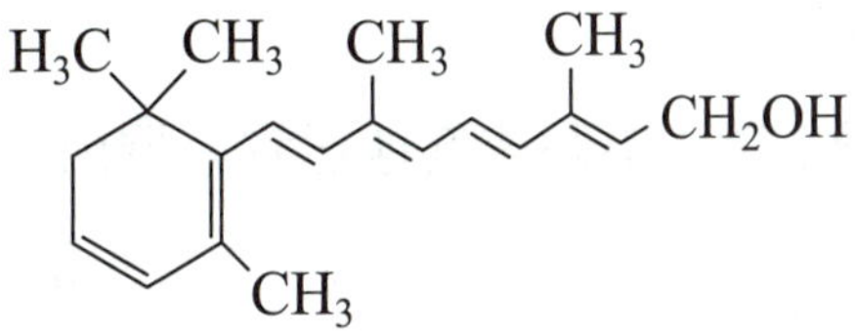

维生素A_2

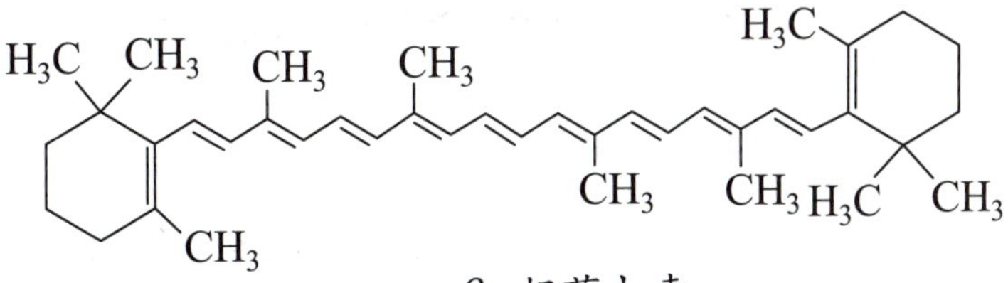

β-胡萝卜素

维生素A的分子结构中含有共轭多烯醇的侧链，所以其化学性质不稳定，对紫外线不稳定，且易被空气氧化，氧化的初步产物为无活性的环氧化合物，在酸性介质中经分子重排后，生成呋喃型氧化产物。

加热或金属离子（如铁离子）存在时都可促进这种氧化，所以贮藏时应装于铝制或其他适宜的容器内，充氮气，密封，在凉暗干燥处保存。

维生素 A 醋酸酯 Vitamin A Acetate

化学名为全反式-3,7-二甲基-9-(2,6,6-三甲基-1-环己-1-烯基)-2,4,6,8-壬四烯-1-醇醋酸酯。

【性状】本品为微黄色结晶或结晶性粉末；溶于乙醇、三氯甲烷、乙醚、脂肪和油，不溶于水；熔点为57~60℃；临床上维生素A均以醋酸酯的形式作为药物使用，在体内被酶水解得到维生素A。

【化学性质】本品不稳定，易被空气氧化。在加热或有金属离子存在的条件下，可加快氧化反应的进行。氧化最初生成环氧化合物，如果在酸性介质中环氧化合物会发生重排，生成呋喃型氧化物。但维生素A在无氧情况下，加热至120℃才被分解破坏。

本品结构中，由于含有共轭烯丙醇结构，因此对酸不稳定，遇Lewis酸或氯化氢无水乙醇溶液，可脱水生成脱水维生素A，其活性仅为维生素A的0.4%。

本品可与三氯化锑反应，呈深蓝色。此外，维生素A可发生强黄绿色荧光，可作为维生素A定量、定性分析的依据。

【用途】当人体缺乏维生素A时，容易出现夜盲症。本品主要用于治疗维生素A缺乏症。

【贮藏】装于铝制或其他适宜容器内，充氮气，密封，在阴凉处保存。

维 A 酸 Tretinoin

化学名为3,7-二甲基-9-（2,6-三甲基-1-环己烷基）-2,4,6,8-全反式壬四烯酸。

【性状】本品为黄色至淡橙色的结晶性粉末，微溶于乙醇、异丙醇或三氯甲烷，在水中几乎不溶。本品遇光、热均不稳定，在空气中易吸潮，故应密闭、避光冷藏保存。

【用途】本品在临床上主要用于治疗寻常痤疮、扁平苔藓、黏膜白斑、脂溢性皮炎、鱼鳞病、毛囊角化病以及其他角化异常类皮肤病，对银屑病、恶性上皮癌、皮肤基底细胞癌、光化性唇炎癌变等有效，是目前治疗急性早幼粒细胞白血病的首选药物。

二、维生素 D 类

维生素 D 是一类抗佝偻病维生素的总称。种类很多，目前至少有 10 种，以 D_2（麦角骨化醇）和 D_3（胆骨化醇）最重要。两者结构十分相似，其差别只是 D_2 比 D_3 在侧链上多一个甲基和双键。维生素 D 类都是甾醇的衍生物。主要存在于鱼肝油、肝脏、蛋黄和乳汁中。

维生素 D_2 Vitamin D_2

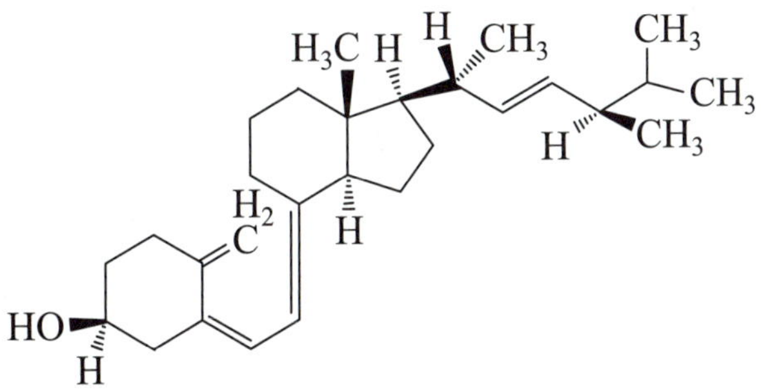

化学名为 9, 10-开环麦角甾-5, 7, 10（19），22-四烯-3β-醇。

【化学性质】本品分子中因含有较多的双键，对光敏感，在空气和日光下，遇酸或氧化剂均能发生氧化而变质，失去药理活性，毒性增加。故制备时紫外线照射时间不宜太长，贮藏时应遮光，充氮，密封在冷处保存。

本品的三氯甲烷溶液加入少许醋酐与硫酸，摇振后，溶液初显黄色，渐变为红色，迅速呈紫色，最后变为绿色。这是甾类化合物的通性。

【用途】本品为维生素类药，可以促进人体对钙和磷的吸收，并帮助骨骼钙化。临床上主要用于预防和治疗佝偻病和骨质软化病。

维生素 D_3 Vitamin D_3

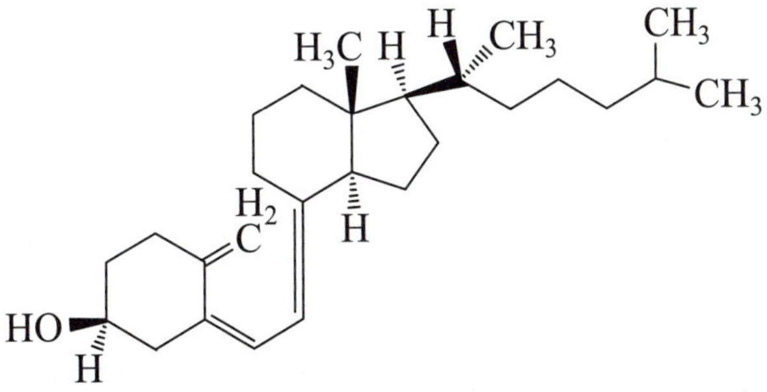

化学名为9, 10-开环胆甾-5, 7, 10（19）-三烯-3β-醇。

【性状】本品为无色针状结晶或白色结晶性粉末，无臭无味，遇光或空气均易变质。在植物油中略溶，在水中不溶，乙醇、丙酮、三氯甲烷或乙醚中极易溶解。

【化学性质】维生素D$_3$主要存在于肝、奶、蛋黄中，其中以鱼肝油中含量最丰富。人体内的胆甾醇可以转变成7-脱氢胆甾醇储存在皮肤中，在日光或紫外线照射下，7-脱氢胆甾醇B环断裂转变为维生素D$_3$，所以多晒太阳是预防维生素D缺乏的主要方法之一。

【用途】维生素D可以促进小肠黏膜、肾小管对钙磷的吸收，继而促进骨代谢，维持血液中钙、磷的平衡。维生素D缺乏时，儿童容易得佝偻病，出现骨骼畸形、骨质疏松、多汗等症状。成人容易出现骨软化，另外骨骼含有过量未钙化的基质，容易诱发骨骼疼痛，软弱乏力等症状。临床上常用维生素D防治佝偻病、骨软化症及老年骨质疏松症等。

【贮藏】遮光，充氮，密封，在冷处保存。

三、维生素E类

1922年Evans和Bishop发现了一类有抗不育作用的脂溶性物质，命名为维生素E，是一类与生育有关、具有生育酚基本结构的天然化合物的总称，它们都属于苯并二氢吡喃的衍生物，苯环上均含有1个酚羟基。1936年成功分离出维生素E，并于1938年获得成功。

维生素E具有抗不育作用，是一类生理活性相似、化学结构类似的天然化合物的统称，其化学结构可以分为维生素E和生育三烯酚两类。在苯并二氢吡喃衍生物的2位有一个16碳的侧链，其中侧链饱和的为维生素E，侧链上有三个双键的为生育三烯酚。根据苯并二氢吡喃环上甲基的数目和位置不同，维生素E和生育三烯酚又各有四个同类物即α、β、γ、δ，它们大多存在于植物中，以麦胚油、花生油、玉米油中含量最为丰富。常以α-维生素E作为代表。

维生素E醋酸酯 Vitamin E Acetate

化学名为（±）-2, 5, 7, 8-四甲基-2-（4, 8, 12-三甲基十三烷基）-6-苯并二氢吡喃醇醋酸酯。

【性状】本品为微黄色或黄色透明的黏稠液体；几乎无臭；遇光后颜色逐渐变深；易溶于无水乙醇、丙酮、三氯甲烷、乙醚或石油醚，难溶于水。

【化学性质】本品具有较强的还原性，与三价铁离子作用，则被氧化成对-生育醌和亚铁离子，亚铁离子可以与2,2'-联吡啶作用生成血红色络离子，以供鉴别。

本品侧链上的叔碳原子容易被氧化，生成相应的羟基化合物。本品的乙醇溶液与硝酸共热，则生成生育红，溶液显橙红色，可以进行鉴别。

【用途】维生素E与动物的生殖功能有关，具有抗不育作用，临床用于习惯性流产、不孕症及更年期障碍、进行性肌营养不良、间歇性跛行及动脉粥样硬化等的防治。

【贮藏】遮光，密封保存。

四、维生素 K 类

维生素K是一类含萘醌结构、具有凝血作用的化合物的总称。维生素K类的基本结构为2-甲基-1,4-萘醌，C-3位上带有不同的侧链。维生素K_1的侧链为含一个双键的四甲基十六碳烯基，维生素K_2的侧链为数量不等的异戊二烯单位构成，依其侧链碳数量的多少，分别叫维生素K_2（20）、维生素K_2（30）、维生素K_2（35）。以后又发现无侧链的维生素K_3以及氢化后的维生素K_4也具有维生素K_1、维生素K_2的生物活性。

K_1 R= —$CH_2CH=C(CH_2CH_2CH_2CH)_3CH_3$ 带 CH_3、CH_3

K_2 R= —$CH_2(CH=CCH_2CH_2)_3CH=CCH_3$ 带 CH_3、CH_3

	R_1	R_2	R_3	R_4
K_4	—$OCOCH_3$	—CH_3	—H	—$OCOCH_3$

维生素K广泛存在于食物中，还可由人体肠道中的大肠杆菌合成并被吸收利用，故一般不易出现维生素K缺乏症。新生儿的肠道无细菌，或长期使用光谱抗菌药导致肠内菌群失调时，需要补充维生素K。

亚硫酸氢钠甲萘醌 Menadione Sodium Bisulfite

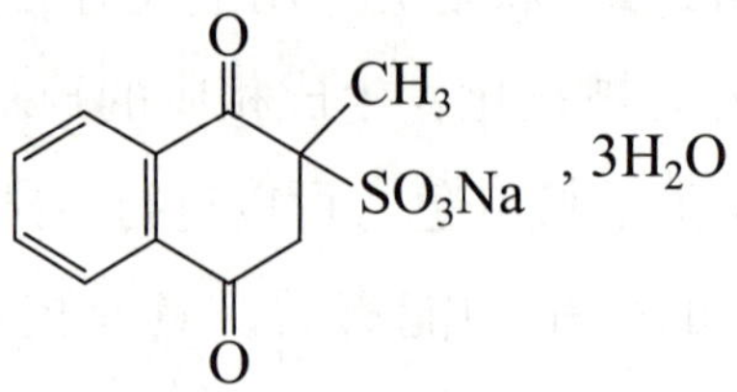

化学名为1, 2, 3, 4-四氢-2-甲基-1, 4-二氧-2-萘磺酸钠盐三水合物。

【性状】本品为白色结晶性粉末，易吸湿，遇光易分解。

【化学性质】在水溶液中亚硫酸氢钠甲萘醌与甲萘醌和亚硫酸氢钠之间存在平衡。当与空气中的氧气、酸或碱作用时，亚硫酸钠分解，平衡被破坏，甲萘醌从溶液中析出。加入氯化钠或焦亚硫酸钠可增加稳定性。

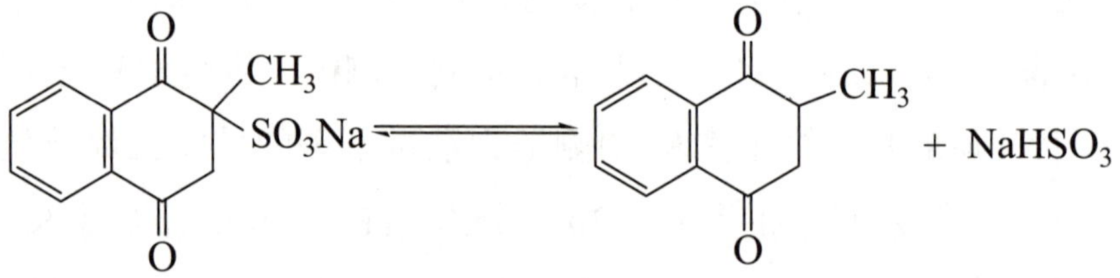

【用途】天然维生素K_1、维生素K_2是脂溶性的，其吸收有赖于胆汁的正常分泌；维生素K_3是水溶性的，其吸收不依赖于胆汁，口服可直接吸收，也可肌内注射。

本品临床用于治疗凝血酶原过低等所致的出血症，也用于预防长期口服抗生素所致的维生素K缺乏症。

【贮藏】遮光，密封保存。

考点

1. 维生素K是一类含什么结构的药物？
2. 为何维生素D是甾醇衍生物？

第二节 水溶性维生素

水溶性维生素分为维生素B族和维生素C两类。

一、维生素B族

维生素B是最早从谷物中提取的可治疗脚气病的食物因子的总称，后发现其中包括结构和作用都不同的几种维生素，如维生素B_1、维生素B_2、维生素B_6、维生素B_{12}。下面介绍几个常用的B族维生素。

维生素B_1 Vitamin B_1

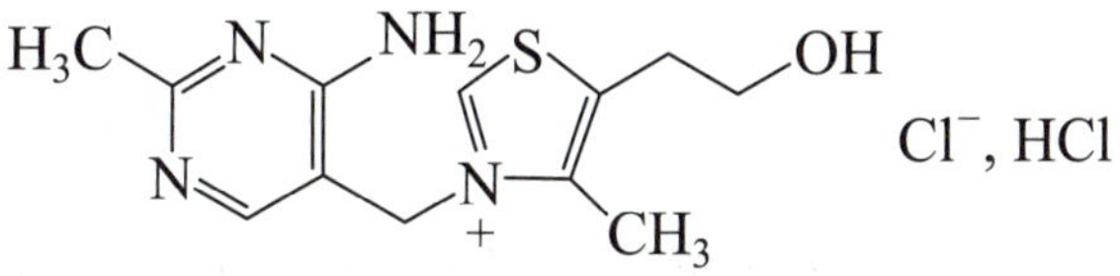

化学名为氯化4-甲基-3-［（2-甲基-4-氨基-5-嘧啶基）甲基］-5-（2-羟基乙基）噻唑鎓酸盐。

本品由一个含硫的噻唑环和一个含氨基的嘧啶环组成，故又称为盐酸硫胺。

【性状】本品为白色结晶或结晶性粉末；味苦；本品在水中易溶，在乙醇中微溶，在乙醚中不溶。

【化学性质】本品在酸性水溶液中较稳定，在碱溶液中极易分解。维生素B_1的噻唑环不稳定，易开环，在体内也易被硫胺酶分解。

本品易被氧化为硫色素，硫色素溶于正丁醇中显强的蓝色荧光。

【用途】维生素B_1主要用于治疗维生素B_1缺乏症，如神经炎、中枢神经系统损伤、食欲不振、消化功能不良、营养不良、心脏功能障碍等。

【贮藏】遮光，密封保存。

维生素B_2 Vitamin B_2

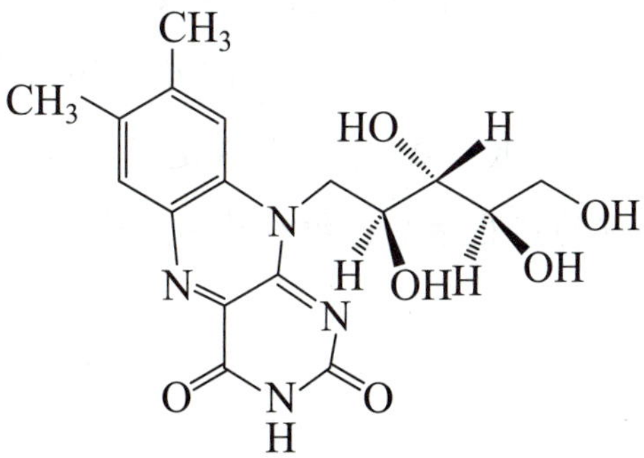

化学名为7,8-二甲基-10-[(2S,3S,4R)-2,3,4,5-四羟基戊基]-3,10-二氢苯并蝶啶-2,4-二酮。

【性状】本品为橙黄色结晶性粉末，在水、乙醇、三氯甲烷或乙醚中几乎不溶，在稀氢氧化钠溶液中溶解。溶液易变质，在碱性溶液中或遇光易变质加速。

【化学性质】维生素B_2的分子结构由异咯嗪（苯并蝶啶）部分与核糖醇两部分组成。本品易发生氧化还原反应，存在氧化型和还原型两种形式，在体内氧化还原过程中起到传递氢的作用。

氧化型 ⇌ 还原型 （+2H / -2H） R=核糖醇

本品的核糖醇部分，含三个手性碳。比旋度为$-120°\sim-140°$，溶液经光照会发生部分消旋化。

【代谢】本品在体内以黄素单核苷酸（FMN）和黄素腺嘌呤二核苷酸（FAD）的形式存在，是一些氧化还原酶的辅基，参与细胞的氧化还原系统传递氢的反应。能广泛参与体内各种氧化还原反应，故能促进糖、脂肪和蛋白质的代谢。

【用途】本品用于治疗因核黄素缺乏引起的唇炎、舌炎、脸部溢脂性皮炎等，对维持皮肤、黏膜和视觉的正常机能均有一定的作用。

【贮藏】遮光，密封保存。

🔗 知识链接 ....

"伪"维生素

在维生素的发现过程中，有些化合物被误认为是维生素，但是并不满足维生素的定义，还有些化合物因为商业利益而被故意错误地命名为维生素。如维生素B族中的维生素B_4（腺嘌呤）；氯胺酮作为镇静剂在某些娱乐性药物（毒品）的成分中被标为维生素K，但是它并不是真正的维生素K，它被俗称为"K它命"；另外还有所谓的维生素Q、维生素S、维生素T等，其实并非真正的维生素。

二、维生素C

维生素 C Vitamin C

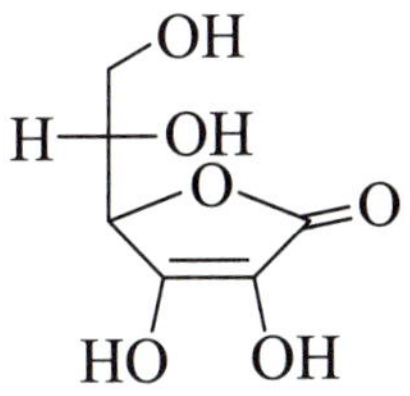

化学名为（R）-5-［（S）-1,2-二羟乙基］-3,4-二羟基-5H-呋喃-2-酮。

【性状】 本品为白色结晶或结晶性粉末，无臭，味酸，久置色渐变微黄。本品易溶于水，在乙醇中略溶，在三氯甲烷或乙醚中不溶，熔点为190~192℃。

【化学性质】 本品较稳定，但遇光及湿气，色渐变黄，故应避光密闭保存。维生素C在水溶液中可发生互变异构，主要以烯醇式存在，酮式很少。两种酮式异构体中，2-氧代物较3-氧代物稳定，3-氧代物极不稳定，易变成烯醇式结构。本品具有烯二醇结构，显酸性。

本品是一个含有六个碳原子的酸性多羟基化合物，分子中有两个手性碳原子。

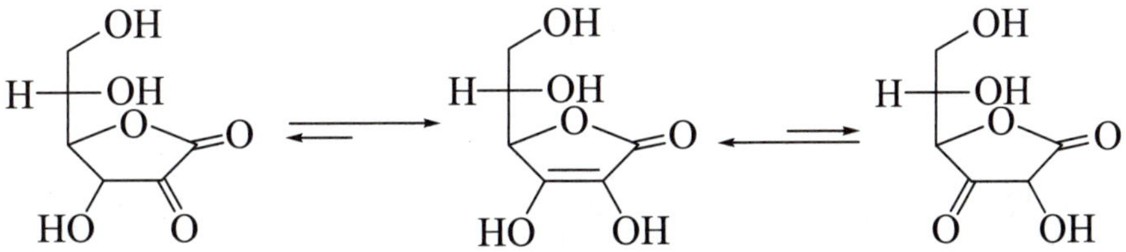

2-氧代物　　　　　　　烯醇式　　　　　　　3-氧代物

维生素C水溶液中加入硝酸银试液，即产生银的黑色沉淀；若加入2,6-二氯靛酚试液少许，溶液的颜色由红色变为无色，以上反应可以用于维生素C的鉴别。

【用途】 维生素C广泛存在于新鲜水果及绿叶蔬菜中，以番茄、橘子、鲜枣、山楂、刺梨及辣椒等含量丰富。维生素C为胶原和细胞间质合成所必需的，若摄入不足可致坏血病。临床用于预防和治疗维生素C缺乏症。也用于尿的酸化、高铁血红蛋白症和许多其他疾病，广泛用作制药和食品工业的抗氧剂和添加剂。

【贮藏】 遮光，密封保存。

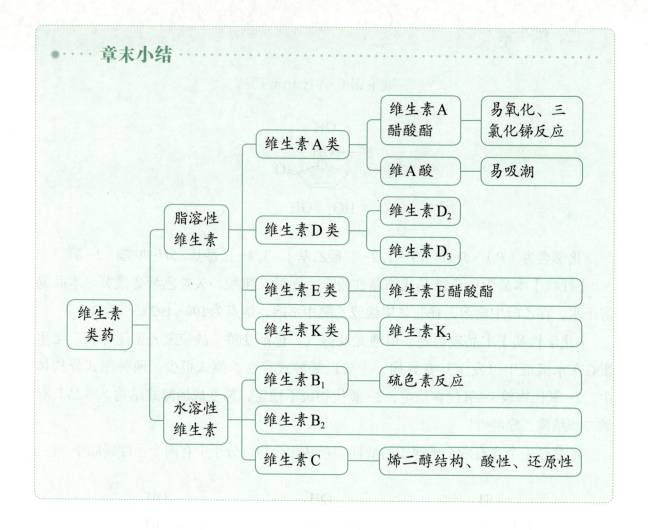

一、 名词解释

维生素

二、 简答题

1. 为使维生素A制剂不被破坏，可以采取什么方法（至少举出三种）？

2. 维生素C在贮藏中变色的主要原因是什么？

3. 为何维生素C具有酸性？

4. 维生素A和维生素E为什么要制成酯类化合物？

（陈小兵　布正兴）

第十三章
药物的稳定性和贮藏保管

学习目标

- 掌握　药物贮藏保管的原则和方法。
- 熟悉　药物变质反应的类型和过程、二氧化碳对药物稳定性的影响、药物的物理性及化学性配伍变化、影响药物变质的外界因素。
- 了解　药物的其他变质反应。
- 学会应用药物的理化性质解决药物调剂、贮藏保管及临床应用等实际问题。

情境导入

情境描述：

　　主管药师小李在调剂处方时发现处方中同时有维生素C注射液与碳酸氢钠注射液，遂拒绝调配发药，并联系医师要求重新开写处方。小李拒绝调配发药的做法对吗？为什么？

学前导语：

　　小李的做法是正确的。维生素C不宜与碳酸氢钠配伍使用。维生素C因分子结构中含有连烯二醇结构，显弱酸性，其水溶液不稳定，在碱性溶液中更易被破坏。碳酸氢钠为碱性药物，若维生素C与碳酸氢钠配伍使用，维生素C极易氧化生成去氢维生素C，从而失去原来的药理作用。

第一节 药物的化学稳定性

药物的变质反应主要有水解反应、氧化反应、异构化反应、脱羧反应及聚合反应等多种类型,其中以水解反应和氧化反应最为常见。此外,空气中的二氧化碳对药物质量也有一定影响。

一、药物的水解反应

药物的水解反应是一类常见的变质反应,易被水解的药物在化学结构上都含有易被水解的基团,主要包括盐类、酯类、酰胺类、苷类、酰肼类、酰脲类、活泼卤素化合物、缩氨、多聚糖、蛋白质、多肽等,其中以盐类、酯类、酰胺类和苷类最为常见。

(一)药物的水解过程

1. 盐类药物的水解 盐类组成盐的离子键与水发生复分解反应,生成弱电解质(弱酸或弱碱);当溶液中产生的弱酸或弱碱超过其溶解度时,则由溶液中析出。如强碱弱酸盐磺胺嘧啶钠的溶液吸收空气中的二氧化碳发生水解后,析出磺胺嘧啶的沉淀。

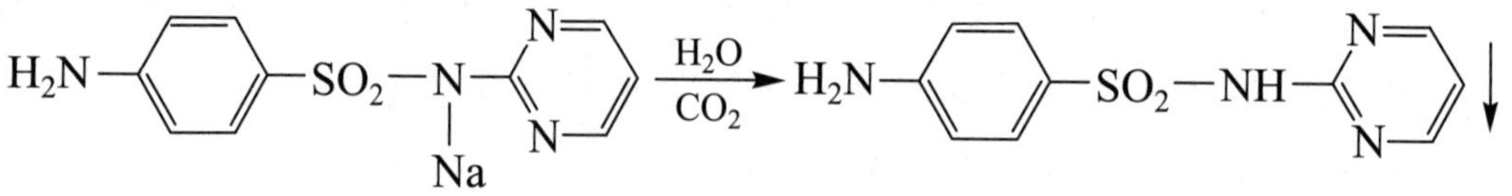

强酸弱碱盐盐酸地巴唑在水溶液中受热水解后析出地巴唑沉淀。

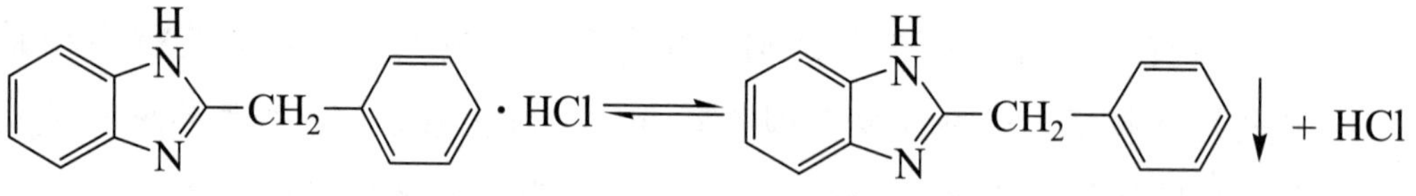

2. 酯类药物的水解 酯类药物包括无机酸酯类、有机酸酯类及内酯类等,均有水解性,水解产物为相应的酸和醇。一般情况下,酯类药物的水解反应为:

$$R-\overset{O}{\overset{\|}{C}}-OR' + H_2O \rightleftharpoons RCOOH + R'OH$$

酯类药物的水解反应在酸性及碱性条件下均可发生,且在碱性条件下的水解反应速度比酸性条件下的水解反应速度快,并能水解完全。

3. 酰胺类药物的水解　酰胺类药物是氨或胺的氮原子上的氢被酰基取代所成的羧酸衍生物，易水解，其水解产物为羧酸和氨或胺类化合物。一般情况下，酰胺类药物的水解反应为：

$$R-\overset{\overset{\displaystyle O}{\parallel}}{C}-NHR' + H_2O \rightleftharpoons RCOOH + R'NH_2$$

酰胺类药物的水解反应过程与酯类药物的水解反应过程相似，酸、碱亦催化酰胺类药物的水解反应。

4. 苷类药物的水解　苷类药物在酸性条件下易水解，水解产物为苷元和糖。在碱性条件下稳定。如链霉素水解生成链霉胍和链霉双糖胺，后者可进一步水解生成链霉糖和 $N-$ 甲基葡萄糖胺。

🔗 **知识链接**

苷类药物的结构组成

苷类又称配糖体，是由糖或糖衍生物（如糖醛酸）的半缩醛羟基与另一非糖物质中的羟基脱水缩合而成的环状缩醛衍生物。水解后能生成糖与非糖化合物，非糖部分称为苷元，通常有酚类、蒽醌类、黄酮类等化合物。

（二）影响药物水解的外界因素

影响药物水解的外界因素很多，主要有水分、溶液的酸碱性、温度、重金属离子等。

1. 水分的影响　水分是药物发生水解的必要条件。易水解的药物在生产、贮藏和应用中应注意防潮防水，避免药物水解。

一般情况下易水解的药物应尽量考虑制成固体制剂使用，如片剂、糖衣片及胶囊剂等，若要制成溶液剂一定要考虑防止水解的措施或制成粉针剂临用现配。如青霉素钠、头孢呋辛和环磷酰胺等极易水解的药物可制成粉针剂，并严格控制其含水量。易水解的药物在贮藏时与潮湿的空气接触即会发生水解，空气相对湿度越大，水解速率越快，故易水解的药物应在干燥状态下保存。

2. 温度的影响　一般的实验规律为温度每升高10℃，反应速度增加2~4倍。药物的水解反应速度也遵循这一规律，温度升高，药物的水解反应速度加快。所以在药物的生产和贮藏时要注意控制温度，防止温度升高加快水解。如制备半合成青霉素类药物时，酰化反应宜在低温条件下进行，防止 $\beta-$ 内酰胺环的水解。又如注射液在加热灭菌时应考虑药物的稳定性而选择合适的灭菌温度和时间。

3. 溶液酸碱性的影响 药物溶液的酸碱性对药物水解速度影响很大，常见的酯类、酰胺类和苷类药物的水解均受溶液 pH 的影响，酸和碱均可催化水解反应。一般情况下，溶液的 pH 增大，药物的水解反应速度加快。

因此，为了防止或延缓药物的水解，常将药物溶液的酸碱度调节至水解反应速度最小的 pH，通常将此 pH 称为稳定 pH。

4. 重金属离子的影响 一些重金属离子（如 Cu^{2+}、Fe^{3+}、Zn^{2+} 等）可以促使药物（青霉素钠、维生素 C 等）发生水解。为了避免重金属离子对水解反应的催化作用，常加入金属离子配合剂乙二胺四乙酸二钠（EDTA–2Na）。

🔗 **知识链接**

避免药物水解的方法

易水解的药物为避免其水解常采用的方法有：①制成固体制剂使用，如片剂、糖衣片及胶囊剂等；②制成溶液剂要考虑防止水解的措施或制成粉针剂临用前稀释，如青霉素钠、环磷酰胺等极易水解的药物即制成粉针剂，并严格控制粉针剂的含水量；③尽量避免在生产和贮藏的环节接触潮湿的空气，采用单剂量小包装；④调整药物的 pH 到水解速度最小的稳定 pH；⑤控制生产、贮藏等环节的温度。

二、药物的氧化反应

药物的氧化性和还原性是药物常见且重要的性质之一。由于具有还原性的药物比具有氧化性的药物多，所以药物的氧化反应多于还原反应。药物的氧化反应一般分为化学氧化反应和自动氧化反应。药物变质反应中的氧化反应主要是指自动氧化反应。

（一）药物的自动氧化过程

药物的自动氧化反应是指药物在贮藏过程中遇空气中的氧自发引起的游离基链式反应。第一步常为 C—H、O—H、N—H、S—H 键的断裂，断裂分为均裂自动氧化和异裂自动氧化两种。一般认为 C—H 键易发生均裂自动氧化，生成烃基自由基和氢自由基；而 O—H、N—H、S—H 键常发生异裂自动氧化，生成 H^+、O^{2-}、N^{3-}、S^{2-} 等离子。

（二）具有自动氧化反应的官能团类型

药物的氧化反应与化学结构有关，许多酚类、烯醇类、芳胺类、吡唑酮类、噻嗪类药物较易氧化。药物氧化后，不仅效价降低，而且可能产生颜色或沉淀。有些药物即使被氧化极少量，亦会色泽变深或产生不良气味，严重影响药品的质量和药物疗效，甚至产生严重不良反应或毒性作用。

1. 碳碳双键（烯键）　具有还原性，可被自动氧化变质。如含不饱和双键的维生素C、维生素A等具有碳碳双键的药物，在空气中见光易被氧化为环氧化物从而变质失效。

2. 酚羟基　含有酚羟基结构的药物均易被氧化，含酚羟基数目越多，越易被氧化。在碱性条件下更易被氧化，氧化产物多为有色的醌类化合物。常见的含酚羟基的药物有苯酚、水杨酸、肾上腺素、对氨基水杨酸钠、盐酸吗啡、维生素E等。

3. 烯醇　烯醇的自动氧化与酚类相似。当pH增大时，自动氧化反应活性增强，药物易氧化变质。常见药物主要有维生素C、吡罗昔康等。

4. 芳伯氨基　含芳伯氨基结构的药物易被氧化成有色的醌型化合物、偶氮化合物和氧化偶氮化合物。常见含芳伯氨基的药物有盐酸普鲁卡因、磺胺类药物等。

5. 巯基类　脂肪或芳香巯基都具有还原性，由于硫原子的电负性小于氧，易给出电子，故巯基比酚羟基或醇羟基更易于氧化生成二硫化物。常见的含巯基结构的药物有卡托普利、巯嘌呤等。

6. 杂环及其他类　含杂环结构的药物的还原性由于所含母核和取代基各不相同，所以氧化反应比较复杂。吩噻嗪类药物易被氧化，母核被氧化为醌类化合物和亚砜。呋喃类药物在空气中易水解氧化成黑色聚合物。含吡啶杂环结构的药物在遇光时即可氧化变色。醛类药物能氧化生成相应的羧酸。醇羟基一般情况下还原性较弱，但α-羟基β-氨基结构的还原性增强，如盐酸麻黄碱含有α-羟基β-氨基结构，所以易被氧化。

? **课堂活动** ————————————————————————————

对于易被氧化的药物应该采取怎样的措施防止其氧化？

....

（三）外界因素对药物自动氧化的影响

Q **案例分析** --

案例：

小王经常牙龈出血，到医院检查，医师给她开了肌苷片和维生素C两种药物，并嘱咐平时多吃蔬菜和水果。服用一段时间过后，小王发现维生素C由原来白色逐渐变为黄色，于是小王到医院咨询药师。药师对其原因进行了分析，并指导小王应如何保管维生素C。

分析：

维生素C是一种还原剂，易被氧化而变成黄色甚至棕色，尤其是暴露在空气和潮湿的环境中更易氧化变质，故维生素C保存过程中应注意避光、密闭。维生素C药片保存应分装在棕色小瓶中供分次服用，而将其余的避光密封保存。

影响药物自动氧化的外界因素有氧、光、金属离子、温度和溶液酸碱性等。

1. 氧的影响　氧是药物发生自动氧化的必要条件，故能够发生自动氧化的药物在其生产及贮藏过程中应尽可能地避免接触氧。也可采取一定的抗氧化措施，如往药物的容器内充入惰性气体，尽量装满容器，排出容器内残留的空气及溶剂中的氧，加入抗氧剂等。

常用的抗氧剂按溶解性能分为水溶性和脂溶性，常用的水溶性抗氧剂有亚硫酸氢钠、焦亚硫酸钠、硫代硫酸钠、维生素C等；常用的脂溶性抗氧剂有没食子酸丙酯、氢醌、二叔丁基对甲苯酚、维生素E等。

2. 光的影响　日光由不同波长的光线组成，不同波长的光线促进化学反应发生的能力也不同。其中波长小于420nm的紫外光能量强，促进化学反应发生的能力也最强。

药物对光的敏感程度与结构有关。一般情况下，结构中有酚羟基、共轭双键、吩噻嗪环等基团的药物易受光线的影响而氧化变质，如苯酚、甲酚、肾上腺素、盐酸氯丙嗪及维生素B_2注射剂等遇光均极易氧化变色。所以，此类药物应避光藏存，可将药物贮藏于棕色容器或避光容器中。

3. 温度的影响　化学反应速度受温度影响很大，一般温度升高，化学反应速度加快。因此易发生自动氧化的药物在生产、制剂及贮藏过程中应选择适当的温度条件，以防止自动氧化反应的发生。

4. 溶液酸碱性　药物的自动氧化反应受溶液酸碱性的影响，且有些药物的自动氧化反应需要H^+或OH^-的参与。如维生素C在酸性条件下氧化生成去氢维生素C是可逆的，不易进行完全；但在碱性条件下，不仅可以促进去氢维生素C进一步水解生成2,3-二酮古洛糖酸，而且使氧化反应变为不可逆，最终氧化生成苏阿糖酸和草酸。因此根据不同药物的性质选择适当的pH，是延缓自动氧化反应发生的有效措施。

5. 金属离子　金属离子主要来源于原料、辅料、容器、溶剂，以微量杂质的形式存在于药物之中。常见的金属离子有Cu^{2+}、Fe^{3+}、Pb^{2+}、Mn^{2+}等，这些金属离子对药物的自动氧化起催化作用。为避免金属离子对药物自动氧化的催化作用，常在药物中加入适量的金属离子络合剂乙二胺四乙酸二钠（EDTA-2Na），以增加药物稳定性。

避免药物氧化的方法

易氧化的药物为避免其氧化常采用的方法有：①将药物的盛器内充入惰性气体，并尽量装满容器；②排出容器内残留的空气及溶剂中的氧（可用CO_2饱和注射用水）；③加入抗氧化剂；④控制适当的pH和温度；⑤选择适宜的灭菌温度和时间。

三、其他变质反应类型

（一）药物的异构化反应

异构化主要指立体化学构型不同的异构现象，分为光学异构和几何异构两种。光学异构化可分为外消旋化和差向异构化。光学异构化对药物的疗效有很大的影响，主要发生在药物的溶液中。固体药物在吸湿后加之其他因素的影响，也可发生光学异构化。

某些药物在制备或贮藏过程中由于分子发生异构化，使得药物的活性降低或丧失。如维生素A长期贮藏，即可部分发生顺反异构化，生成4-顺式异构体和6-顺式异构体，改变了维生素A的全反式构型，使其药理活性下降。肾上腺素溶液的pH过低或过高、加热或室温久置等均会加速消旋化，部分左旋体变成右旋体而使药效降低。四环素类抗生素在pH 2~6时，结构上的二甲氨基易发生差向异构化，形成无效的差向异构体。

（二）药物的聚合反应

由同种药物的分子相互结合成大分子的反应称为聚合反应。药物发生聚合反应往往会产生沉淀或变色，影响药物的正常使用及疗效。如甲醛溶液放置一段时间，即可出现混浊进而产生沉淀，此现象是由于甲醛发生了聚合反应生成了多聚甲醛所致。某些β-内酰胺类抗生素如氨苄西林，在一定条件下β-内酰胺环开环并自身聚合，生成的聚合物可以引起过敏反应。

（三）药物的脱羧反应

羧酸分子中失去羧基放出二氧化碳的反应称为脱羧反应。药物发生脱羧反应后，药物的疗效降低或丧失，毒性增加。维生素C在一定条件下内酯环水解，并进一步发生脱羧反应生成糠醛，继而聚合呈色。普鲁卡因水解后生成对氨基苯甲酸，后者进一步发生脱羧反应生成苯胺，苯胺有较强的毒性并易被氧化使溶液显色。

四、二氧化碳对药物稳定性的影响

二氧化碳在空气中约占0.03%的体积，极易溶于水。二氧化碳在水中溶解后部分与水作用形成碳酸，碳酸可发生电离，生成H^+和CO_3^{2-}。H^+和CO_3^{2-}都会影响药物的稳定性。

（一）改变药物的酸碱度

二氧化碳溶于水产生的H^+可以使水溶液的酸性增强，pH降低。如氢氧化钠溶液吸收二氧化碳，则转变为碳酸盐使其碱性减弱。

（二）促使药物分解变质

某些药物吸收二氧化碳后可引起药物的分解。如硫代硫酸钠注射液吸收二氧化碳后分解而析出硫的沉淀。

（三）导致药物产生沉淀

二氧化碳使药物水溶液发生沉淀的主要原因：一是二氧化碳可以降低溶液的pH，使一些酸性低于碳酸的弱酸强碱盐析出游离的难溶性弱酸，如苯妥英钠注射液吸收二氧化碳析出苯妥英的沉淀；二是二氧化碳使溶液含有CO_3^{2-}，可与某些金属离子结合成难溶的碳酸盐，如氢氧化钙溶液、氯化钙溶液、葡萄糖酸钙溶液等吸收二氧化碳均会生成碳酸钙沉淀。

（四）引起固体药物变质

二氧化碳使固体药物变质的主要原因是固体药物在吸收二氧化碳的同时也吸收水分，在药物的表层发生化学反应，使一些碱性金属氧化物生成碱式碳酸盐。如氧化锌可吸收二氧化碳及水分转变成碱式碳酸锌。

第二节　药物的物理和化学配伍变化

不同的药物有着不同的理化性质，混合在一起相互间的作用可能就会发生物理或化学变化，出现药物的凝块、变色、沉淀，使药物失去药理作用，还可能出现药物水解、分解、氧化等化学变化而生成有毒性的物质，必然会影响其作用和疗效，从而危害患者的健康，甚至威胁生命安全。所以，将药物之间直接发生的物理或化学相互作用而产生物理或化学变化及引起药物在性质、疗效、作用强度的改变，称为配伍变化。

一、药物的物理配伍变化

物理配伍变化是指不同的药物混合在一起而发生的物理性质的变化，如潮解、液化、结块、分离、融化、分散、沉淀或分层、粒径的变化及盐析等改变。发生物理性配伍变化后，药物原来的物理性状不再存在，其疗效也会受到严重影响，甚至造成药物不符合质量标准的要求。

（一）溶解度的改变

不同性质溶剂制成的液体制剂配伍使用时，药物会因在混合溶液体系中溶解度降低而析出沉淀，或产生分层现象。如氯霉素注射液用生理盐水稀释出现沉淀。

（二）潮解、液化和结块

吸湿性强的药物或制剂如冲剂、干浸膏、乳酶生、干酵母等在配伍时，或在制备、应用与贮藏中发生潮解与液化。产生的原因：一是药物或制剂混合后临界相对湿度下降而出现吸湿；二是形成低共熔混合物。

（三）分散状态和粒径的变化

乳剂、混悬剂与其他药物配伍，出现粒径变大或久贮后产生粒径变大，分散相聚结而分层。某些胶体溶液可因电解质或脱水剂的加入，而使其产生絮凝、凝聚，甚至沉淀。

二、药物的化学配伍变化

化学配伍变化是指不同的药物混合在一起而发生的化学性质的变化，如产生气体、混浊或沉淀、变色，甚至燃烧和爆炸或外观无变化而产生其他的毒副反应，进而产生有毒有害物质使原药物疗效改变的现象。药物的化学配伍变化是多种药物混合使用常见的问题，也会给患者带来意想不到的危害。

（一）变色

药物制剂配伍引起氧化、还原、聚合、分解等反应时，可产生有色化合物使颜色发生变化，变色现象在光照、高温、高湿环境中反应更快。如多巴胺注射液与碳酸氢钠注射液配伍会渐变成粉红至红色。维生素C与烟酰胺注射液混合也会产生橙红色。

（二）混浊或沉淀

液体剂型配伍不当可产生此混浊或沉淀现象，其产生原因如下。

1. pH改变产生沉淀　由难溶性碱或酸制成的可溶盐，可因pH的改变而出现沉淀，如生物碱可溶性盐遇碱或碱性药物后会析出难溶性碱的沉淀。水杨酸钠或苯妥英钠水溶液因水解或遇酸、酸性药物后，会析出水杨酸或苯妥英沉淀。

2. 水解产生沉淀　硫酸锌在中性或弱碱性溶液中易水解生成氢氧化锌沉淀。苯巴比妥钠水溶液因水解反应能产生无效的苯乙基乙酰脲沉淀

3. 生物碱盐溶液的沉淀　大多数生物碱盐的溶液遇鞣酸、碘、碘化钾等能产生沉淀，小檗碱和黄芩苷能产生难溶性沉淀。

（三）产生气体

如溴化铵和利尿药配伍，可分解产生氨气等。

（四）分解破坏、疗效下降

一些药物制剂配伍后，由于改变了pH离子强度、溶剂等条件，发生变化影响制剂的稳定性。如维生素B_{12}与维生素C混合制成溶液时，维生素B_{12}的效价显著降低，红霉素乳糖酸盐与葡萄糖氯化钠注射液配伍使用6小时效价降低约12%。

（五）爆炸

大多数由强氧化剂与强还原剂配伍使用引起。如高锰酸钾与甘油、氯化钾与硫、强氧化剂与蔗糖或葡萄糖等药物混合研磨时可能发生爆炸。

第三节　药物的贮藏保管

药物的正确贮藏保管对于保证药物的质量和用药的安全有效有着重要的意义。如果药物贮藏保管不当，会使药物变质，降低或失去疗效，甚至产生毒性，危害到患者的生命健康安全。因此，科学的贮藏保管药物，对确保药品质量、安全、有效有着十分重要的意义。

一、影响药物变质的外界因素

影响药物变质的外界因素主要有空气、光线、温度、湿度、微生物和昆虫、时间等。这些因素对药物稳定性的影响往往是相互作用、相互促进，从而加速了药物的变质失效。因此，在药物的贮藏保管中，应根据药物性质和外界因素对其的影响进行综合考虑。

（一）空气

空气中的氧化学性质非常活泼，可以使许多药物成分氧化、分解，因此部分药物如暴露在空气中，就会受到氧的影响而发生变质、失效，甚至产生毒性。空气中的二氧化碳也可以和某些药物反应而使药物变质。

（二）光线

光线对药物的影响是多种多样的，可以使药物变色、气味散失、泛油等。在日光的直接或间接照射下，很多药物会发生颜色变化，同时降低疗效。受光线影响的药物很多，如吲哚美辛、维生素C、盐酸肾上腺素等见光易氧化变色；硝苯地平见光易发生分子光学歧化反应，生成对人体危害极大的亚硝基苯吡啶衍生物；利血平见光易发生差向异构化，生成无效的3-异利血平；碘化钾、碘解磷定在光的作用下可分解析出碘。

（三）温度

温度对药物的影响来自温度过高和温度过低两个方面。温度过高可以促使药物的变质速度，促使药物挥发、风化或融化；温度过低可以使遇冷变质的药物失效、变质产生沉淀分层等。

（四）湿度

空气中水蒸气的含量称为湿度。湿度高可以使药物吸湿而发生潮解、稀释、分解、氧化、发霉、微生物滋生等；湿度过低可以使某些药物风化。

（五）微生物和昆虫

在药物的贮藏过程中，如微生物或昆虫不慎混入药物中，将引起药物的霉变、腐败和虫蛀等变质现象

（六）时间

有些药物虽然贮藏条件适宜，但若贮藏时间过长，亦会变质失效。药物的贮藏时间与外界因素（如空气、湿度、温度和光线等）有着密切的关系，如果贮存不当，在外界因素的影响下，虽然贮藏时间不长或未过有效期，也可能完全变质失效。

二、药物贮藏的原则和方法

科学的贮藏保管，对确保药物质量起着至关重要的作用。因此，药学人员应以高度的责任感和科学的态度做好药品的贮藏保管工作。

（一）药物贮藏的原则

严格遵照药品质量标准（说明书）规定的贮藏方法进行药物贮藏。根据药物理化

性质，选择适当的贮藏条件，采取适当的措施，以保证药品质量标准规定的贮藏方法得以实施；定期检查药品质量；缩短药品周转时间；使药物的质量得到保证即为药物的贮藏原则。

（二）药物贮藏的常用方法

药品一般需盛装在一定的容器里贮藏。《中国药典》（2020年版）规定盛装药品的各种容器（包括塞子等）均应无毒、洁净，并与内容药品不发生化学反应，不得影响药品质量。常见的贮藏方法如下。

1. 密闭贮藏　系指将盛装药品的容器密闭，防止尘土和异物进入的贮藏方法。凡理化性质较为稳定、不易受外界因素影响而变质的药品可采用本法贮藏。

2. 密封贮藏　系指将盛装药品的容器密封，以防止风化、吸潮、挥发或异物进入的贮藏方法。凡是易风化、潮解、挥发、串味的药物可采用本法贮藏。

3. 熔封或严封　系指将容器熔封或用适宜的材料严封，防止空气和水分侵入防止污染，必要时抽出空气或灌入惰性气体后熔封的贮藏方法。凡是极易被空气中的氧氧化或吸水后水解的药物以及一些生物制品采用本法贮藏。

4. 避光贮藏　系指用不透光的容器包装的贮藏方法，例如棕色容器或黑纸包裹的无色透明、半透明容器。凡遇光易被氧化或分解药物均需采用本法贮藏。

5. 阴凉处贮藏　系指在不超过20℃的温度下贮藏药物的方法。凡易升华的药物、低熔点的药物、易挥发的药物以及温度升高而易被氧化分解的药物等采用本法贮藏。

6. 凉暗处贮藏　系指避光并不超过20℃贮藏药物的方法。通常既受温度升高影响又遇光加速氧化、分解的药物应采用本法贮藏。

7. 冷处贮藏　系指在2~10℃温度范围内贮藏药物的方法。大多数生物制品应采用本法贮藏。如胰岛素注射液需密闭，在冷处保存，避免冰冻。

8. 常温（室温）　系指10~30℃范围内贮藏方法。除另有规定外，贮藏项下未规定贮藏温度的一般系指常温。

9. 干燥处贮藏　一般是指将药物置于相对湿度不超过40%（冬季）至70%（夏季）的地方贮藏的方法。凡是易吸湿的药物或吸湿后引起潮解、稀释、发霉、分解、氧化、滋生微生物等的药物采用本法贮藏。

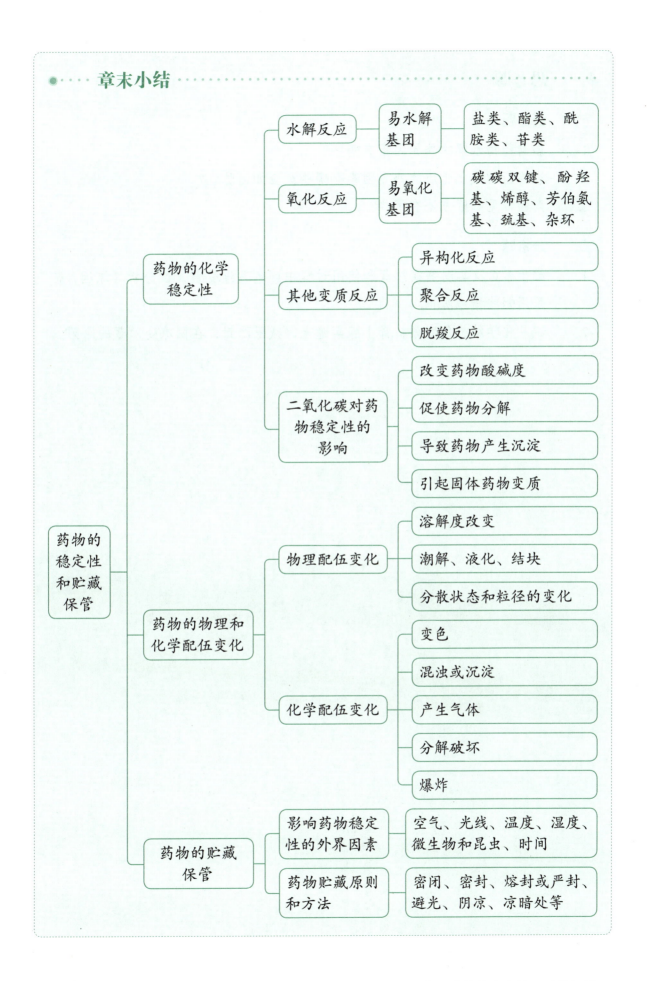

药物的稳定性和贮藏保管
├─ 药物的化学稳定性
│ ├─ 水解反应 ── 易水解基团 ── 盐类、酯类、酰胺类、苷类
│ ├─ 氧化反应 ── 易氧化基团 ── 碳碳双键、酚羟基、烯醇、芳伯氨基、巯基、杂环
│ ├─ 其他变质反应 ── 异构化反应 / 聚合反应 / 脱羧反应
│ └─ 二氧化碳对药物稳定性的影响 ── 改变药物酸碱度 / 促使药物分解 / 导致药物产生沉淀 / 引起固体药物变质
├─ 药物的物理和化学配伍变化
│ ├─ 物理配伍变化 ── 溶解度改变 / 潮解、液化、结块 / 分散状态和粒径的变化
│ └─ 化学配伍变化 ── 变色 / 混浊或沉淀 / 产生气体 / 分解破坏 / 爆炸
└─ 药物的贮藏保管
   ├─ 影响药物稳定性的外界因素 ── 空气、光线、温度、湿度、微生物和昆虫、时间
   └─ 药物贮藏原则和方法 ── 密闭、密封、熔封或严封、避光、阴凉、凉暗处等

一、 简答题

1. 影响药物水解的外界因素有哪些？

2. 影响药物氧化变质的外界因素有哪些？应如何防止？

3. 药物常见贮藏方法有哪些？

二、 分析题

1. 维生素C及其制剂在贮藏和使用过程中颜色逐渐变黄，试分析其原因，应采用哪些措施防止。

2. 试从化学结构角度分析肾上腺素遮光，减压严封，在阴凉处贮藏的原因。

（刘　艳）

实训指导

实训一　麻醉药的性质

【实训目的】

1. 掌握盐酸普鲁卡因、盐酸利多卡因化学鉴别实训的原理和方法。

2. 树立严谨细致的工作作风，提高思考问题、解决问题的能力。

【实训原理】

一、盐酸普鲁卡因

盐酸普鲁卡因分子结构中具有芳伯氨基、酯键及叔胺结构。芳伯氨基在酸性条件下与亚硝酸钠发生重氮化–偶合反应，生成猩红色沉淀；酯键水解，生成对氨基苯甲酸和二乙氨基乙醇，加热后二乙氨基乙醇挥发，使红色石蕊试纸变成蓝色；结构中具有叔胺结构，与生物碱沉淀剂如苦味酸反应生成黄色沉淀。

二、盐酸利多卡因

盐酸利多卡因分子结构中含有酰氨基，碱性条件下与硫酸铜生成蓝紫色的配位化合物；分子中的叔胺结构与生物碱沉淀剂如苦味酸反应生成黄色结晶性沉淀。

【实训器材】

1. **药品**　注射用盐酸普鲁卡因（0.15g）、盐酸利多卡因注射液（5ml：50mg）。

2. **试液**　稀盐酸、0.1mol/L亚硝酸钠溶液、碱性β–萘酚、红色石蕊试纸、10%氢氧化钠溶液、苦味酸试液、硫酸铜试液、碳酸钠试液、三氯甲烷。

3. **仪器**　试管、试管架、试管夹、滴管、量筒、酒精灯、玻璃棒。

【实训步骤】

一、盐酸普鲁卡因

1. 取注射用盐酸普鲁卡因适量（约相当于盐酸普鲁卡因50mg）于试管中，加稀盐酸1ml，振摇溶解，加0.1mol/L亚硝酸钠溶液试液1ml，充分振摇后，滴加碱性β–萘酚试液数滴，即生成猩红色沉淀。

2. 取注射用盐酸普鲁卡因适量（约相当于盐酸普鲁卡因0.1g）于试管中，加水

2ml溶解，加10%氢氧化钠试液1ml，即生成白色沉淀；加热，变为油状物；继续加热，产生的蒸气能使湿润的红色石蕊试纸变蓝后，加热至油状物消失后放冷，滴加稀盐酸酸化，即析出白色沉淀。

3. 取注射用盐酸普鲁卡因适量（约相当于盐酸普鲁卡因0.1g）于试管中，加水2ml振摇使溶解，滴加苦味酸试液数滴，即生成黄色结晶性沉淀。

二、盐酸利多卡因

1. 取盐酸利多卡因注射液适量（约相当于盐酸利多卡因30mg）于试管中，加水2ml振摇使溶解，加碳酸钠试液1ml和硫酸铜试液0.2ml，显蓝紫色。加三氯甲烷2ml，振摇后静置，三氯甲烷层显黄色。

2. 取盐酸利多卡因注射液适量（约相当于盐酸利多卡因30mg）于试管中，加水2ml振摇使溶解，滴加苦味酸试液2ml，即生成黄色结晶性沉淀。

【实训注意】

1. 本实训中的加热操作为水浴中进行，不能直火加热，否则药物会因温度过高，发生氧化变色，影响实训结果的观察。

2. 盐酸普鲁卡因具有芳伯氨基，遇光、铁器可加速器氧化变色，所以取用时应注意避光和避免接触铁器。

3. 盐酸普鲁卡因的水解反应加盐酸酸化时要缓慢加入，如滴加过快，过量的盐酸直接与对氨基苯甲酸生成盐酸盐，则观察不到沉淀现象。

【实训检测】

1. 通过实训，你发现影响盐酸普鲁卡因和盐酸利多卡因性质实训结果的主要因素有哪些？

2. 为什么盐酸普鲁卡因能发生重氮化－偶合反应，而盐酸利多卡因不能发生？

（刘　艳）

实训二　中枢神经系统疾病药的性质

【实训目的】

1. 掌握苯妥英钠、卡马西平、盐酸氯丙嗪、咖啡因、尼可刹米等药物化学鉴别实训的原理和方法。

2. 通过实训，初步学会提取制剂中主药的方法。

3. 树立严谨细致的工作作风和实事求是的工作态度。

【实训原理】

一、苯妥英钠

苯妥英钠为钠盐，溶于水，加酸酸化后，析出苯妥英。

苯妥英钠具有内酰胺结构，与吡啶－硫酸铜试液作用显蓝色。

二、卡马西平

卡马西平有不饱和杂环，易被氧化，用硝酸处理加热数分钟后，变成橙色。

三、盐酸氯丙嗪

盐酸氯丙嗪分子结构中的吩噻嗪环，易被氧化变色。

盐酸氯丙嗪为盐酸盐，显氯化物的鉴别反应，遇碱析出游离氯丙嗪。

四、咖啡因

咖啡因有黄嘌呤结构，可以进行紫脲酸铵反应，这是黄嘌呤类生物碱共有的特征鉴别反应。

咖啡因饱和水溶液加碘试液不产生沉淀，再加稀盐酸，立即生成红棕色沉淀，加入过量的氢氧化钠试液，沉淀又复溶解。

五、尼可刹米

尼可刹米有酰胺结构，与氢氧化钠试液共热，即可水解，产生二乙胺的臭气，能使湿润的红色石蕊试纸变蓝。

尼可刹米有酰胺结构，遇金属离子显色。

【实训器材】

1. **药品**　苯妥英钠注射液、卡马西平片、盐酸氯丙嗪片、咖啡因、尼可刹米注射液。

2. **试液、试纸**　稀硫酸、吡啶－硫酸铜试液、甲醇、硝酸、硝酸银试液、氨试液、稀硝酸、4%氢氧化钠试液、盐酸、氯酸钾、浓氨试液、碘试液、稀盐酸、红色石蕊试纸、硫酸铜试液、硫氰酸铵试液。

3. 仪器　研钵、天平、称量纸、试管、滴管、量筒、药匙、滤纸、漏斗、水浴装置、表面皿。

【实训步骤】

一、苯妥英钠注射液

1. 取本品适量（约相当于苯妥英钠50mg），加水5ml使苯妥英钠溶解后，滴加稀硫酸1~2滴，即生成白色沉淀。

2. 取本品适量（约相当于苯妥英钠50mg），加水5ml使苯妥英钠溶解后，加吡啶–硫酸铜试液数滴，即显蓝色。

二、卡马西平片

取本品的细粉适量（约相当于卡马西平50mg），置50ml量瓶中，加甲醇约25ml，振摇使卡马西平溶解，用水稀释至刻度，摇匀，滤过，取续滤液5ml，加硝酸2ml，置水浴上加热，即显橙红色。

三、盐酸氯丙嗪片

1. 取本品，除去包衣，研细，称取细粉适量（约相当于盐酸氯丙嗪50mg），加水5ml，振摇使盐酸氯丙嗪溶解，滤过，滤液加硝酸5滴即显红色，渐变淡黄色。

2. 取本品，除去包衣，研细，称取细粉适量（约相当于盐酸氯丙嗪50mg），加水5ml，振摇使盐酸氯丙嗪溶解，滤过，滤液滴加硝酸银试液，即生成白色凝乳状沉淀；分离，沉淀加氨试液即溶解，再加稀硝酸酸化后，沉淀复生成。

3. 取本品，除去包衣，研细，称取细粉适量（约相当于盐酸氯丙嗪50mg），加水5ml，振摇使盐酸氯丙嗪溶解，滤过，滤液滴加4%氢氧化钠试液数滴，析出白色沉淀。

四、咖啡因

1. 取本品约10mg，加盐酸1ml与氯酸钾0.1g，置水浴上蒸干，残渣遇氨气即显紫色；再加氢氧化钠试液数滴，紫色即消失。

2. 取本品的饱和水溶液5ml，加碘试液5滴，不生成沉淀；再加稀盐酸3滴，即生成红棕色的沉淀，并能在稍过量的氢氧化钠试液中溶解。

五、尼可刹米注射液

1. 取本品10滴，加氢氧化钠试液3ml，加热，即产生二乙胺的臭气，能使湿润的红色石蕊试纸变蓝色。

2. 取本品2滴，加水1ml，摇匀，加硫酸铜试液2滴与硫氰酸铵试液3滴，即生成草绿色沉淀。

【实训注意】

1. 卡马西平、咖啡因需要水浴加热，故注意水温，以免被烫伤。

2. 盐酸氯丙嗪易被氧化，遇光渐变色，故应在实训使用前再除去包衣。

3. 咖啡因的紫脲酸铵反应使用氨气，如果无氨气也可用浓氨试液代替。

4. 凡是试管加热操作，试管口不得对着他人。

【实训检测】

1. 苯妥英钠注射液遇到酸性物质为什么会发生沉淀？

2. 卡马西平用硝酸处理加热数分钟后，为什么变成橙色？发生什么反应？

3. 盐酸氯丙嗪为什么易被氧化变色？遇到碱性物质为什么会发生沉淀？

4. 咖啡因为什么可以进行紫脲酸铵反应？

5. 鉴别尼可刹米的反应原理是什么？

（蔡卓星）

实训三　外周神经系统疾病药的性质

【实训目的】

1. 掌握几种常用外周神经系统药物的主要理化性质、反应原理及在定性鉴别上的应用。

2. 学会应用药物的理化性质进行药物定性鉴别的方法与基本操作。

【实训原理】

利用药物中各种官能团的不同特性，使其能与某些试剂作用，产生特殊的颜色或沉淀或气味等现象来区别药物的方法，称为化学鉴别方法。

1. 溴新斯的明

（1）偶合反应：本品加氢氧化钠溶液加热，酯键即被水解产生间二甲氨基酚钠，与重氮苯磺酸试剂发生偶合反应，生成红色的偶氮化合物。

（2）溴化物的反应：本品为溴化物，与硝酸银试液反应，可生成淡黄色凝乳状溴化银沉淀；部分沉淀与氨试液反应，生成银氨配离子而使部分溶解，但不溶于硝酸。

2. 碘解磷定　本品为季铵盐，遇碘化铋钾试液生成红棕色沉淀。

3. 硫酸阿托品

（1）Vitali反应：本品经水解生成莨菪酸，当与发烟硝酸共热后，发生硝基化反应生成黄色三硝酸衍生物，再加入醇制氢氧化钾试液，则生成深紫色的醌式化合物。

（2）硫酸盐的反应：本品硫酸盐溶液加氯化钡试液，反应生成白色硫酸钡沉淀，沉淀在盐酸或硝酸中均不溶解。

4. 肾上腺素　本品含有邻苯二酚结构，具有较强的还原性。遇三氯化铁试液即显翠绿色，加氨试液即变紫色，最后变为紫红色。

5. 盐酸麻黄碱　本品含有氨基醇结构，其水溶液与碱性硫酸铜试液作用，生成蓝紫色配合物；加乙醚振摇后，放置，乙醚层即显紫红色，水层变成蓝色。

6. 重酒石酸去甲肾上腺素

（1）本品水溶液加三氯化铁试液即显翠绿色。

（2）本品加酒石酸氢钾的饱和溶液溶解后，加碘试液，放置后，加硫代硫酸钠试液，溶液为无色或仅显微红色或淡紫色。

【实训器材】

1. 药品　溴新斯的明片（15mg/片）、碘解磷定注射液（20ml∶0.5g）、硫酸阿托品片（0.3mg/片）、盐酸肾上腺素注射液（1ml∶1mg）、盐酸麻黄碱注射液

（1ml：30mg）、重酒石酸去甲肾上腺素注射液（2ml：10mg）。

2. **试剂** 20%氢氧化钠溶液、重氮苯磺酸试液、硝酸银试液、氨试液、硝酸、碘化铋钾试液、发烟硝酸、乙醇、固体氢氧化钾、氯化钡试液、盐酸、氢氧化钠试液、三氯化铁试液、硫酸铜试液、乙醚、酒石酸氢钾饱和溶液、碘试液、硫代硫酸钠试液。

3. **仪器** 电热恒温水浴锅、漏斗、试管夹、天平、试管、酒精灯、水浴锅、蒸发皿、漏斗、20ml量杯、10ml量杯。

【实训步骤】

1. **溴新斯的明片（15mg/片）**

（1）取本品的细粉适量（约相当于溴新斯的明0.1g），用乙醇浸渍数次，每次10ml，合并乙醇液，滤过，滤液置水浴上蒸干，加20%氢氧化钠溶液1ml与水2ml，置水浴上蒸干，加水1ml溶解后，放冷，加重氮苯磺酸试液1ml，即显红色。

（2）取本品的细粉适量（约相当于溴新斯的明0.1g），用乙醇浸渍数次，每次10ml，合并乙醇液，滤过，滤液置水浴上蒸干，加纯化水5ml使溶解，加入硝酸银试液，即生成淡黄色沉淀，分离沉淀，沉淀能在氨试液中微溶，但在硝酸中几乎不溶。

2. **碘解磷定注射液（20ml：0.5g）** 取本品10ml，加水稀释至25ml后，加碘化铋钾试液数滴，即生成红棕色沉淀。

3. **硫酸阿托品片（0.3mg/片）**

（1）取本品的细粉适量（约相当于硫酸阿托品1mg），置分液漏斗中，加氨试液约5ml，混匀，用乙醚10ml振摇提取后，分取乙醚层，置白瓷皿中，挥尽乙醚后，加发烟硝酸5滴，置水浴上蒸干，得黄色残渣，放冷，加乙醇2~3滴湿润，加固体氢氧化钾1小粒，即显深紫色。

（2）取本品的细粉适量（约相当于硫酸阿托品1mg），置分液漏斗中，加氨试液约5ml，混匀，用乙醚10ml振摇提取后，分取乙醚层，置白瓷皿中，挥尽乙醚后，加纯化水10ml溶解，滴加氯化钡试液，即生成白色沉淀；分离沉淀，沉淀在盐酸或硝酸中均不溶解。

4. **盐酸肾上腺素注射液（1ml：1mg）** 取本品2ml，加三氯化铁试液1滴，即显翠绿色；再加氨试液1滴，即变为紫色，最后变成紫红色。

5. **盐酸麻黄碱注射液（1ml：30mg）**

（1）取本品约1ml，加硫酸铜试液2滴与20%氢氧化钠试液1ml，即显蓝紫色；加乙醚1ml，振摇后，放置，乙醚层即显紫红色，水层变成蓝色。

（2）取本品约2ml，加氨试液使成碱性，将析出的沉淀滤过除去。取滤液加硝酸使成酸性，加硝酸银试液，即生成白色凝乳状沉淀；分离，沉淀加氨试液即溶解，再加硝酸，沉淀复生成。

6. 重酒石酸去甲肾上腺素注射液（2ml：10mg）

（1）取本品1ml，加三氯化铁试液1滴，即显翠绿色。

（2）取本品适量（约相当于重酒石酸去甲肾上腺素1mg），加碘试液1ml，放置5分钟后，加硫代硫酸钠试液2ml，溶液为无色或仅显微红色或淡紫色（与肾上腺素或异丙肾上腺素的区别）。

【实训注意】

1. 分离沉淀，可采用生成沉淀的试管静置，待沉淀完成后，弃去上清液，即得沉淀。

2. 重氮苯磺酸试液不稳定，遇热易分解，与溴新斯的明水解产物间二甲氨基酚钠偶合时，应将水解产物放冷后加入、重氮苯磺酸试液应临用现配。

3. 硫酸阿托品进行Vitali反应时，需使用事先干燥的蒸发皿，以防发烟硝酸被稀释，无正反应。

【实训检测】

1. 可用什么反应鉴别硫酸阿托品？为何重氮苯磺酸试液应现配现用？

2. 肾上腺素与盐酸麻黄碱在结构上有什么不同？怎样鉴别它们？

（布正兴）

实训四　阿司匹林的化学合成

【实训目的】

1. 掌握阿司匹林化学合成的原理和方法。

2. 通过阿司匹林制备实训，初步学会有机化合物的分离、提纯等方法。

3. 树立严谨细致的工作作风和实事求是的工作态度。

【实训原理】

水杨酸分子中含酚羟基，在浓硫酸催化作用下，与乙酐（乙酰化试剂）发生乙酰化反应生成乙酰水杨酸（阿司匹林）。反应如下：

$$\text{水杨酸(含COOH、OH)} + (CH_3CO)_2O \xrightarrow[70\sim75℃]{H_2SO_4} \text{乙酰水杨酸(含COOH、OCOCH}_3) + CH_3COOH$$

【实训器材】

1. **试剂**　水杨酸、乙酸酐、饱和碳酸氢钠、盐酸、浓硫酸、冰块、蒸馏水。

2. **仪器**　150ml锥形瓶，5ml吸量管，150ml、250ml、500ml烧杯，水浴锅，50ml量筒，布氏漏斗，抽滤装置，磁力搅拌器，冷凝管。

【实训步骤】

1. **阿司匹林的制备**　取水杨酸2g，于150ml锥形瓶中，加5ml乙酸酐，加5滴浓硫酸，摇动使固体溶解，在70~75℃水浴上加热20分钟，冷却至室温，即有乙酰水杨酸析出（如无结晶析出，可以用玻璃棒摩擦锥形瓶壁促使其结晶，或放入冷水中冷却使结晶产生）。结晶析出后再加入50ml蒸馏水，继续在冷水中冷却，直至结晶全部析出。减压抽滤，用少量水洗涤3次，抽干，然后将粗品置于表面皿中晾干（在空气中放置干燥得粗品），称量，计算回收率。

2. **阿司匹林的提纯**　将粗品放入150ml烧杯中，边搅拌边加入25ml饱和碳酸氢钠溶液，加完后继续搅拌，直至无二氧化碳气泡产生为止。抽滤，并用5~10ml水洗涤滤饼，将滤液倾入预先盛有3~5ml盐酸和10ml水的烧杯中，搅拌均匀，即有乙酰水杨酸沉淀析出，在冷水中冷却，使结晶完全析出后，减压抽滤，并用玻璃塞压紧晶体尽量抽去滤液，再用冷水洗涤晶体2~3次，抽去水分，将晶体移至表面皿，干燥，称重并计算产率。

【实训注意】

1. 乙酸酐具有强烈刺激性,实训在通风橱中进行,并注意不要粘在皮肤上。

2. 乙酰化反应所用仪器、量具须干燥。

3. 当饱和碳酸氢钠加入到乙酰水杨酸中时,会产生大量气泡,注意分批少量加入,边加入边搅拌,防止气泡产生过多,引起溶液外溢。

4. 乙酰化反应温度不宜过高,否则将增加副产物(水杨酰水杨酸酯、乙酰水杨酰水杨酸酯)的产生。

5. 将反应液转移到水中时,要充分搅拌,将大的固体颗粒搅碎,以防重结晶时不易溶解。

【实训检测】

1. 反应容器为什么要干燥无水?

2. 加入浓硫酸的目的是什么?

3. 本实训中可产生什么副产物?

4. 水杨酸可以在各步纯化过程和产物的重结晶过程中除去,如何检查水杨酸已除尽?

(林 洪)

实训五　对乙酰氨基酚的化学合成

【实训目的】

1. 掌握对乙酰氨基酚化学合成的原理和方法。

2. 学会热水重结晶提纯对乙酰氨基酚的操作方法。

3. 学会有机药物熔点的测定方法。

【实训原理】

对氨基酚与醋酐发生酰化反应生成对乙酰氨基酚。

【实训器材】

1. **仪器**　100ml锥形瓶、水浴锅、吸滤瓶、熔点测定装置、布氏漏斗、抽滤装置。

2. **试剂**　对氨基酚、醋酐、活性炭、亚硫酸氢钠。

【实训步骤】

1. **对乙酰氨基酚的制备**　在干燥的100ml锥形瓶中加入对氨基苯酚10.6g、水30ml、醋酐12ml，轻轻振摇使成均相，于80℃水浴中加热反应30分钟，放冷，析晶，过滤，滤饼以10ml冷水洗2次，抽干，干燥，得白色结晶对乙酰氨基酚粗品，称重，计算收率。

2. **对乙酰氨基酚的提纯**　将对乙酰氨基酚粗品加到100ml锥形瓶中，每克加水5ml，加热使溶解，稍冷后加活性炭1g，煮沸5分钟，在吸滤瓶中先加入亚硫酸氢钠0.5g，趁热过滤，滤液放冷析晶，过滤，滤饼以0.5%亚硫酸氢钠5ml分2次洗涤，抽滤，干燥，得白色对乙酰氨基酚纯品，称量，计算收率，测熔点（对乙酰氨基酚为168℃）。

【实训注意】

1. 实训在通风橱中进行，因为乙酸酐具有强烈刺激性，并注意不要粘在皮肤上。

2. 酰化反应中，加水30ml。有水存在，醋酐可选择性地酰化氨基而不与酚羟基作用。若以醋酸代替醋酐，则难以控制氧化副反应，反应时间长，产品质量差。

3. 加亚硫酸氢钠可防止对乙酰氨基酚被空气氧化，但亚硫酸氢钠浓度不宜过高，否则会影响产品质量（亚硫酸氢钠不超过药典规定允许量）。

【实训检测】

1. 酰化反应为何选用醋酐而不用醋酸作酰化剂？

2. 亚硫酸氢钠的作用是什么？

3. 对乙酰氨基酚中的特殊杂质是什么？它是如何产生的？

（林　洪）

实训六　循环系统疾病药的性质

【实训目的】

1. 掌握硝苯地平、卡托普利性质实训操作的基本方法。

2. 理解硝苯地平、卡托普利药物的主要化学性质。

3. 树立钻研求实精神和勤学动脑的学术态度。

【实训原理】

1. 硝苯地平具有硝基苯化合物的鉴别反应，遇氢氧化钠试液显橙红色。另外本品在光照和氧化剂存在条件下，分别生成两种降解产物，其中光催化氧化反应产物对人体有害，故在生产、使用和贮藏中要避光、密封。

2. 卡托普利结构中含—SH，具有还原性，见光或在水溶液中，可发生自动氧化反应，生成二硫化物。卡托普利的乙醇溶液，加亚硝酸钠结晶和稀硫酸，振摇后，溶液显红色。

【实训器材】

1. 主要药品试剂　硝苯地平、卡托普利、0.1mol/L氢氧化钠溶液、无水乙醇、亚硝酸钠结晶、稀硫酸溶液。

2. 主要仪器设备　试管、50ml烧杯、水浴锅。

【实训步骤】

1. 硝苯地平　取本品药品十片（10mg/片）0.1g研细，倒入试管中，加丙酮10ml加热溶解后，加0.1mol/L氢氧化钠溶液10滴，振摇均匀，即显橙红色。

2. 卡托普利　取本品四片（25mg/片）100mg研细，倒入试管中，加无水乙醇8ml加热溶解后，加亚硝酸钠结晶1/3勺和稀硫酸20滴，振摇，溶液显淡红色。

3. 两个实训分别与对照液对比颜色结果。

4. 准备两块G_{254}薄板，用铅笔画好线和点板位置。

5. 用毛细管进行硝苯地平溶液的点板操作，先点对照液，再点反应液。然后把薄板放入有展开剂（甲醇：水 =60：40）的层析缸中展开，当板跑到2/3处时，拿出，电吹风吹干，在254nm紫外光下观看结果，对比对照液和实训的薄板结果。

6. 用毛细管进行卡托普利溶液的点板操作，先点对照液，再点反应液。然后把薄板放入有展开剂（0.01mol/L磷酸二氢钠溶液：甲醇：乙腈=70：25：5）的层析缸中展开，当板跑到2/3处时，拿出，电吹风吹干，在254nm紫外光下观看结果，对比对照液和实训的薄板结果。

【实训注意】

1. 乙醇需要在热水浴中振摇溶解（40~50℃），不然药片溶解不完全，反应现象不明显。

2. 点板需要取上清液，点一次，待干后再点一次，浓度才能够在紫外光254nm下显示。

3. 卡托普利溶液倒入亚硝酸钠结晶1/3勺后，加稀硫酸20滴，要滴几滴摇一摇，免得大量气体冒出，小心冲料。

【实训检测】

1. 硝苯地平如何进行贮藏和保管？

2. 卡托普利长期放置后可能会发生哪些变化？

（梁永坚）

实训七 内分泌系统疾病药的性质

【实训目的】

1. 掌握常用甾体药物炔雌醇、己烯雌酚、醋酸氢化可的松等药物的主要理化性质。

2. 熟练甾体激素类药物显色反应及其他反应的操作和方法。

【实训原理】

1. 甾体药物母核的共同性质，可与浓硫酸-乙醇发生显色反应。

2. 含有羰基的甾体药物如醋酸氢化可的松等，可与硫酸苯肼反应，生成具有颜色的相应的腙。

3. 醋酸氢化可的松具有酯键，可发生水解。

【实训器材】

1. **药品** 己烯雌酚片（2mg/片）、炔雌醇片（20μg/片）、醋酸氢化可的松片（20mg/片）。

2. **仪器** 滴管、药匙、试管、烧杯、量筒等。

3. **试剂** 硫酸、三氯化铁、无水乙醇、三氯甲烷、硫酸苯肼试液、盐酸、乙醚等。

【实训步骤】

1. **己烯雌酚片（2mg/片）** 取本品细粉适量（约相当于己烯雌酚20mg），置分液漏斗中，加含有盐酸2滴的水15ml后，用乙醚30ml振摇提取，分取乙醚液，蒸干，加硫酸1ml溶解后，溶液显橙黄色；加水10ml稀释后，橙黄色即消失。

2. **炔雌醇片（20μg/片）** 取本品细粉适量（约相当于炔雌醇20μg），加无水乙醇5ml，研磨数分钟，滤过，滤液置水浴中蒸干，残渣中滴加硫酸1ml，即显橙红色。

3. **醋酸氢化可的松片（20mg/片）**

（1）取本品细粉适量（约相当于醋酸氢化可的松60mg），用三氯甲烷提取2次，每次10ml，合并三氯甲烷液，滤过，滤液置水浴上蒸干，加乙醇1ml溶解后，加临用新制的硫酸苯肼试液8ml，在70℃加热15分钟，溶液即显黄色。

（2）取本品细粉适量（约相当于醋酸氢化可的松60mg），用三氯甲烷提取2次，每次10ml，合并三氯甲烷液，滤过，滤液置水浴上蒸干，加硫酸2ml使溶解，溶液即显黄色至棕黄色，并带绿色荧光。

【实训注意】

实训用到硫酸，硫酸是一种无色油状腐蚀性液体，有强烈的吸湿性，对皮肤黏膜有极强的腐蚀性。硫酸溅入眼睛后可引起结膜炎及水肿，重者引起角膜混浊以致穿孔；皮肤接触后，会引起局部刺痛，皮肤会由潮红转为暗褐色；误服硫酸后，口腔、咽部、胸部和腹部立即有剧烈的灼热痛，唇、口腔、咽部均见灼伤以致形成溃疡，胃肠道穿孔，口服浓硫酸致死量约为5ml。所以使用硫酸时，一定要注意防护。

【实训检测】

甾体激素的共有反应是什么？甾体激素的颜色反应原理有哪些？举例说明。

（布正兴）

实训八　抗生素类药的性质

【实训目的】

1. 掌握几种抗生素的主要理化性质、反应原理及在定性鉴别中的应用。

2. 理解抗生素药物结构与性质的关系。

3. 学会应用药物的理化性质进行药物定性鉴别的方法和基本操作技术。

4. 了解影响抗生素稳定性的因素。

【实训原理】

1. 青霉素钠（钾）具有钠、钾盐结构，具有火焰反应；青霉素钠（钾）水溶性好，但在酸性条件下不稳定，易发生水解并进行分子内重排生成青霉二酸，该化合物为不溶于水的白色沉淀，但可溶于有机溶剂。

2. 硫酸链霉素在碱性条件下苷键破裂水解成链霉胍和链霉糖。链霉糖在碱性条件下缩合重排为麦芽酚；与三价铁离子形成紫红色配合物。链霉胍可与8-羟基喹啉和次溴酸反应显橙红色。

3. 红霉素大环内酯结构中的内酯键和苷键遇酸水解断裂生成有色物。

4. 氯霉素性质稳定，耐热，在中性或微酸性（pH 4.5~7.5）的水溶液中较稳定，氯霉素分子中的硝基经氯化钙和锌粉还原成羟胺衍生物，在醋酸钠存在下和苯甲酰氯反应生成酰化物，该化合物在弱酸性溶液中和三价铁离子生成紫红色配合物。

【实训器材】

1. **仪器**　铂丝、试管、研钵、吸管、烧杯、酒精灯。

2. **药品**　注射用青霉素钠（钾）（100万单位）、注射用硫酸链霉素（75万单位）、红霉素片、氯霉素片。

3. **试剂**　甲醇、三氯化铁试液、盐酸、乙醚、次溴酸钠试液、氯化钙溶液、盐酸、硝酸、氯化钡试液、硝酸银试液、氨试液、三氯甲烷、苯甲酰氯、丙酮、硫酸、0.4%氢氧化钠溶液、酸性硫酸铁铵试液、锌粉、0.1% 8-羟基喹啉乙醇液。

【实训步骤】

1. **青霉素钠（钾）**

（1）取注射用青霉素钠（钾）约0.1g，加水5ml溶解后，加盐酸2滴，生成白色沉淀，此沉淀能在乙醇、三氯甲烷、醋酸乙酯、乙醚或过量盐酸中溶解。

（2）将铂丝用盐酸湿润后，蘸取少量药品，在无色火焰上燃烧，钠盐显黄色火焰，钾盐显紫色火焰。

2. 硫酸链霉素

（1）取注射用硫酸链霉素约5mg，加水4ml振摇溶解后，加氢氧化钠试液2.5ml与0.1% 8-羟基喹啉的乙醇溶液1ml，放冷至约15℃，加次溴酸钠试液3滴，即显橙红色。

（2）取注射用硫酸链霉素约20mg，加水5ml溶解后，加氢氧化钠试液0.3ml，置水浴上加热5分钟，加硫酸铁铵溶液（取硫酸铁铵0.1g，加0.5mol/L的硫酸液5ml，使溶解）0.5ml，即显紫红色。

（3）取注射用硫酸链霉素约10mg，加蒸馏水2ml溶解后，加氯化钡试液，即生成白色沉淀；分离，沉淀在盐酸或硝酸中均不溶解。

3. 红霉素

取红霉素片1片，研成细粉，取适量，加甲醇使红霉素溶解并稀释制成每1ml中约含红霉素2.5mg的溶液，滤过，取过滤液。

（1）取配制好的溶液2ml，加硫酸2ml，缓缓摇匀，即显红棕色。

（2）取配制好的溶液2ml，加丙酮2ml振摇溶解后，加盐酸2ml即显橙黄色，渐变为紫红色，再加三氯甲烷2ml振摇，三氯甲烷层应显紫色。

4. 氯霉素

取氯霉素片1片（0.05g规格），研细，加甲醇5ml，使氯霉素溶解，过滤，取上清液1ml，加1%氯化钙溶液3ml与锌粉50mg，置水浴上加热10分钟，倾取上清液，加苯甲酰氯约0.1ml，立即强力振摇1分钟，加三氯化铁试液0.5ml与三氯甲烷2ml，振摇，水层显紫红色。如按同一方法，但不加锌粉试验，应不显色。

【实训注意】

1. 青霉素钠（钾）盐有引湿性，遇酸、碱、氧化剂等分解变质，故应在实训使用前再开封使用。

2. 所用试液若为注射剂（液）可直接使用，若为片剂，应先进行处理，并用研钵研细后，取适量细粉使用。

3. 氯霉素的鉴别实训中所用苯甲酰氯有毒，只需1~2滴即可，且应安排在毒气柜中操作。

4. 青霉素钠（钾）的实训应尽量安排在最后进行，防止个别学生对青霉素有过敏反应。

【实训检测】

1. 青霉素为什么必须在实训使用前才开封？

2. 青霉素的实训为什么安排在最后进行？

3. 为什么红霉素用甲醇溶解，而不用水溶解？

（付立卓）

实训九　合成抗感染药的性质

【实训目的】

1. 掌握磺胺嘧啶、复方磺胺甲噁唑、诺氟沙星、异烟肼、利福平、甲硝唑等药物化学鉴别实训的原理和方法。

2. 通过实训，初步学会提取片剂中主药的方法。

3. 树立严谨细致的工作作风，提高思考问题、解决问题的能力。

【实训原理】

一、磺胺嘧啶

磺胺嘧啶结构中具有芳伯氨基，能发生重氮化-偶合反应，生成红色沉淀。结构中具有磺酰胺基，能发生铜盐反应，生成黄绿色沉淀，放置后变紫色。

二、复方磺胺甲噁唑

复方磺胺甲噁唑为复方制剂，其中含有磺胺甲噁唑及甲氧苄啶。

磺胺甲噁唑结构中具有芳伯氨基，能发生重氮化-偶合反应，生成红色沉淀。结构中具有磺酰胺基，能发生铜盐反应，生成草绿色沉淀。

甲氧苄啶结构中含有嘧啶环，能与生物碱沉淀剂反应，如碘试液反应，生成棕褐色沉淀。

三、盐酸乙胺丁醇

盐酸乙胺丁醇的氢氧化钠溶液与硫酸铜试液反应，生成深蓝色配合物。

四、对氨基水杨酸钠

对氨基水杨酸钠结构中具有酚羟基，能与三氯化铁试液反应显色。

五、异烟肼

异烟肼结构中具有肼基，能与香草醛缩合成黄色的异烟腙。同时显较强还原性，能与氨制硝酸银试液反应，产生银镜。

六、乙胺利福异烟片

乙胺利福异烟片为含利福平、异烟肼和盐酸乙胺丁醇的复方制剂。

利福平结构中具有1,4-萘二酚，可被亚硝酸氧化变色。

七、甲硝唑

甲硝唑结构中具有含氮杂环（咪唑环），可与生物碱沉淀剂（三硝基苯酚试液）反应生成黄色沉淀。

【实训器材】

1. 药品　磺胺嘧啶片（0.5g/片）、复方磺胺甲噁唑片（磺胺甲噁唑0.4g/片，甲氧苄啶0.08g/片）、盐酸乙胺丁醇片（0.25g/片）、对氨基水杨酸钠肠溶片（0.5g/片）、注射用异烟肼（0.1g）、乙胺利福异烟片、甲硝唑片（0.2g/片）。

2. 试液　4%氢氧化钠试液、硫酸铜试液、稀盐酸、稀硫酸、稀硝酸、亚硝酸钠溶液、碱性β-萘酚试液、碘试液、氨试液、氢氧化钠试液、硝酸银试液、三氯化铁试液、氨制硝酸银试液、10%香草醛的乙醇溶液、二氧化锰、硫酸、碘化钾淀粉试纸、0.1mol/L盐酸溶液、硫酸溶液（3→100）。

3. 仪器　研钵、试管、滴管、量筒、药匙、滤纸、漏斗、水浴装置。

【实训步骤】

一、磺胺嘧啶片（0.5g/片）

1. 取本品的细粉适量（约相当于磺胺嘧啶0.1g），加水3ml，加4%氢氧化钠试液1~2滴，振摇使磺胺嘧啶溶解，再加硫酸铜试液数滴，即生成黄绿色沉淀，放置后变为紫色。

2. 取本品的细粉适量（约相当于磺胺嘧啶0.1g），加水2ml，加稀盐酸1ml，振摇使磺胺嘧啶溶解，加0.1mol/L亚硝酸钠溶液1~2滴，振摇，滴加碱性β-萘酚试液数滴，生成由橙红到猩红色沉淀。

二、复方磺胺甲噁唑片（磺胺甲噁唑0.4g/片，甲氧苄啶0.08g/片）

1. 取本品的细粉适量（约相当于甲氧苄啶50mg），加稀硫酸4ml，微热使甲氧苄啶溶解后，放冷，滤过，滤液加碘试液0.5ml，即生成棕褐色沉淀。

2. 取本品的细粉适量（约相当于磺胺嘧啶0.1g），加水3ml，加4%氢氧化钠试液1~2滴，振摇，再加硫酸铜试液数滴，即生成草绿色沉淀。

3. 取本品的细粉适量（约相当于磺胺甲噁唑50mg），加水2ml，加稀盐酸1ml，振摇使磺胺嘧啶溶解，加0.1mol/L亚硝酸钠溶液1~2滴，振摇，滴加碱性β-萘酚试液数滴，生成由橙红到猩红色沉淀。

三、盐酸乙胺丁醇片（0.25g/片）

1. 取本品的细粉适量（约相当于盐酸乙胺丁醇0.1g），加水10ml振摇，滤过，取滤液2ml，加硫酸铜试液2~3滴，摇匀，再加氢氧化钠试液2~3滴，显深蓝色。

可做对照试验：取2ml纯化水置试管中，加硫酸铜试液2~3滴，摇匀，再加氢氧化钠试液2~3滴，应显淡蓝色。可与乙胺丁醇的深蓝色相区别。

2. 本品显氯化物的鉴别反应

（1）取本品的细粉适量（约相当于盐酸乙胺丁醇0.1g），加水2ml振摇，加稀硝酸数滴使成酸性后，滴加硝酸银试液，即生成白色凝乳状沉淀；分离，沉淀加氨试液即溶解，再加稀硝酸酸化后，沉淀复生成。

（2）取本品的细粉适量（约相当于盐酸乙胺丁醇50mg），置试管中，加等量的二氧化锰，混匀，加硫酸湿润，缓缓加热，即发生氯气，能使湿润的碘化钾淀粉试纸显蓝色。

四、对氨基水杨酸钠肠溶片（0.5g/片）

取本品，除去包衣，研细，取适量（约相当于对氨基水杨酸钠0.5g），加水15ml，搅拌使对氨基水杨酸钠溶解，滤过，滤液蒸干，残渣加水10ml溶解后，加稀盐酸2滴使成酸性，加三氯化铁试液1滴，应显紫红色。

五、注射用异烟肼（0.1g）

1. 取本品约10mg，置试管中，加水2ml溶解后，加氨制硝酸银试液1ml，即发生气泡与黑色浑浊，并在试管壁上生成银镜。

2. 取本品约50mg，置试管中，加水2ml溶解后，加10%香草醛的乙醇溶液1ml，摇匀，微热，放冷，即析出黄色结晶。

六、乙胺利福异烟片

1. 取本品的细粉适量（约相当于利福平5mg），加0.1mol/L盐酸溶液2ml，振摇后，加0.1mol/L亚硝酸钠溶液2滴，即由橙色变为暗红色。

2. 取本品的细粉适量（约相当于异烟肼0.1g），加水7ml，振摇，滤过，取滤液，加0.1mol/L硝酸银溶液3ml，振摇，滤过，滤液置试管中，加氨制硝酸银试液1ml，即发生气泡与黑色浑浊，并在试管上生成银镜。

七、甲硝唑片

1. 取本品的细粉适量（约相当于甲硝唑10mg），加氢氧化钠试液2ml微温，即得紫红色溶液；滴加稀盐酸使成酸性即变成黄色，再滴加过量氢氧化钠试液则变成橙红色。

2. 取本品的细粉适量（约相当于甲硝唑0.2g），加硫酸溶液（3→100）4ml，振摇使甲硝唑溶解，滤过，滤液中加三硝基苯酚试液4ml，放置后即生成黄色沉淀。

【实训注意】

1. 磺胺嘧啶和磺胺甲噁唑的铜盐反应中，加入的氢氧化钠试液不能多，1~2滴即可。如果加太多氢氧化钠试液，会和硫酸铜反应生成蓝色的氢氧化铜沉淀。

2. 异烟肼与香草醛乙醇溶液的反应，微热，可采用水浴加热的方法，加热数分钟即可，放冷则有黄色结晶析出。

3. 乙胺利福异烟片也可以用乙胺吡嗪利福异烟片（Ⅱ）或利福平单方制剂代替，

操作方法及现象一致。

4. 甲硝唑鉴别中，三硝基苯酚试液应临时配制，否则黄色沉淀难以生成。

【实训检测】

1. 重氮化－偶合反应需要用到哪几种试液？磺胺嘧啶能用该方法进行鉴别，是基于什么结构特点？

2. 磺胺甲噁唑的铜盐反应中，为什么加入的氢氧化钠试液不能过多？

3. 复方磺胺甲噁唑片粉加稀硫酸及碘试液生成棕褐色沉淀，是鉴别何种成分？基于什么结构特点？

4. 从结构上分析，异烟肼为什么能发生银镜反应。

5. 乙胺利福异烟片含有哪些有效成分？片粉加盐酸溶液及亚硝酸钠溶液反应显暗红色，是鉴别何种成分？

（朱昭玲）

实训十 维生素类药的性质

【实训目的】

巩固所学的常用维生素类药物的主要理化性质，验证维生素类药物的主要化学特性。

【实训原理】

1. 维生素A 维生素A能与三氯化锑发生显色反应，即显蓝色，逐渐变为紫红色。

2. 维生素D_2 维生素D_2的基本化学结构是甾体，具备甾体的显色反应。

3. 维生素B_1 维生素B_1易被氧化为硫色素，硫色素溶于正丁醇中显强的蓝色荧光。此外，分子中含有嘧啶环和噻唑环，能与生物碱沉淀试剂作用生成沉淀。

4. 维生素C 维生素C结构中具有连二烯醇结构，具有较强的还原性，碱性条件下能与硝酸银作用产生银镜反应。

【实训器材】

1. 药品 维生素A软胶囊（5 000单位）、维生素D_2软胶囊（5 000单位）、维生素B_1片（10mg/片）、维生素B_6片（10mg/片）、维生素C片（25mg/片）。

2. 器材 试管、烧杯、酒精灯等。

3. 试剂 三氯甲烷溶液、25%三氯化锑-三氯甲烷溶液、醋酐-硫酸溶液、0.1mol/L氢氧化钠溶液、0.1mol/L铁氰化钾、正丁醇、0.1mol/L硝酸银等。

【实训步骤】

1. 维生素A软胶囊（5 000单位） 取本品内容物，用三氯甲烷稀释制成每1ml中含维生素A 10~20单位的溶液，取1ml，加25%三氧化锑的三氯甲烷溶液2ml，即显蓝色，渐变成紫红色。

2. 维生素D_2软胶囊（5 000单位） 取本品内容物适量（约相当于维生素D_2 0.5mg），加三氯甲烷5ml溶解后，加醋酐0.3ml与硫酸0.1ml，振摇，初显黄色，渐变红色，迅即变为紫色，最后呈绿色。

3. 维生素B_1片（10mg/片） 取本品细粉适量，加水搅拌，滤过，滤液蒸干后，取本品约5mg，加氢氧化钠试液2.5ml溶解后，加铁氰化钾试液0.5ml与正丁醇5ml，强力振摇2分钟，放置使分层，上面的醇层显强烈的蓝色荧光；加酸使成酸性，荧光即消失；再加碱使成碱性，荧光又显出。

4. 维生素C片（25mg/片） 取本品细粉适量（约相当于维生素C 0.2g），加水

10ml，振摇使维生素C溶解，滤过，加硝酸银试液0.5ml，即生成银的黑色沉淀。

【实训注意】

维生素C片鉴别试验中，做银镜反应的试管，如试管洗不干净，可加硝酸数滴（必要时微热），即可洗净。

【实训检测】

通过实训，你发现要获得较为准确的实训结果应注意哪些问题？

（布正兴）

实训十一　药物的稳定性

【实训目的】

1. 掌握影响药物水解、氧化变质反应的外界因素。

2. 理解药物结构与水解、氧化变质反应的关系及原理。

3. 了解药物稳定性实训观察方法。

【实训原理】

药物溶液的酸碱性对药物的水解影响很大，常见的酯类、酰胺类和苷类药物的水解均受溶液pH的影响，酸和碱均可催化水解反应。一般情况下，对于酯类、酰胺类药物，溶液的pH增大，药物的水解反应速度加快，苷类药物pH较大或较小时，水解速度都较快。

盐酸普鲁卡因属于酯类药物，在酸性条件下直接水解成对氨基苯甲酸和具有挥发性的碱性的二乙氨基乙醇；本品在碱性条件下生成普鲁卡因白色沉淀，加热酯水解产生对氨基苯甲酸盐和具有挥发性的二乙氨基乙醇。

青霉素钠属于β-内酰胺类药物，青霉素本身是一种弱酸，青霉素钠溶液在酸性条件下则会析出青霉素而出现沉淀，其β-内酰胺结构可进一步发生水解反应。

苯巴比妥钠不稳定，其水溶液吸收二氧化碳则会析出苯巴比妥，使溶液变浑浊。苯巴比妥钠属于酰胺类药物，在碱性条件下易水解放出氨气，可使红色石蕊试纸变蓝。

具有碳碳双键、酚羟基、烯醇基、芳伯氨基、巯基等官能团的药物易发生氧化反应。药物或其水溶液置日光、受热、遇空气中的氧能被氧化而变质，其氧化速率、药物颜色随放置时间延长而加快、加深。氧化剂、微量重金属离子的存在可加速、催化氧化反应的发生。加入少量抗氧剂、金属离子络合剂可延缓氧化反应的发生。

对氨基水杨酸钠经氧化脱羧后生成间氨基酚，可进一步氧化成红棕色的醌型化合物。维生素C结构中含有连烯二醇结构，极易被氧化成黄色的糠醛。盐酸氯丙嗪分子中具有吩噻嗪环结构，可被氧化成红色的醌型化合物。

【实训器材】

1. 药品　注射用盐酸普鲁卡因（0.15g）、注射用青霉素钠（0.12g）、注射用苯巴比妥钠（50mg）、注射用对氨基水杨酸钠（2g）、维生素C注射液（1ml：0.25g）、盐酸氯丙嗪注射液（2ml：50mg）。

2. 试液　盐酸、氢氧化钠、蒸馏水、3%过氧化氢溶液、2%亚硫酸钠溶液、硫酸铜试液、0.05mol/L乙二胺四乙酸二钠溶液。

3. 仪器　水浴锅、普通托盘天平（精度0.1g）、量筒、试管、pH试纸。

【实训步骤】

一、药物的水解反应

1. 盐酸普鲁卡因的水解反应

（1）取注射用盐酸普鲁卡因0.15g，加水3ml使溶解，试管口覆盖一条湿润的红色石蕊试纸，于沸水浴上加热，观察石蕊试纸的颜色变化。

（2）取注射用盐酸普鲁卡因0.15g，加水3ml，加10%氢氧化钠溶液1ml，于沸水中加热，观察到石蕊试纸的颜色变化。

2. 青霉素钠的水解反应

（1）取注射用青霉素钠0.12g，加水5ml使溶解，观察溶液是否澄清无色，放置2小时后，观察溶液有何变化。

（2）取注射用青霉素钠0.12g，加水5ml使溶解，加稀盐酸2滴，观察有何现象发生。

3. 苯巴比妥钠的水解反应

（1）取注射用苯巴比妥钠50mg，加水2ml使溶解，观察是否浑浊，放置2小时后再观察。

（2）取注射用苯巴比妥钠50mg，加10%氢氧化钠2ml使溶解，于沸水浴中加热30秒，有何现象产生，观察试管口红色石蕊试纸的颜色变化。

二、药物的氧化反应

1. 供试液的配制　分别将注射用对氨基水杨酸钠约0.5g、维生素C注射液1ml（约相当于维生素C 0.25g）、盐酸氯丙嗪注射液2ml（约相当于盐酸氯丙嗪50mg）置于50ml锥形瓶中，加水30ml振摇，使其溶解。用移液管将三种药品各取出5ml于具塞试管中，分成5份，将每种药物编号为"1~5"号备用。

2. 将上述三种药品的1号管同时拔去试管塞，在空气中置于日光下直射，观察并记录各药品的颜色变化。

3. 将上述三种药品的2号管分别加入3%过氧化氢溶液1ml，同时沸水浴上加热，观察并记录各药品在5分钟、20分钟和60分钟时的颜色变化。

4. 将上述三种药品的3号管分别加入2%亚硫酸钠溶液2ml后，再加入3%过氧化氢溶液1ml，同时放于沸水浴上加热，观察并记录各药品在5分钟、20分钟和60分钟时的颜色变化。

5. 将上述三种药品的4号管分别加入硫酸铜试液2滴观察并记录各药品的颜

色变化。

6. 将上述三种药品的5号管分别加入0.05mol/L乙二胺四乙酸二钠溶液2ml后，再分别加入硫酸铜试液2滴，观察并记录各药品的颜色变化。

【实训注意】

1. 实训中各药的水解操作，应在水浴中进行，不能直火加热，否则药物会因温度过高，发生氧化或局部炭化，影响实训结果。

2. 加热时，试管口不能对着他人。

3. 盐酸普鲁卡因的水解实训中，加入碱后，有白色的沉淀生成（游离普鲁卡因）。

4. 在酸性条件下，青霉素钠水解实训中，加入稀盐酸的量勿过多，否则产生的青霉二酸沉淀会进一步分解为青霉醛和青霉胺，而溶解在过量的盐酸中。

5. 为减少误差，本实训中的各项实训均应平行操作，即相同的试剂及加入剂量、反应的条件及时间等。

6. 本实训中对青霉素过敏者需注意。

【实训检测】

1. 哪些结构类型的药物在一定条件下容易发生水解、氧化反应？

2. 影响药物水解、氧化变质的外界因素有哪些？

3. 可采取哪些措施防止药物水解、氧化变质？

（刘　艳）

参考文献

［1］ 国家药典委员会.中华人民共和国药典.2020年版.北京：中国医药科技出版社，2020.

［2］ 陈新谦，金有豫，汤光.陈新谦新编药物学.18版.北京：人民卫生出版社，2019.

［3］ 尤启冬.药物化学.8版.北京：人民卫生出版社，2016.

［4］ 葛淑兰，张彦文.药物化学.3版.北京：人民卫生出版社，2015.

［5］ 谢癸亮.药物化学.北京：人民卫生出版社，2014.

［6］ 钟辉云.药物化学.3版.北京：科学出版社，2021.

［7］ 林洪.药物化学基础.北京：人民卫生出版社，2018.

药物化学课程标准

（供药剂、制剂技术应用专业用）

一、课程任务

药物化学是中等卫生职业教育药剂和制药技术应用专业重要的专业核心课程。本课程的主要内容是化学药物的名称、化学结构、理化性质、用途、构效关系和贮藏保管等知识。其任务是学习药物的名称、化学结构、理化性质、贮藏保管及构效关系等内容，为学好后续技能方向课程和今后岗位工作奠定良好基础。课程立足于药剂专业人才的职业能力培养，引入案例，提供课堂活动内容，培养学生综合职业能力，为今后适应岗位变化，学习相关专业知识和技能，具有个人可持续发展能力奠定基础。

二、课程目标

（一）素养目标

1. 树立药品质量第一的观念，树立安全意识、环保意识，自觉践行绿色发展理念，具有社会责任感。

2. 具有理论联系实际、实事求是的工作作风，严谨细致的专业学风和严谨求实的工作态度。

3. 具有良好的职业道德、职业素养和行为规范。

4. 具有良好的人际沟通能力、团队合作精神和服务意识。

（二）知识目标

1. 掌握典型药物的法定名称、结构特点、理化性质、分类和用途、稳定性、影响药物变质的外在因素和储存保管原则。

2. 熟悉药物的化学结构特点，能正确地运用化学药物结构特点分析药物的理化性质。

3. 了解典型药物的化学结构和构效关系。

4. 了解影响药物变质的外界因素，能正确贮藏保管药物。

5. 学会运用药物化学知识，解决实际工作中的问题。

（三）技能目标

1. 学会药物化学基本操作技能。

2. 学会应用药物的理化性质解决药物的调剂、制剂、分析检验、贮藏保管及临床使用等问题。

3. 养成严谨求实的科学态度和精益求精的工匠精神。

三、教学时间分配

教学内容	理论	实践	合计
1. 绪论	2	0	2
2. 麻醉药	2	2	4
3. 中枢神经系统疾病用药	10	2	12
4. 外周神经系统疾病用药	4	2	6
5. 解热镇痛药及非甾体抗炎药	4	4	8
6. 呼吸、消化、泌尿和免疫系统疾病用药	4	0	4
7. 循环系统疾病用药	4	2	6
8. 内分泌系统疾病用药	4	2	6
9. 抗生素类药	6	2	8
10. 合成抗感染药	4	2	6
11. 抗肿瘤药	2	0	2
12. 维生素类药	2	2	4
13. 药物的稳定性和贮藏保管	2	2	4
合计	50	22	72

注：表头"学时数"跨"理论""实践""合计"三列。

四、教学内容与要求

单元	教学内容	教学要求	教学活动（参考）	理论	实践
第一章 绪论	第一节 药物化学的内容和任务	熟悉	课堂讲授	2	
	第二节 药物化学的发展概况	了解	多媒体演示		
	一、药物化学发展简史		示教		
	二、我国药物化学发展概况		复习与提问		
	第三节 化学药物的基本结构和名称		同步测试		
	一、化学药物的基本结构	了解			
	二、化学药物的名称	掌握			

注：表头"学时（参考）"跨"理论""实践"两列。

单元	教学内容	教学要求	教学活动（参考）	学时（参考） 理论 实践
第一章 绪论	第四节 药品的质量标准与药物的纯度	掌握		
	一、药品的质量标准			
	二、药物的纯度			
	第五节 学习药物化学的基本要求	熟悉		
第二章 麻醉药	第一节 全身麻醉药		课堂讲授	2
	一、吸入麻醉药		多媒体演示	
	氟烷、甲氧氟烷	熟悉	实例分析	
			讨论	
	二、静脉麻醉药		复习与提问	
	盐酸氯胺酮	熟悉	同步测试	
	第二节 局部麻醉药			
	一、局部麻醉药的发展历史及构效关系	了解		
	二、对氨基苯甲酸酯类			
	盐酸普鲁卡因	掌握		
	三、酰胺类			
	盐酸利多卡因	掌握		
	四、氨基酮类			
	盐酸达克罗宁	熟悉		
	实训一 麻醉药的性质	熟练掌握	技能操作	2
第三章 中枢神经系统疾病用药	第一节 镇静催眠药		课堂讲授	10
	一、巴比妥类		多媒体演示	
	苯巴比妥	掌握	示教	
	二、苯二氮䓬类		复习与提问	

单元	教学内容	教学要求	教学活动（参考）	学时（参考）理论	实践
	地西泮、奥沙西泮、艾司唑仑	熟悉	同步测试		
	三、其他类				
	酒石酸唑吡坦	了解			
	第二节　抗癫痫药				
	一、概述	了解			
	二、典型药物				
	苯妥英钠、卡马西平、丙戊酸钠	掌握			
	第三节　抗精神失常药				
	一、抗精神病药				
	盐酸氯丙嗪、氟哌啶醇	掌握			
	二、抗抑郁药及抗焦虑药				
	盐酸丙咪嗪、盐酸氟西汀	了解			
第三章 中枢神经系统 疾病用药	第四节　中枢兴奋药				
	一、黄嘌呤类				
	咖啡因	掌握			
	二、酰胺类				
	尼可刹米	熟悉			
	三、其他类				
	盐酸甲氯芬酯	了解			
	第五节　镇痛药				
	一、吗啡生物碱				
	盐酸吗啡	掌握			
	二、吗啡的半合成衍生物				
	盐酸阿扑吗啡	掌握			
	三、吗啡的全合成代用品				
	盐酸哌替啶、盐酸美沙酮	熟悉			

单元	教学内容	教学要求	教学活动（参考）	学时（参考）理论 实践
第三章 中枢神经系统 疾病用药	第六节　神经退行性疾病治疗药			
	一、抗阿尔茨海默病药			
	盐酸多奈哌齐	熟悉		
	二、抗帕金森病药			
	左旋多巴	了解		
	实训二　中枢神经系统疾病药的性质	熟练掌握	技能操作	2
第四章 外周神经系统 疾病用药	第一节　作用于胆碱能神经的药物		课堂讲授	4
	一、拟胆碱药		多媒体演示	
	（一）胆碱受体激动剂		复习与提问	
	硝酸毛果芸香碱	掌握	课后习题	
	（二）胆碱酯酶抑制剂及胆碱酯酶复活药			
	溴新斯的明	掌握		
	碘解磷定	熟悉		
	二、抗胆碱药			
	（一）M胆碱受体拮抗剂			
	硫酸阿托品	掌握		
	氢溴酸山莨菪碱	熟悉		
	（二）N胆碱受体拮抗剂	熟悉		
	第二节　作用于肾上腺素能神经的药物			
	一、肾上腺素受体激动剂			
	肾上腺素、盐酸麻黄碱、	掌握		
	重酒石酸去甲肾上腺素、盐酸异丙肾上腺素、盐酸多巴胺	熟悉		

续表

单元	教学内容	教学要求	教学活动（参考）	学时（参考）理论	学时（参考）实践
第四章 外周神经系统 疾病用药	二、肾上腺素受体拮抗剂				
	盐酸哌唑嗪、甲磺酸酚妥拉明、盐酸普萘洛尔	熟悉			
	实训三 外周神经系统疾病药的性质	熟练掌握			2
第五章 解热镇痛药及 非甾体抗炎药	第一节 解热镇痛药		课堂讲授	4	
	一、概述	了解	多媒体演示		
	二、典型药物		示教		
	阿司匹林、对乙酰氨基酚、贝诺酯	掌握	复习与提问		
	第二节 非甾体抗炎药		同步测试		
	一、概述	熟悉			
	二、典型药物				
	吲哚美辛、双氯芬酸钠、布洛芬、吡罗昔康	熟悉			
	第三节 抗痛风药				
	丙磺舒、别嘌醇	熟悉			
	实训四 阿司匹林的化学合成	熟练掌握	技能操作		2
	实训五 对乙酰氨基酚的化学合成	学会	技能操作		2
第六章 呼吸、消化、泌尿和免疫系统疾病用药	第一节 镇咳药		课堂讲授	4	
	一、概述	了解	多媒体演示		
	二、典型药物		复习与提问		
	磷酸可待因、苯佐那酯	熟悉	同步测试		
	第二节 祛痰药				
	一、概述	了解			
	二、典型药物				

单元	教学内容	教学要求	教学活动（参考）	学时（参考） 理论	学时（参考） 实践
第六章 呼吸、消化、泌尿和免疫系统疾病用药	盐酸溴己新、盐酸氨溴索、乙酰半胱氨酸	熟悉			
	第三节 抗溃疡药				
	一、H$_2$受体拮抗剂	掌握			
	西咪替丁、法莫替丁	掌握			
	二、质子泵抑制剂	掌握			
	奥美拉唑	掌握			
	第四节 促胃肠动力药				
	一、概述	了解			
	二、典型药物				
	多潘立酮	熟悉			
	第五节 止吐药				
	一、概述	了解			
	二、典型药物				
	甲氧氯普胺	熟悉			
	第六节 泌尿系统疾病用药				
	一、利尿药				
	氢氯噻嗪、螺内酯	掌握			
	二、脱水药	熟悉			
	甘露醇	掌握			
	第七节 组胺和抗组胺药				
	一、氨基醚类				
	盐酸苯海拉明	掌握			
	二、乙二胺类	熟悉			
	三、丙胺类				
	马来酸氯苯那敏	掌握			

单元	教学内容	教学要求	教学活动（参考）	学时（参考）理论	学时（参考）实践
第六章 呼吸、消化、泌尿和免疫系统疾病用药	四、三环类				
	氯雷他定	掌握			
	五、哌嗪类	熟悉			
	六、哌啶类	熟悉			
第七章 循环系统疾病用药	第一节　抗高血压药		课堂讲授	4	
	一、中枢性抗高血压药	熟悉	多媒体演示		
	二、作用于交感神经系统的抗高血压药	了解	复习与提问		
	三、血管紧张素转化酶抑制剂		同步测试		
	卡托普利	掌握			
	四、血管紧张素Ⅱ受体拮抗剂	了解			
	五、利尿抗高血压药	掌握			
	第二节　降血脂药				
	一、羟甲戊二酰辅酶A还原酶抑制剂	了解			
	二、苯氧乙酸类药物	掌握			
	氯贝丁酯、非诺贝特	掌握			
	三、烟酸类药物	了解			
	第三节　抗心律失常药				
	一、钠通道阻滞剂				
	盐酸普鲁卡因胺	熟悉			
	二、β-肾上腺素受体拮抗剂				
	盐酸普萘洛尔	熟悉			
	三、钾通道阻滞剂				
	盐酸胺碘酮	熟悉			
	四、钙通道阻滞剂	熟悉			

单元	教学内容	教学要求	教学活动（参考）	学时（参考）理论	实践
	第四节　抗心绞痛药				
	一、硝酸酯类及亚硝酸酯类				
	硝酸异山梨酯	掌握			
	二、钙通道阻滞剂				
	硝苯地平	掌握			
	第五节　抗血栓药				
第七章 循环系统疾病用药	一、抗凝血药				
	华法林钠	熟悉			
	二、抗血小板药	了解			
	第六节　强心药				
	一、强心苷类				
	地高辛	熟悉			
	二、磷酸二酯酶抑制剂	了解			
	实训六　循环系统疾病药的性质	熟练掌握	技能操作		2
第八章 内分泌系统疾病用药	第一节　类固醇激素类药		课堂讲授	4	
	一、概述	了解	多媒体演示		
	二、雌激素类药		示教		
	雌二醇、己烯雌酚	掌握	复习与提问		
	三、雄激素及蛋白同化激素类药		同步测试		
	苯丙酸诺龙	掌握			
	四、孕激素类药				
	黄体酮、醋酸甲地孕酮、炔诺酮	掌握			
	五、肾上腺皮质激素类药				
	醋酸氢化可的松、醋酸地塞米松	掌握			
	六、避孕药				

单元	教学内容	教学要求	教学活动（参考）	学时（参考）	
				理论	实践
第八章 内分泌系统疾病用药	炔雌醇、米非司酮	熟悉			
	第二节 降血糖药				
	一、胰岛素及其类似物				
	胰岛素	掌握			
	二、促进胰岛素分泌类				
	（一）磺酰脲类				
	格列本脲	了解			
	（二）非磺酰脲类				
	那格列奈	熟悉			
	三、胰岛素增敏剂类				
	盐酸二甲双胍	熟悉			
	四、α-葡萄糖苷酶抑制剂				
	阿卡波糖	熟悉			
	第三节 骨代谢调节药				
	一、骨吸收抑制剂				
	阿仑膦酸钠、降钙素、	熟悉			
	依普黄酮	了解			
	二、骨形成促进剂				
	甲状旁腺素、钙剂、维生素D_3	了解			
	实训七 内分泌系统疾病药的性质	熟练掌握			2
第九章 抗生素类药	第一节 β-内酰胺类抗生素		课堂讲授	6	
	一、青霉素类		多媒体演示		
	青霉素钠、阿莫西林	掌握	示教		
	二、头孢菌素类		复习与提问		
	头孢氨苄、头孢呋辛钠、头孢曲松钠	掌握	同步测试		

单元	教学内容	教学要求	教学活动（参考）	学时（参考）	
				理论	实践
第九章 抗生素类药	三、其他β-内酰胺类				
	克拉维酸钾、氨曲南	熟悉			
	第二节 氨基糖苷类抗生素				
	一、氨基糖苷类抗生素的发展	了解			
	二、典型药物				
	硫酸链霉素	熟悉			
	硫酸卡那霉素、硫酸奈替米星、阿米卡星	了解			
	第三节 大环内酯类抗生素				
	一、红霉素及其衍生物				
	红霉素、阿奇霉素	熟悉			
	二、麦迪霉素				
	麦迪霉素	了解			
	第四节 四环素类抗生素				
	一、四环素类抗生素的发展	了解			
	二、典型药物				
	盐酸土霉素	熟悉			
	盐酸米诺环素、盐酸多西环素	了解			
	第五节 氯霉素及其衍生物				
	氯霉素	了解			
	第六节 其他类抗生素				
	一、多肽类抗生素	了解			
	二、林可霉素以及衍生物	了解			
	三、磷霉素				
	磷霉素钠	了解			
	实训八 抗生素类药的性质	熟练掌握	技能操作		2

单元	教学内容	教学要求	教学活动（参考）	学时（参考） 理论	学时（参考） 实践
	第一节　磺胺类药及抗菌增效剂		课堂讲授	4	
	一、磺胺类药		多媒体演示		
	（一）发展	了解	示教		
	（二）基本结构和命名	掌握	复习与提问		
	（三）理化性质通性	掌握	同步测试		
	（四）构效关系	了解			
	（五）典型药物				
	磺胺嘧啶、磺胺甲噁唑	掌握			
	磺胺醋酰钠	熟悉			
	二、抗菌增效剂				
	（一）作用机制	熟悉			
	（二）抗菌增效剂				
第十章 合成抗感染药	甲氧苄啶	掌握			
	第二节　喹诺酮类抗菌药				
	一、喹诺酮类抗菌药的发展历史	了解			
	二、构效关系	了解			
	三、典型药物				
	诺氟沙星、环丙沙星、氧氟沙星	掌握			
	第三节　抗结核病药				
	一、抗生素类抗结核病药				
	利福平	熟悉			
	二、合成类抗结核病药				
	异烟肼	掌握			
	盐酸乙胺丁醇	熟悉			
	第四节　抗真菌药				
	一、抗生素类抗真菌药				

单元	教学内容	教学要求	教学活动（参考）	学时（参考）	
				理论	实践
第十章 合成抗感染药	两性霉素B	了解			
	二、合成抗真菌药				
	克霉唑、硝酸益康唑	熟悉			
	氟康唑	了解			
	第五节　抗病毒药				
	一、三环胺类				
	盐酸金刚乙胺	了解			
	二、核苷类				
	利巴韦林、阿昔洛韦	熟悉			
	第六节　其他类抗感染药				
	一、硝基咪唑类				
	甲硝唑、替硝唑	熟悉			
	二、异喹啉类				
	盐酸小檗碱	了解			
	实训九　合成抗感染药的性质	熟练掌握	技能操作		2
第十一章 抗肿瘤药	第一节　烷化剂类抗肿瘤药		课堂讲授	2	
	一、概述	了解	多媒体演示		
	二、典型药物		示教		
	盐酸氮芥、环磷酰胺、塞替派、白消安、卡莫司汀	掌握	复习与提问		
	第二节　抗代谢类抗肿瘤药		同步测试		
	一、概述	了解			
	二、典型药物				
	氟尿嘧啶、巯嘌呤、甲氨蝶呤	掌握			
	第三节　天然产物类抗肿瘤药				

单元	教学内容	教学要求	教学活动（参考）	学时（参考）理论	实践
	一、概述	了解			
	二、典型药物				
	紫杉醇	熟悉			
	第四节 其他类抗肿瘤药				
第十一章 抗肿瘤药	一、抗生素类抗肿瘤药				
	多柔比星	熟悉			
	二、金属配合物类抗肿瘤药				
	顺铂	熟悉			
	三、靶向抗肿瘤药				
	甲磺酸伊马替尼、吉非替尼	熟悉			
	第一节 脂溶性维生素		课堂讲授	2	
	一、维生素A类		多媒体演示		
	维生素A醋酸酯	掌握	示教		
	二、维生素D类		复习与提问		
	维生素D_2、维生素D_3	熟悉	同步测试		
	三、维生素E类				
第十二章 维生素类药	维生素E醋酸酯	掌握			
	四、维生素K类				
	亚硫酸氢钠甲萘醌	熟悉			
	第二节 水溶性维生素				
	一、维生素B族				
	维生素B_1、维生素B_2	熟悉			
	二、维生素C				
	维生素C	掌握			
	实训十 维生素类药的性质	学会	技能操作		2

单元	教学内容	教学要求	教学活动（参考）	学时（参考）理论	实践
	第一节　药物的化学稳定性		课堂讲授	2	
	一、药物的水解反应	熟悉	多媒体演示		
	二、药物的氧化反应	熟悉	实例分析讨论		
	三、其他变质反应类型	了解	复习与提问		
	四、二氧化碳对药物稳定性的影响	熟悉	同步测试		
第十三章 药物的稳定性 和贮藏保管	第二节　药物的物理和化学配伍变化				
	一、药物的物理配伍变化	熟悉			
	二、药物的化学配伍变化	熟悉			
	第三节　药物的贮藏保管				
	一、影响药物变质的外界因素	了解			
	二、药物贮藏的原则和方法	掌握			
	实训十一　药物的稳定性	学会	技能操作		2

五、课程标准说明

（一）参考学时

教材主要供中等卫生职业教育药剂专业和制药技术应用专业教学使用，总学时为72学时，其中理论教学50学时，实践教学22学时。学分为4学分。

（二）教学要求

理论部分教学要求分为掌握、熟悉、了解3个层次，掌握是指学生对基本知识、基本理论有较深刻的认识，并能综合、灵活地运用所学的药物化学知识解决实际问题；熟悉是指学生能够领会概念、原理的基本含义，解决药学工作中的一些具体问题；了解是指学生对基本知识、基本理论能有一定的认识，能够记忆所学的知识要点。技能实践部分分为熟练掌握和学会2个层次，熟练掌握是指学生能独立、规范地解决实际工作中的问题，完成药物化学的各项基本操作；学会是指学生在教师的指导下，能根据要求完成较为简单的实训操作。

（三）教学建议

1. 教学方法

采用项目式教学、情景教学、案例式教学等方法，灵活运用集体讲解、师生互动、小组讨论、视频展示、案例分析、观摩学习、资料检索等教学形式，并通过完成药物化学实训项目，使学生更好地理解和掌握比较抽象的原理和知识，为后续课程的学习奠定扎实的基础；联系中职药剂专业就业岗位的实际，培养学生的思维能力、观察能力、分析归纳能力和动手能力。

2. 评价方法

课程评价要以服务学生全面发展、促进就业为导向，重点考查学生药物化学综合素养的达成度。评价包括过程性评价和终结性评价。过程性评价包括课堂提问、课堂练习、课后作业、实训操作等教学实施过程中的评价。终结性评价包括理论考试、实训考试、调研报告评定等。

评价内容不仅关注学生对知识的理解和技能的掌握，更要关注学生在药学实践中运用所学知识解决实际问题的能力水平，重视学生职业素养的形成。

3. 数字化教学资源开发

为激发学生学习本课程的兴趣，创设形象生动的教学情境，尽可能采用现代化教学手段，通过引进、自主研发等方式获取多媒体学习软件、视频资料和实用教具模型等数字化教学资源。